UNIVERSALE
ECONOMICA
FELTRINELLI / SAGGI

Eugenio Borgna è primario emerito di Psichiatria dell'Ospedale Maggiore di Novara e libero docente in Clinica delle malattie nervose e mentali presso l'Università di Milano. Con Feltrinelli ha pubblicato: *I conflitti del conoscere. Strutture del sapere ed esperienza della follia* (1988), *Malinconia* (1992), *Come se finisse il mondo. Il senso dell'esperienza schizofrenica* (1995), *Le figure dell'ansia* (1997), *Noi siamo un colloquio. Gli orizzonti della conoscenza e della cura in psichiatria* (1999), *Le intermittenze del cuore* (2003), *L'attesa e la speranza* (2005), *Come in uno specchio oscuramente* (2007), *Nei luoghi perduti della follia* (2008), *Le emozioni ferite* (2009), *La solitudine dell'anima* (2011), *Di armonia risuona e di follia* (2012), *La dignità ferita* (2013), *Il tempo e la vita* (2015), *L'indicibile tenerezza* (2016) e *Le passioni fragili* (2017); con Einaudi: *Elogio della depressione* (con Aldo Bonomi, 2011), *La fragilità che è in noi* (2014), *Parlarsi: la comunicazione perduta* (2015) e *Responsabilità e speranza* (2016).

EUGENIO BORGNA

L'arcipelago delle emozioni

Prima edizione in "Campi del sapere" ottobre 2001
Prima edizione nell'"Universale Economica" – SAGGI
marzo 2019

Stampa Nuovo Istituto Italiano d'Arti Grafiche - BG

ISBN 978-88-07-89179-3

a Serena

Due mondi – e io vengo dall'altro.

La soglia, qui, non è tra mondo e mondo
né tra anima e corpo,
è il taglio vivente ed efficace
più affilato della duplice lama
che affonda
sino alla separazione
dell'anima veemente dallo spirito delicato
– finché il nocciolo ben spiccato ruoti dentro la polpa –
e delle giunture dagli ossi
e dei tendini dalle midolla:
la lama che discerne del cuore
le tremende intenzioni
le rapinose esitazioni.

Due mondi – e io vengo dall'altro.

CRISTINA CAMPO, *La Tigre Assenza* [52]

Il tempo e la grazia

Sprezzatura è un ritmo morale, è la musica di una grazia interiore; è il *tempo*, vorrei dire, nel quale si manifesta la compiuta libertà di un destino, inflessibilmente misurata, tuttavia, su un'ascesi coperta. Due versi la racchiudono, come un astuccio l'anello: "Con lieve cuore, con lievi mani / la vita prendere, la vita lasciare...". Si coniuga – meglio, si coniugava – alla razza, ma è anche del poeta, col suo orrore nativo di facilità, castimonia, eufemismo, promiscuità, pesantezza, indebita fretta. Né l'uomo bennato – se ancora ne esista uno – né lo scrittore di buon sangue immaginerà di poter usare l'obliqua per la retta parola, di indugiare sul peggio, di abbreviare vilmente l'inevitabile.

CRISTINA CAMPO, *Gli imperdonabili* [51]

La svolta emozionale della psichiatria, come è stata definita da Eugène Minkowski [151], ne ha dilatati i confini tematici e conoscitivi. Non si può fare psichiatria se non ci si confronta con gli arcipelaghi delle emozioni. Ogni mio lavoro ha sfiorato gli enigmi roventi e le penombre delle emozioni nella loro fenomenologia e nella loro significazione psicologica, e umana: incentrandosi, in particolare, sull'ansia e sulla tristezza; ma nel lavoro che sto iniziando, vorrei riflettere su queste, e su *altre*, emozioni considerandole nelle loro diverse, e articolate, fondazioni tematiche.

Il tema delle emozioni, il pensare alle emozioni in psichiatria, ha un senso solo se non si abbia mai a staccare dalla realtà clinica: dalle sorgenti di conoscenza e di vita che la realtà clinica trascina con sé. Ma un discorso radicale sulle emozioni, come quello che vorrei fare, esige un'alleanza con le scienze umane, con quelle letterarie in particolare, senza le quali non sarebbe possibile delimitare e analizzare un soggetto-oggetto così camaleontico e così complesso.

Cosa vorrei dire delle emozioni, del loro orizzonte di senso e del loro valore in psichiatria, e come vorrei svolgere il mio discorso?

Nella *prima* parte del lavoro vorrei indicare cosa siano le emozioni, come esse possano essere distinte nei loro modi di essere psicologici e umani, come abbiano a trasformarsi nel corso del tempo, nel passaggio da una età all'altra, e quali rischi nascano dalle modificazioni radicali che esse presentino: nel loro attenuarsi e nel loro appassire, nel loro esaltarsi e nel loro deragliare, nel loro incendiarsi e nel loro spegnersi, ma *anche* nel loro dilatarsi e nel loro rigonfiarsi, nel loro de-formarsi e nel loro s-figurarsi, in modelli inautentici di espressione.

Nel risottolineare, seguendo la traccia luminosa del discorso di Blaise Pascal ma anche di quello di Simone Weil e di María Zambrano, il valore *conoscitivo* delle emozioni, vorrei poi confrontarmi con quelle che possono essere definite le radici emozionali del pensiero. Un pensiero (un pensare astratto), che *non* si svolga in correlazione dialettica e armonica con un background emozionale, rischia continuamente di inaridirsi e di svuotarsi di ogni orizzonte umano: rischia, cioè, di pietrificarsi nel senso della sfolgorante parola filosofica e poetica di Giacomo Leopardi.

Nella *seconda* parte vorrei descrivere alcune emblematiche situazioni psicologiche e umane delle quali le emozioni sono la struttura portante; e, fra queste, la vergogna e la nostalgia, e i linguaggi delle emozioni che il corpo vissuto rivela nelle sue molte forme di espressione: nei volti e negli sguardi, in particolare, ma anche nel modo di sorridere e di muoversi, di piangere e di salutare, di aprirsi, e di chiudersi, al mondo delle persone e delle cose.

La vergogna come esperienza interiore che può farsi incandescente fino a dilatarsi e a trascinare con sé inquietudini e tempeste emozionali incontrollabili, e come esperienza interiore che si accompagna a dolorose controrisonanze somatiche (corporee). La vergogna come radice della timidezza, e come espressione di una lacerante insicurezza; e la vergogna come vissuto emozionale che sconfina, e si stratifica, in emblematiche esperienze neurotiche: in quella fobia sociale che, oggi, dilaga inavvertita, o camaleontica.

La nostalgia, a sua volta, come stato d'animo e come malattia: come vissuto emozionale che affonda *nel* passato, e si nutre *del* passato, e che sconfina nel dolore e nel *tædium vitæ*, nella tristezza e nello smarrimento, nelle ferite della memoria che non si cicatrizzano; e la nostalgia come esperienza che consegue alla perdita della patria e dei paesaggi dell'anima, della casa e delle proprie radici.

La vergogna, la nostalgia, la tristezza, l'inquietudine, ma anche la gioia e l'allegria, sono emozioni fortemente interiorizzate che hanno un'alta, benché ovviamente diversa, risonanza nei modi di essere del volto (gli abissi di significato che si nascondono nei volti seguendo il discorso profetico di Emmanuel Lévinas) e dello sguardo come sorgenti di comunicazione e di linguaggio; e su questi modi di essere, sulla trasparenza che c'è in essi ma anche sull'estraneità che può sconvolgerli, intende soffermarsi il mio discorso. Nei volti e negli sguardi si imprimono le infinite emozioni che vivono nei nostri cuori e che, non solo in psichiatria del resto, è necessario conoscere nelle loro metamorfosi e nel loro significato relazionale: anche ai fini di una diagnosi.

La seconda parte del lavoro si conclude con la rivalutazione e la ricostruzione tematica dell'importanza che il corpo vissuto, al di là dei suoi segmenti contrassegnati dal leitmotiv dello sguardo e del volto, assume nella costituzione psicopatologica e fenomenologica delle esperienze neurotiche e psicotiche, e nella connotazione psicologica e umana dell'adolescenza come radicale esperienza di vita nella quale sono possibili molte forme di naufragio esistenziale.

Nella *terza* parte sono descritte alcune complesse modalità emozionali, riempite di angoscia e di nostalgia, di tristezza e di dolore, di inquietudine e di smarrimento, di stupefazione e di vertigine, con cui ciascuno di noi non può non confrontarsi nel corso della vita: *anche* al di fuori di ogni incrinatura neurotica, o psicotica.

La tristezza e l'angoscia (l'angoscia della morte e il desiderio della morte), la nostalgia dell'infanzia e il dolore della vita, la disperata riflessione sul senso e il nonsenso della vita, l'oscurarsi di ogni orizzonte di speranza, hanno segnato la parola poetica di Giacomo Leopardi, di Antonia Pozzi e di Georg Trakl: così *diversa*, certo, nelle sue forme di espressione lirica ma sigillata da segrete affinità emozionali: dal rifluire ininterrotto dei ricordi e della memoria, che li conserva in sé, e dal dilagare delle immagini, e della fascinazione stregata, della morte: della morte volontaria come ultimo orizzonte di senso nel deserto di ogni altra speranza e di ogni altra illusione. In questo frangente del mio discorso l'alleanza della psichiatria con le discipline letterarie si fa molto stretta e, forse, arrischiata; ma la qualità, e l'intensità, delle emozioni, che si intravedono e si riflettono nel contesto di una ispirazione poetica, allargano immediatamente e misteriosamente i confini della loro comprensione.

La nostalgia che guarda al passato; e il dolore che nasce dal presente con le sue spine e le sue torturazioni: il dolore che nasce da una ferita dell'anima, ed è la sofferenza; e il dolore che nasce da una ferita del corpo, ed è il dolore fisico con le sue laceranti risonanze psichiche. L'esperienza della sofferenza e quella del dolore sconfinano, così, l'una nell'altra; e nel contesto espressivo di un discorso è talora più utile parlare di sofferenza e talora, invece, di dolore. Nell'area tematica di questa modalità emozionale vorrei riflettere sugli aspetti psicologici e umani della sofferenza (del dolore), sulle sofferenze inutili che sono state così splendidamente tematizzate (ancora) da Emmanuel Lévinas, sulla sofferenza come sorgente possibile di conoscenza (di una conoscenza *altra* da quella razionale) e sulla sofferenza, sul dolore, che si accompagna così inevitabilmente alla solitudine e alla ricerca della solitudine: nella nostalgia accorata, in ogni caso, di una parola amica e di un gesto che possano infrangere, o almeno scalfire, le alte pareti della solitudine e del silenzio.

Non c'è dolore più lancinante di quello che si rispecchia nell'angoscia della morte e del morire: nell'angoscia dell'ora che non ha più sorelle come l'ha definita Paul Celan.

La vita e la morte, il vivere e il morire, il morire che è ancora vivere anche se è un vivere che ha un passato e *non* un futuro, la morte nelle sue diverse (possibili) definizioni (la morte psicologica, quella biografica e quella biologica), la rimozione della morte e l'angoscia della morte, la *mia* morte, che non è la *tua* morte, e nemmeno la morte dell'*altro*-da-noi (di una persona che non conosciamo): sono queste alcune delle aree tematiche che vorrei analizzare nel contesto di un discorso incentrato sui modi con cui possa essere rivissuta l'esperienza della morte e del morire in alcune situazioni psicopatologiche ma *anche* in alcune testimonianze umane, quella di Agostino in particolare, emblematiche nella loro profondità.

Quando le emozioni (l'angoscia e la tristezza) si arroventano, e quando crescono sul terreno di una personalità insicura e lacerata dal dubbio (dalla perdita di fiducia nella vita e nei suoi significati così ovvii, e così banali, se non siamo divorati dall'insicurezza), si può giungere all'insorgenza di esistenze segnate dall'ossessività: dalla fatale tendenza a ripetere gesti, e azioni, e a pensare (a ri-pensare) cose dolorose, o futili, in una escalation senza fine: nella ricerca di una impossibile perfezione. Del mondo-della-vita ossessivo, delle sue modificazioni radicali (di tempo e di spazio, di alterità e di dialogicità), vorrei infine parlare in questa terza parte.

Solo emozioni dolorose, solo emozioni segnate dalle ombre del passato e dagli artigli spinosi del presente, sono allora il soggetto-oggetto della psichiatria?

Nella *quarta*, e ultima, parte del lavoro consegnata alle ragioni emozionali della cura vorrei sottolineare l'importanza e la significazione delle emozioni che si realizzano nell'orizzonte di una radicale intersoggettività e che non sono immerse nelle penombre del dolore, e della sofferenza. Gli abissi ghiacciati del cuore hanno bisogno di luce: hanno bisogno, in chi cura, di partecipazione e di immedesimazione nell'interiorità degli altri, di condivisione del dolore e di solidarietà, di capacità di ascolto e di sensibilità, di plasmabilità e di trasformabilità interiori, di gentilezza e, questa è la scia luminosa dell'insegnamento di Ludwig Binswanger, di amore e di intuizione. Insomma, la cura come dialogo infinito e come inesauribile disponibilità ad ascoltare.

Delle fondazioni emozionali della cura come premessa a ogni articolazione terapeutica (farmacoterapeutica, psicoterapeutica e socioterapeutica) e delle emozioni che travalicano ogni rigida distinzione fra malattia e non-malattia: di questo vorrei infine discutere nell'orizzonte di una comunità di destino fra chi cura e chi è curato.

I. Cosa sono le emozioni

Spezzati quegli specchi, poteva l'uomo non rimanere privo di volto? Non serve ricordare fino a che punto una folla moderna atterrisca per la totale cancellazione, nel numero, del volto umano e di quelle pure, laceranti figure che i volti umani sanno talvolta comporre. Il volto collettivo è un impossibile e i destini si annullano nelle agghiaccianti tipologie immaginarie che solo ricordare contamina: l'uomo a cui tutte le mura della metropoli gridano quale musica dovrà amare, casa desiderare, donna sognare, propongono senza tregua la folla babelica dei destini vicari, l'attrice che ha bevuto il veleno, il campione morto in un incidente. Nessun rapporto, non occorre dirlo, tra il destino e la disavventura di simili personaggi, frutto a sua volta di un vortice collettivo che li ha strappati per primi a qualunque rischio di vocazione. E la catena è insolubile, tutte queste sorti girano a vuoto, una attratta dall'altra, *gli empi camminano in tondo*, come appunto avverte il Salmista.

CRISTINA CAMPO, *Gli imperdonabili* [51]

Si conoscono molte cose con l'intelligenza: gli enigmi biologici della vita, i segreti degli universi stellari, i meccanismi neurofisiologici e neurochimici che stanno alla radice delle funzioni cerebrali, le complesse operazioni che consentono al computer di immagazzinare, e rielaborare, dati con una impressionante rapidità e un'assoluta (matematica) precisione, lo svolgimento, e la risoluzione, di problemi (tecnologici) intricati, i modelli evolutivi dell'economia e della sua espansione nel mondo, gli universi di discorso delle filosofie del passato e del presente; e le risultanze dell'intelligenza costituiscono il paradigma dominante con il quale sono valutati e giudicati gli allievi in ogni ordine di scuola. La tecnica, come Umberto Galimberti ha splendidamente dimostrato nel suo libro [91], immerso in una cultura e in una capacità di riflessione straordinarie, è nutrita di intelligenza, certo, di ragione astratta e calcolante, e non ha nulla a che fare con l'*altra* parte della realtà umana e della conoscenza delle cose che è rappresentata dalle emozioni, dagli stati d'animo, dai sentimenti, dagli affetti, dalla vita affettiva: dizioni diverse di una comune regione della vita psichica *estranea* alla volontà e all'intelligenza, e indirizzata alla comprensione delle esperienze che nascano dalla vita interiore.

La fenomenologia delle emozioni

Noi conosciamo le cose non solo con la ragione astratta e calcolante ma anche con le ragioni del cuore. L'intuizione, l'orizzonte di conoscenza emozionale, ci consente di cogliere il *senso* di ciò che un'*altra* persona prova e rivive: la misura della sua immaginazione e della sua fantasia, della sua gioia e della sua malinconia, della sua sofferenza e della sua angoscia, della sua capacità di amare e della sua in-differenza ai valori dell'amore, e dell'amicizia.

Le emozioni, i sentimenti, ci fanno conoscere cosa ci sia nel cuore e nell'immaginazione degli altri-da-noi; ma essi vengono inariditi e svuotati nelle persone nelle quali la ragione e la volontà siano dominanti: oscurando, così, la figura fragile e discontinua, labile e carismatica, della vita emozionale: della vita affettiva. Anche la routine, e le abitudini scontate, contribuiscono a spegnere lo slancio delle emozioni e dei sentimenti: togliendo originalità e creatività ai nostri modi di essere e di vivere.

Nella loro incandescenza, ma nella loro vulnerabilità e nella loro fragilità, le emozioni sono bensì portatrici di conoscenza e di metamorfosi, e nondimeno sono facilmente attutite e livellate da contesti interpersonali aridi, e da interiorità desertificate.

Le emozioni sono molteplici nelle loro connotazioni tematiche, ma l'elemento *comune* a ciascuna di esse è il fatto che ci portano fuori dai confini del nostro io e ci mettono in contatto, in risonanza, con il mondo delle cose e delle persone: essendo contrassegnate radicalmente dalla in-tenzionalità (nel senso rivoluzionario [116] di Edmund Husserl): dalla trascendenza come orizzonte di conoscenza che si oltrepassa infinitamente: al di là di ogni confine individuale.

Certo, la misura della trascendenza, e cioè dell'intenzionalità, in questo metterci in relazione continua e articolata con gli *altri* può cambiare, e cambia, in ogni condizione emozionale. Ci sono emozioni, quelle che sono chiamate stati d'animo (*Stimmungen* nel senso della magica parola tedesca), nelle quali la vita interiore di ciascuno di noi è riempita di gioia, o di letizia, di tristezza, o di malinconia, senza che in esse lo slancio intenzionale verso gli *altri*-da-noi e verso il mondo delle cose sia così intenso e vibrante come, invece, accade nel contesto di emozioni diverse da queste (amore, dolore, nostalgia, vergogna, tenerezza, ansia, timore del vivere e del morire, gelosia, timidezza, paura, tristezza come sentimento intenzionale, odio) che si indirizzano fatalmente verso gli altri-da-noi e che di questa relazione si nutrono.

Certo, sono distinzioni che sfuggono a una precisa concettualizzazione e che sono nondimeno utili nella misura in cui consentono di analizzare fenomenologicamente i significati delle emozioni: di quelle, in particolare, con le quali la vita, la vita di ciascuno di noi, ha più frequentemente a che fare.

Senza assolutizzare, dunque, le possibili diverse modalità di espressione delle emozioni come stato d'animo, come *Stimmung*, e delle emozioni come esperienze radicalmente indirizzate al mondo degli altri e delle cose, *ma* tenendo presente in ogni caso il fatto che questa distinzione è una distinzione precaria e non di rado virtuale (ci sono, cioè, emozioni che oscillano, o possono oscillare, fra lo stato d'animo e l'intenzionalità: fra un'autonoma insorgenza interiore e un'insorgenza legata agli eventi della vita). Ci sono, poi, emozioni come la tristezza, e l'ansia, che a volte si tematizzano come *Stimmung* (come condizione emozionale che esaurisce in sé ogni slancio della vita interiore: segnata, ad esempio, dalla gioia, o dalla letizia, emblematicamente) e a volte come emozioni intenzionali: come *sentimenti*.

Qualche considerazione su questo snodo tematico mi sembra utile al fine di una conoscenza migliore della vita emozionale; ma insistendo sulla precarietà e la fragilità della cosa.

La gioia e la tristezza

In ogni caso, la distinzione delle emozioni in *stati d'animo* e *sentimenti* è, in fondo, e non posso non insistere su questo, problematica: anche se mi consente, ora, di tematizzare la fenomenologia delle emozioni: delle emozioni che ciascuno di noi prova e di quelle che provano gli altri-da-noi.

La gioia e la letizia sono stati d'animo che nascono in noi *anche* indipendentemente [130] da eventi vitali e che riempiono come laghi incorrotti e ondeggianti le regioni sconfinate del cuore: vertiginose e abissali. La gioia è nondimeno friabile e impalpabile, delicata e rugiadosa, come sabbia: si effonde e facilmente si sbriciola. La gioia non è la felicità, del resto: è una *Stimmung* aerea e luminosa nel suo fiorire e nel suo appassire. Non c'è solo la gioia-stato d'animo, certo, ma c'è anche la gioia-sentimento: la gioia che nasce come risonanza interiore a un'esperienza psicologica e umana intensa, e leggera, profonda, e inattesa. La gioia trasforma immediatamente il modo di essere del volto e dello sguardo: che sembrano liberarsi da ogni ombra e che si immergono nella luce di una assoluta trasparenza. La gioia, come la speranza, vive del presente ma si apre contestualmente al futuro: a un futuro al quale sono estranei timori e inquietudini, paure e sbandamenti. Nella sua leggerezza, direi, la gioia ci avvicina a una falda profonda e incontaminata della condizione umana.

Anche la letizia ha in sé le caratteristiche tematiche di una *Stimmung*, di uno stato d'animo, che tende a persistere *nel* tempo riempiendo la vita psichica e cogliendo, nelle cose che accadono, gli elementi meno conflittuali e più aperti alla speranza. La parola poetica di Eduard Mörike ha delineata l'essenza della letizia come stato d'animo quando ha parlato [130] di creature umane che hanno realmente in sé qualcosa, che ricorda lo splendore del sole, e che egli chiamava "abiti d'estate". Nel contesto della luce e dello splendore, come elementi costitutivi della letizia, si constatano gli elementi (gli aspetti) del sollievo, del conforto, della liberazione da ogni pesantezza esistenziale e dell'alleggerimento. Il tempo della letizia è un tempo nel quale manca ogni inquietudine: ogni ansia per il futuro e ogni nostalgia del passato. Lo sguardo della letizia è, così, immerso nell'attimo presente: nel fluire di un presente che si nutre nondimeno del passato, e che non è estraneo alla corrente carsica di un futuro; nulla perdendo della sua storicità e della sua significazione umana.

La letizia, ancora più della gioia, si fa paradigma delle emozioni che non nascono, e non ri-nascono, sulla scia di eventi vitali improvvisi ma che si costituiscono autonomamente come espressione di un modo di essere e di un modo di vivere segnati una volta per tutte dalla grazia e dalla serenità: stato d'animo, questo, che si sovrappone alla letizia.

La tristezza, infine, come stato d'animo, come *Stimmung*, e come sentimento: come emozione che nasce sulla scia di un evento vitale.

La tristezza come stato d'animo mi sembra felicemente rappresentata dalla parola sgargiante e dolorosa di Rainer Maria Rilke in una delle sue lettere [185] a un giovane poeta: "Voi avete avuto molte e grandi tristezze, che se ne sono andate. E dire che anche quel loro andarsene fu per voi difficile e irritante. Ma vi prego, riflettete se quelle grandi tristezze non siano piuttosto passate attraverso di voi. Se molto in voi non si sia trasformato, se in qualche parte, in qualche punto del vostro essere non vi siate mutato, mentre eravate triste. Pericolose e maligne sono quelle tristezze soltanto, che si portano tra la gente, per soverchiarle col rumore; come malattie, che vengano trattate superficialmente e in maniera sconsiderata, fanno solo un passo indietro e dopo una breve pausa erompono tanto più paurosamente; e si raccolgono nell'intimo e sono vita, sono vita non vissuta, avvilita, perduta di cui si può morire".

E ancora: "Ci fosse dato di veder più oltre che non giunga il nostro sapere e un poco più in là dei bastioni del nostro presentimento, forse allora sopporteremmo noi le nostre tristezze con maggior fiducia che le nostre gioie".

La tristezza come umana esperienza che sconfina da una *Stimmung* (dall'essere una *Stimmung*) a essere un'emozione in senso stretto (un sentimento) è ulteriormente descritta da Rainer Maria Rilke con una intuizione bruciante e inconfondibile: "Io credo che quasi tutte le nostre tristezze siano momenti di tensione, che noi risentiamo come paralisi, perché non udiamo più vivere i nostri sentimenti sorpresi. Perché noi siamo soli con la cosa straniera ch'è entrata in noi; perché quanto ci era confidente e abituale per un momento ci è tolto; perché noi siamo in un trapasso, dove non possiamo fermarci. Perciò anche passa la tristezza; il nuovo in noi, il sopravvenuto, è entrato nel nostro cuore, è penetrato, nella sua camera più interna e anche là non è più, – è già nel sangue"; e ancora: "Ci si potrebbe facilmente persuadere che nulla sia accaduto, e pure noi ci siamo trasformati, come si trasforma una casa, in cui sia entrato un ospite. Noi non possiamo dire chi sia entrato, forse non lo sapremo mai, ma molti indizi suggeriscono che il futuro entra in noi in questa maniera per trasformarsi in noi, molto prima che accada. E però è tanto importante essere soli e attenti, quando si è tristi: perché il momento vuoto in apparenza e fisso, in cui il futuro entra in noi, è tanto più vicino alla vita, di quell'altro sonoro e casuale istante in cui esso, come dal di fuori, ci accade" [185].

La noia

Non intendo, ovviamente, soffermarmi sulle *diverse* forme di espressione degli stati d'animo, e cioè delle emozioni che *non* sgorgano in immediata connessione tematica e temporale con gli eventi della vita ma che si costituiscono *anche* al di fuori di questi e che tendono, appunto, a permanere (a persistere) *nel* tempo: come una climax e come un'atmosfera. Intendo solo soffermarmi su alcuni emblematici stati d'animo che, come la gioia e la tristezza, e ora come la noia, fanno parte della vita emozionale di ciascuno di noi.

La noia è un'espressione emozionale, una *Stimmung*, che sta ai confini della tristezza: anche se *non* si identifica con questa in ordine alla diversa costituzione temporale (alla diversa articolazione del tempo vissuto [34]) dell'una e dell'altra. Nella noia si vive nell'orizzonte infinito e immobile del presente che non ha passato, e non ha futuro: congelato, e rappreso, in questa sua sola dimensione temporale. In ogni esperienza di noia (noia psicologica e noia psicopatologica, ma anche noia esistenziale e noia metafisica: noia pascaliana nella sua ardente dissolvenza di ogni speranza e di ogni interesse, di ogni illusione mondana e di ogni affannosa ricerca di un senso) si sprofonda, così, in un tempo indifferenziato e in una infinitudine di esperienze anonime.

La noia come stato d'animo senza più storia personale: senza più metamorfosi.

C'è anche, del resto, una noia che si potrebbe definire creativa: come ci sembrano dire le parole crude e decisive di Friedrich Nietzsche [171]: "Cercarsi un lavoro per un salario: in questo quasi tutti gli uomini dei paesi civili sono oggi uguali; per essi tutti il lavoro è un mezzo, e non fine a se stesso; per la qual cosa non vanno tanto per il sottile nello scegliersi un lavoro, posto che frutti un buon guadagno. Esistono però uomini rari che preferiscono morire piuttosto che mettersi a fare un lavoro senza *piacere* di lavorare: sono quegli uomini dai gusti difficili, di non facile contentatura, ai quali un buon guadagno non serve a nulla se il lavoro non è di per se stesso il guadagno di tutti i guadagni"; e ancora nella svolta tematica che ci interessa: "Non temono tanto la noia, quanto il lavoro senza piacere: anzi è ad essi necessario annoiarsi molto perché il *loro* lavoro abbia a riuscire. Per il pensatore e per tutti gli spiriti inventivi, la noia è quella sgradevole 'bonaccia' dell'anima, che precede il viaggio felice e i venti giulivi; egli deve sopportare, deve *attendere* in se stesso gli effetti: proprio *questo* è ciò che le nature inferiori non possono assolutamente esigere da se medesime! Fuggire con tutti i mezzi la noia è volgare: lavorare senza piacere è volgare".

La noia, così, nelle sue diverse espressioni e nei suoi diversi significati.

Certo, le differenze tematiche fra uno stato d'animo e un'emozione, fra un'emozione-*Stimmung* e un'emozione-sentimento, sono mutevoli e instabili: fra gli stati d'animo, che ho descritto, la noia e la letizia sono le esperienze vissute che meglio si adattano alla definizione e alle caratteristiche tematiche degli stati d'animo; nel senso che la gioia e la tristezza sono esperienze più riempite di intenzionalità nel loro indirizzarsi agli *altri* e nella loro trascendenza infinita.

In ogni caso, fra le emozioni che meglio si distinguono dagli stati d'animo (dalla letizia e dalla noia, in particolare), ci sono la simpatia e l'antipatia come categorie *anche* conoscitive, magistralmente descritte da Max Scheler [197]. Non c'è simpatia, e non c'è anti-patia, se non nel contesto di una relazione dialettica con un altro-da-noi: con un modo di essere e di vivere *altrui*; che ne sono la premessa, e la fonte, indispensabili.

Cosa sia, in particolare, la simpatia, questa misteriosa esperienza che ci avvicina alla persona che sta davanti a noi, e che ci fa conoscere l'essenza del suo sguardo e della sua anima non è facile spiegare, e solo le pagine bellissime di Scheler ci consentono di intravedere il fascino, e il segreto, della simpatia come luce della conoscenza emozionale e come fonte dell'intuizione che viene dal cuore.

L'amore e l'odio

La fenomenologia delle emozioni, che qui ho solo voluto delineare in alcune loro espressioni emblematiche e in alcune delle loro connotazioni idonee a distinguere le emozioni cristallizzate in stati d'animo e le emozioni in senso stretto, le emozioni-sentimento, non può non confrontarsi sia pure brevemente con il tema dell'amore e dell'odio.

In uno dei suoi lavori più affascinanti [25], incentrato sull'amore e sull'intuizione (*Über die Liebe und die Intuition*), Ludwig Binswanger ribadisce come l'intuizione non possa nascere se non dal cuore: dall'interiorità più intima dello spazio del cuore, e come essa (sola) consenta di cogliere qualcosa della natura dell'amore.

Come dice Binswanger, che ha trasformata la ragione d'essere della psichiatria da scienza *naturale* a scienza *umana*, l'amore non si storicizza: essendo al di là, e al di sopra, del tempo e dello spazio: è solitudine ma solitudine *aperta*. Nel contesto di un altro lavoro ugualmente rivoluzionario nelle sue fondazioni epistemologiche [19], egli ancora sottolinea come lo spazio, e il tempo, dell'amore siano radicalmente diversi dallo spazio e dal tempo di quella che è la vita quotidiana: nel senso che l'essere-insieme-nell'amore è un essere-*nel*-mondo ma contestualmente un essere-al-di-fuori (al-di-sopra) dello spazio mondano.

Vorrei richiamare qualche altra considerazione di Ludwig Binswanger sul tema dell'amore: sia perché radicalmente fenomenologica sia perché suscitatrice di riflessioni, direi, sulla vastità degli orizzonti tematici di ogni psichiatria che *non* si esaurisca nella ricerca e nella definizione di "malattie" ma si proponga di farne riemergere i contenuti psicologici e umani, e le radicali connotazioni emozionali (e spirituali).

Nella patria (nella *Heimat*) dell'amore, tematizzata dal tempo e dallo spazio esistenziali, si forma una dualità unitaria: in essa, cioè, non c'è alcuna contraddizione fra l'essere-soli e l'essere-in-due. Nel contesto del suo discorso [19] Binswanger dice, ancora, come l'amore sia *incontro* e come nell'amore le qualità dell'altro (la sua ragione come la sua volontà, la sua percezione come la sua vita emozionale) si diano nella loro inscindibile coagulazione e nella loro interna reciproca articolazione. Se l'amore non entra nell'area delle relazioni umane, quelle della vita quotidiana e quelle della vita personale, nulla di essenziale e di decisivo si può cogliere di una esistenza: solo l'amore conosce, e fa conoscere, una persona nella sua radicalità e nella sua radice essenziale.

Questi due testi [19] [25] di Ludwig Binswanger non nascono, ovviamente, da orizzonti teorici di pensiero ma dal cuore della sua esperienza psicopatologica e clinica.

La costituzione fenomenologica dell'amore, di questa emozione fondamentale della vita, si rintraccia anche nel discorso inquietante di Emmanuel Lévinas che, dagli orizzonti di un pensiero filosofico fra i più alti del nostro tempo, tematizza un'altra immagine dell'amore: ma sigillata da una intersoggettività che si fonda e si smarrisce nell'epifania del volto.

"Ma l'amore va anche al di là dell'amato. Ecco perché attraverso il volto filtra l'oscura luce che viene dall'al di là del volto, da ciò che *non è ancora*, da un futuro mai abbastanza futuro, più lontano del possibile"; e ulteriormente precipitando nell'area magmatica dell'alterità: "Amare significa temere per altri, dare aiuto alla sua debolezza. In questa debolezza, come nell'aurora, sorge l'Amato che è Amata. Epifania dell'Amato, il femminile non viene ad aggiungersi all'oggetto e al Tu, preliminarmente dati o incontrati al neutro, il solo genere che la logica formale conosca" [131].

La frantumazione dei confini dell'io, e la restaurazione di una trascendenza radicale rifondano, allora, la fenomenologia dell'amore.

"L'Eros libera da questo impegno, impedisce il ritorno del me al sé. Se in esso l'io non scompare unendosi ad altri, non produce neppure un'opera, foss'anche perfetta come quella di Pigmalione, ma un'opera morta, che lascia l'io solo nella sua vecchiaia che egli trova alla fine della sua avventura" [131].

Come non ricordare, in questo contesto, le cose straordinarie che nello *Zibaldone* [129] Giacomo Leopardi ha scritto sull'amore e sulla funzione conoscitiva dell'amore (del cuore: nel senso delle ragioni del cuore).

"Difficilmente si può concepire vivo interesse per una persona, non solo finta, ma neppur vera e viva, senza una specie d'amore" (3599); e ancora: "Or l'interesse così inteso come noi dobbiamo, e vogliamo intenderlo in questo discorso, o dev'esser tutto nel cuore, o il cuore non può far che non v'abbia parte. Si può veder nella vita, che non si prova interesse efficace e sensibile per persona alcuna, il quale risieda al tutto fuori del cuore. O gratitudine, o naturale consanguineità, o simpatia o altra cosa qualunque che produca tale interesse, il cuore v'ha sempre parte. E dov'ei non l'ha, o quello non è vero interesse, ma egoismo (come chi s'interessa per chi gli è utile o piacevole, o tale lo spera, e ci s'interessa con relazione diretta e immediata a se medesimo e al suo proprio vantaggio), o è ben debole, e per lo più inefficace, come quello ch'è prodotto dal solo dovere, sia di natura sia di che che si voglia, e da altra tale cagione. Or quello interesse ch'è tutto nel cuore, o dove il cuore ha parte, o è amore o specie di amore" (3600).

(Una delle definizioni più belle e insondabili di amore è forse quella di Cristina Campo.

"L'amore è per essenza tragico perché da esso – solo da esso – la freccia del nostro presente vola istantaneamente a configgersi nel futuro: superando di colpo tutto lo spazio che noi dovremo lentamente percorrere, fissando un termine ignoto a cui non potremo in alcun modo sottrarre la nostra anima. 'Io tenni li piedi in quella parte della vita di là della quale non si puote ire più per desiderio di ritornare'" [51].)

Ogni esperienza psicopatologica è contrassegnata, anche se in modi ovviamente diversi, dall'attenuarsi e, in alcuni casi, dall'inaridirsi (leitmotiv della fenomenologia) della speranza e dell'esperienza del futuro; e allora, nella malinconia come nell'ansia, nella dissociazione come nella vertigine anancastica, rinasce la dolorosa e lacerante coscienza di non-potere (più) amare e di non-potere (più) oltrepassare i confini della propria soggettività. Ma *non* si cancella la nostalgia dell'amore, e *non* se ne dissolve il desiderio: anche se le ombre del passato risucchiano in sé l'orizzonte del futuro. Come dice Manfred Bleuler [28], ogni paziente ha, comunque, un disperato bisogno dell'amore degli *altri*.

Alla fenomenologia dell'amore si contrappone la fenomenologia dell'odio che, nell'opera [192] di Jean-Paul Sartre, trova emblematiche indicazioni.

L'universo di discorso sartreano si svolge sulla linea di una radicale negazione della intersoggettività: lo sguardo dell'altro non è se non la morte della mia soggettività. Lo sguardo si tematizza come lo sguardo che non *mi* accetta come soggetto, e non ammette che *io*, come soggetto, progetti il mio proprio mondo; considerando*mi* come una cosa fra le cose del mondo. La struttura permanente del mio "essere-per-l'altro" è contrassegnata, così, dal rischio e dal pericolo: dall'incombere della maschera oscura e travagliata del nulla. Nel naufragare di ogni (reale) intersoggettività, e nella dissolvenza di ogni forma possibile di amore, non c'è più alcuna articolazione dialogica ma, solo, il divampare del conflitto. In questo paesaggio dell'assenza di amore e di senso *anche* la morte, e non solo la vita, si svuota di ogni significato e toglie qualsiasi significato alla vita.

Nel discorso sartreano [192] si colgono, così, gli indici di una fenomenologia dell'odio che, anche quando non abbia una sua significazione psicopatologica, emblematizza una terrificante forma di vita (di non-vita) che, sotterranea, scorre nella quotidianità: bruciata, solo, dall'esperienza dell'amore.

(Nell'odio *non* c'è futuro, *non* c'è il futuro dell'amore, ma l'aggrapparsi a un evento del passato: a un evento che è inciso, immobile, nella memoria e che risucchia in sé ogni esperienza e ogni fantasia in una implacabile spirale gorgonica.)

Alcune esperienze emozionali, distinte in stati d'animo e in sentimenti (è una distinzione che consente di analizzare meglio i modi di essere delle emozioni ma che nondimeno, nell'ulteriore corso del mio lavoro, non vorrei mantenere perché, bella teoricamente, si fa poi incerta e problematica nella realtà umana e psicologica), sono state descritte nei loro aspetti essenziali. Sono esperienze emozionali, quelle che ho descritto, che staranno nello sfondo del mio discorso: che si confronterà espressamente con *altre* figure emozionali ugualmente, anche se diversamente, significative.

Le emozioni tendono a essere, nello spirito del tempo in cui viviamo, banalizzate o trionfalizzate: considerate come senza alcuna importanza conoscitiva e subordinate, in ogni momento della vita, alle luci sfolgoranti della ragione (dell'intelligenza): paradigma, questo, dominante nella valutazione delle persone e del significato che esse assumono nel contesto della pubblica opinione. Ma, nell'area di una radicale contraddizione, in altre regioni psicologiche e umane il discorso tematico sembra essere solo quello alimentato dalle emozioni: colte, certo, *non* nella loro profondità e nella loro originalità *ma* nella loro emergenza indiscriminata e assoluta.

Riflettere, invece, sul senso (sulla dimensione autentica) delle emozioni nella condizione umana continua a essere l'orizzonte del mio lavoro.

Come cambiano le emozioni nel corso della vita

Alcune figure emozionali si trasformano nel corso della vita mentre altre si mantengono intatte e significative al di là degli anni e delle esperienze. Cose ovvie e banali; ma, sfidando il rischio delle ovvietà, vorrei fare qualche considerazione su questo tema.

L'adolescenza, certo, è l'età nella quale il tumulto e la crescita delle emozioni hanno un timbro, e un sigillo, radicalmente originali: contrassegnati dalla immediatezza e dalla spontaneità delle esperienze. Non ci sono nondimeno *solo* emozioni che esprimano gioia e speranza; perché *anche* nell'adolescenza emozioni come l'ansia e la tristezza, lo sconforto e la timidezza, il dolore di vivere e lo smarrimento possono essere presenti: con connotazioni diverse da quelle delle altre età della vita ma ugualmente laceranti in alcuni casi.

Nell'adolescenza il distacco, e la separazione, dall'infanzia (dalla improblematicità e dalla spontaneità assoluta, e radiosa, dell'infanzia) non sempre riesce facilmente e non sempre avviene senza lasciare ferite sanguinanti (ansie, risentimenti, insicurezze, timori) che non si cicatrizzano, o che si cicatrizzano solo in parte. Nell'adolescenza hanno radici i conflitti neurotici che si aggrovigliano nel corso degli anni: se non vengono ri-conosciuti e, quando sia necessario, curati.

In ogni caso, anche al di là delle torsioni neurotiche, il problema della sessualità, della rielaborazione della sessualità [125], nasce e si delinea nelle sue diverse significazioni e nei suoi diversi orizzonti di senso; e al problema della sessualità, alla sua mancata accettazione o alla sua deformata percezione, sembra ricondursi [125] una delle cause più importanti nel trascinare con sé l'insorgenza di quei disturbi dell'alimentazione (definirli così è nondimeno discutibile: nel senso che essi non rappresentano se non la parte emergente di un iceberg molto più profondo e insondabile: molto più radicato nelle falde nascoste e torturate della vita emozionale) che si sono manifestati in questi ultimi decenni con una inattesa e sconvolgente frequenza, e che sono tematizzati come anoressie e come bulimie. Il rifiuto del proprio corpo, che si viene trasformando e che non ha più la slanciatezza eterea e inafferrabile dell'infanzia, nasce (può nascere) *sia* dalla nostalgia straziante di un'età sognata e perduta, e dalla confrontazione dilemmatica con la sessualità che trasforma il modo di essere del corpo *sia* dall'identificazione con i modelli dominanti di una femminilità incorporea ed esile che i grandi strumenti di comunicazione continuano a indicare come i soli idonei a trionfalizzare la bellezza e la seduzione.

Il salto radicale e profondo tra l'infanzia e l'adolescenza è rappresentato, del resto, dal fatto che in questa si delineano improvvisamente e vertiginosamente le grandi domande sul *senso* della vita e della morte: sul *senso* del vivere e del morire; e nascono i grandi ideali a cui consegnare un *senso* alla vita. Ma queste domande, e questi ideali, si confrontano con le debolezze e le abitudini, con il silenzio e la lontananza del mondo degli adulti; e allora ne scaturisce non di rado la ricerca della solitudine: il distacco dal mondo e dalle cose del mondo, e il ripiegamento nella propria interiorità e nella solitudine.

C'è solitudine e solitudine: la solitudine che fa sgorgare, e nutre, le risorse dell'anima, e la solitudine che corrode l'anima e la fa soffrire: dilatando i confini dell'insicurezza e della tristezza, dello smarrimento e dell'angoscia; e spianando la strada al richiamo misterioso e fatale della morte volontaria. Non infrequente nell'adolescenza [39], essa nasce sulla scia delle grandi emozioni e dei grandi ideali che sembrano in-contrarsi con il silenzio e l'indifferenza del mondo e degli altri. Così, nell'accensione tumultuosa ed esaltante delle emozioni, che fanno scoprire, e rivelano, dimensioni del tutto nuove e sconvolgenti dell'essere-nel-mondo: dell'essere immersi nel fluire continuo delle relazioni, si nasconde il rischio della de-lusione e dello scacco.

Certo, la solitudine è un'esperienza fragile e dilemmatica: come dicevo; e sapere intuire *quando*, in un'adolescenza, essa sia segno di angoscia e di disperazione, e *quando* invece sia segno di una diastole del cuore: della quale il cuore (l'immaginazione del cuore) ha bisogno per vivere, non è facile ed è possibile solo nella misura in cui si ascoltino le increspature dell'anima adolescente. In un'altra delle sue lettere a un giovane poeta [185] Rainer Maria Rilke coglie l'immagine profonda e radicale (creativa) della solitudine: della solitudine che non può non essere accolta e rispettata: "c'è solo *una* solitudine, e quella è grande e non è facile a portare e a quasi tutti giungono le ore in cui la permuterebbero volentieri con qualche comunione per quanto triviale e a buon mercato, con l'apparenza di un minimo accordo col primo capitato, col più indegno...". Ma il discorso rilkiano rispecchia, in altri suoi brani, il tema delle concordanze e delle discordanze fra adolescenza e infanzia: "Questo solo è che abbisogna: solitudine, grande intima solitudine. Penetrare in se stessi e per ore non incontrare nessuno, – questo si deve poter raggiungere. Essere soli come s'era soli da bambini, quando gli adulti andavano attorno, impigliati in cose che sembravano importanti e grandi, perché i grandi apparivano così affaccendati e nulla si comprendeva del loro agire".

Le cose, che dice poi il grande poeta praghese, sono forti e crudeli ma mi sembrano cogliere una delle forme di contestazione (di smascheramento di banalità insignificanti che possono riempire il mondo degli adulti) che l'adolescenza porta in sé.

"E quando un giorno si scopre che le loro occupazioni sono miserabili, le loro professioni irrigidite e non più legate alla vita, perché non continuare come bambini a osservarle come cosa estranea, dalla profondità del proprio mondo, dalla vastità della propria solitudine, che è anche lavoro e grado e professione?" E ancora: "Pensate, caro signore, al mondo che portate in voi, e chiamate questo pensare come volete; sia ricordo della propria infanzia o desiderio del proprio futuro, – solo ponete attenzione a quello che sorge in voi, e levatelo sopra tutto quello che osservate intorno a voi" [185].

L'angoscia, o la tristezza, dilaga in molte adolescenze, le più alte e le più creative, dinanzi al silenzio e all'indifferenza degli altri; e nondimeno si deve resistere: così Rilke invita il giovane poeta a resistere: "se tra gli uomini e voi non c'è comunione, tentate d'essere vicino alle cose, e non vi abbandoneranno; ancora esistono, prossime, le notti e i venti, che solcano gli alberi e molti paesi; ancora tra le cose e gli animali tutto è pieno di evento, cui v'è concesso di partecipare; e ancora sono i bambini, come voi siete stato da bambino, così tristi e così felici – e quando voi pensate alla vostra infanzia rivivete di nuovo tra di loro, tra i solitari bambini, e nulla sono gli adulti e la loro dignità non ha valore" [185].

Le emozioni, le diverse figure dell'emozione, che si manifestano e si incendiano nell'adolescenza, sembrano radicalmente contrassegnate dalla loro (irrevocabile) intensità e dall'esigenza di assoluto che è in esse: dalla loro ribellione agli schemi convenzionali della vita adulta, così di frequente raggelata dal dilagare della ragione calcolante (della *raison*) che tende ovviamente a soffocare e a rimuovere le emozioni come funzione conoscitiva così diversa dalla ragione, e dalla presenza in esse delle grandi tendenze alla umana solidarietà e alla generosità (agli slanci incontaminati del cuore).

Nell'adolescenza non può non esserci, del resto, il desiderio di contatto interpersonale, di relazione, che si confronta non di rado con il deserto dell'indifferenza (parola tematica di ogni discorso sull'angoscia e sulla tristezza nell'adolescenza ma non solo in questa) e della non-partecipazione. La vita si realizza fino in fondo nei suoi valori, e ogni vita trova in sé il suo appagamento esistenziale, solo se alla vita, a ogni esistenza, è data la possibilità di incontri; culturalmente significativi, certo, ma anche (soprattutto) emozionalmente dotati di senso e di memoria. Nel contesto della creatività e della fragilità, della vulnerabilità e della instabilità, che tendono a sigillare ogni forma di vita adolescenziale, modi di essere (incontri) segnati dall'inautenticità e dal distacco possono trascinare con sé risonanze psicologiche e umane dolorose.

In questa misteriosa età della vita, quella adolescenziale, l'incandescenza e la temeraria risolutezza delle emozioni, e gli sconfinati orizzonti ideali che in esse si manifestano, si confrontano allora con l'inerzialità e l'indifferenza, l'apatia e l'opacità, delle risposte che il mondo degli adulti (la realtà sociale e politica, i modelli di educazione e di formazione scolastica con le loro rigidezze e con la loro noncuranza emozionale) tende a proporre indiscriminatamente.

In ogni *Lebenswelt* (in ogni mondo-della-vita) riemergono, così, i conflitti fra l'altezza degli ideali e la difficoltà (il timore) di *non* riuscire a realizzarli, e la conseguente insicurezza (la conseguente timidezza) che, come una corrente carsica, attraversa ogni adolescenza e, anzi, ogni esistenza solcata (ferita) dalla sensibilità: al di là dell'età e della formazione culturale, del resto. La timidezza, che è in fondo l'ansia dinanzi alle esperienze interpersonali (a quelle nuove e non ancora conosciute), nasce anche dalla presenza di ogni autentica capacità di immedesimazione *nel* mondo interiore degli *altri*: che trascina con sé attenzione e sensibilità alle emozioni e ai desideri, ai giudizi e alle preoccupazioni, degli altri.

Senza cadere in una trionfalizzazione e in una assolutizzazione di *una* forma di vita nei confronti delle *altre*, non è possibile non riconoscere a quella adolescenziale una più ampia e più profonda dimensione emozionale.

(In ogni adolescenza si costeggiano nondimeno, come sempre accade nella vita quando alta è la tensione delle emozioni e arroventata ne è la loro espressione, gli abissi dell'angoscia e della disperazione: quelli delle contraddizioni e delle antinomie, della dissociazione e delle lacerazioni.

Così, nell'adolescenza si colgono le radici non solo di alcune esperienze depressive (psicotiche), sprofondate nella perdita di *senso* della vita e risucchiate nell'aspra tentazione della morte volontaria, ma anche di molte esperienze dissociative (schizofreniche) che, in genere, nell'adolescenza incominciano a delinearsi e a scompensarsi.

Cosa sia, cosa possa essere, una *Lebenswelt* schizofrenica nelle sue lacerazioni emozionali e nelle sue angosce, ma anche nella sua donazione di senso, è tema di interpretazioni diverse e conflittuali; e ciascuna di esse coglie qualcosa della sua enigmatica ragione d'essere. In ogni caso, nel contesto di un discorso ermeneutico e fenomenologico [8] [9] [11] [14] [20] [22] [43] [47] [54] [56] [82] [83] [84] [85] [86], una *Lebenswelt* schizofrenica si viene delineando nella sua radicale fondazione psicologica e umana, e nella sua frantumazione emozionale ed esistenziale. Non solo la farmacoterapia, del resto, ma anche la psicoterapia [10] [21] [44] [142] [143] [175] [218] [238] [239] e la socioterapia [37] [76] [77] [111] [193] assumono una emblematica significazione.)

Cosa avviene delle emozioni, come cambiano, nel passaggio dalla forma di vita adolescenziale a quella adulta? Certo, ogni età della vita può essere rappresentata, come dice Romano Guardini in un suo libro bellissimo e struggente [104], in circoli chiusi che si succedono l'uno all'altro e che hanno, ciascuno di essi, una propria fisionomia psicologica e umana: un proprio elettivo orizzonte di valori. C'è, forse, una qualche incrinatura schematica in questa tesi ma essa mi sembra cogliere il nocciolo di senso del discorso. In ogni età della vita, cioè, cambia il modo di vivere e di rispondere agli eventi esistenziali, che ci vengono incontro, e cambiano le correlazioni fra vita emozionale e vita razionale: cambia la risonanza interiore, e la capacità di immedesimazione, dinanzi al destino degli *altri*-da-noi.

Come non ha senso nondimeno una trionfalizzazione generalizzata dei modi di sentire e di vivere nell'adolescenza (almeno in quella di oggi), così non ha senso una contestazione critica improblematica dei modi di sentire e di vivere nell'età adulta. Benché, certo, sia difficile sfuggire alla percezione che in essa le emozioni tendano a indebolirsi e a essere vissute come subalterne agli orizzonti razionali di vita: nel contesto di un'esistenza assediata dalla tecnica e dai modelli individualistici (nel senso di quello che è stato definito [125] il nostro quotidiano autismo) di condotta e di esperienza.

Nella forma di vita adulta le emozioni *forti* (le passioni, l'aggressività, l'interesse alle cose e alle situazioni, l'impegno politico e sociale, la passione per la natura) resistono meglio, direi, al dilagare della tecnica e dei modelli spersonalizzanti di vita a essa conseguenti; mentre le emozioni *deboli* (l'amore, la sensibilità, la condivisione degli ideali di vita, la immedesimazione nell'interiorità e nelle esigenze degli altri, la gentilezza d'animo, la partecipazione emozionale al dolore e alla sofferenza, la capacità di cogliere il senso della solidarietà, la timidezza) rischiano ogni volta di essere divorate dai modelli astratti e tecnologici di vita, e dalla corrosione degli ideali e della spontaneità che nel corso degli anni è accresciuta dalla routine e dalla passività.

Sono contrapposizioni schematiche, queste, che mi sembrano nondimeno utili e significative nel definire e nel contrassegnare alcuni degli aspetti decisivi di ogni forma adulta: arrischiata non solo per il capovolgimento degli orizzonti di senso nei confronti, in particolare, dell'adolescenza ma anche per la spinta fatale all'individualismo e alla separatezza delle esperienze, e delle relazioni, che lo spirito del tempo ha implacabilmente in sé. Ma questo non significa, ovviamente, che *questa* sia la forma di vita adulta: ne è una delle possibili (frequenti) modalità di svuotamento esistenziale.

Ci sono forme di vita adulta bruciate dalla passione per l'assoluto, come quelle di Edith Stein [203] [204] e di Simone Weil [222] [224] [225] [226] [227] [228] [229] [230] [231] [232] [233] [234], di Dietrich Bonhoeffer [29] [30] e di Oscar Romero [187], che, emblemi (cifre araldiche) di infinite altre esistenze, sconfiggono ovviamente ogni tesi, insostenibile se generalizzata, sulla corrosione e sulla arrischiata oscurità che incombono sui modelli di vita adulta. Ma è difficile sfuggire all'impressione che, nella *Lebenswelt* quotidiana, al dilagare delle emozioni *forti* (a quelle indicate vorrei aggiungere l'orgoglio, l'ambizione, l'ira, l'indifferenza, che è una controemozione di radicale importanza esistenziale, l'alterigia) corrisponda davvero l'attenuarsi delle emozioni *deboli* (a quelle indicate aggiungerei la gratitudine, la dolcezza, la tenerezza, la disponibilità a rivivere le emozioni degli altri, la rinuncia al proprio egoismo sfrenato).

A queste dissonanze, a queste fatali discordanze emozionali, non può non contribuire, ancora una volta, il fascino inarrestabile della tecnica e dei suoi idoli: il desiderio di ribalte sempre accese, la smania di una produttività e di una efficienza destituite di vita interiore, l'esigenza di de-cisioni rapide e trancianti, il distacco (il rifiuto) da ogni forma di contemplazione e di utopia, la difficoltà a tenere presenti i bisogni degli altri.

Sono, certo, rischi (tentazioni) a cui ciascuno di noi, ieri come oggi, non può non cercare di sfuggire; e non è facile. Le trasformazioni del mondo, legate al dilagare della tecnica (ancora una volta, il discorso tagliente e implacabile [91] di Umberto Galimberti), allargano smisuratamente gli orizzonti della conoscenza e dell'informazione; ma *non* quelli della riflessione (interiore) e della comunicazione. Il diffondersi delle connessioni in rete consente, fra l'altro, di mettersi in relazione con un numero sconfinato di persone in ogni parte del mondo; ma, in fondo, questi modi di confrontarsi con gli *altri* non fanno nascere forme autentiche e concrete di comunicazione e di relazione. Cose ovvie; ma è forse utile ri-sottolinearle. Non c'è relazione autentica, non c'è relazione che abbia a fondare una comunicazione e un incontro, che non sia mediata dal linguaggio, anche corporeo, delle emozioni: dalla possibilità di guardarsi in volto e di scambiarsi una stretta di mano, di sorridere e di accompagnare la parola con un gesto che ne dilati i significati. L'epoca del computer è, così, contrassegnata dal rischio fatale di radicalizzare la solitudine e di svuotare le relazioni psicologiche e umane di contenuti emozionali significativi; dal rischio, cioè, di perdere la capacità di immedesimarsi nella coscienza e nella realtà degli *altri*: di comunicare concretamente con gli altri rispettandone, e riconoscendone, i desideri e i bisogni.

Non è, questo, un discorso moralistico; è piuttosto un invito a riconsiderare i confini, e i significati, di una forma di vita, che incombe su ciascuno di noi, segnata da una radicale parabola autistica. La società, in cui viviamo (in cui vivono, in particolare, gli adulti), si sta rapidamente trasformando in una società *autistica*: facendoci smarrire il senso dell'umana solidarietà, che trascende ogni prigione individualistica e che ha bisogno soprattutto di apertura e di speranza, di disponibilità ad ascoltare il grido silenzioso delle anime ferite, e di comunicazione autentica: di rimessa-in-questione continua del *senso* di ogni azione e di ogni emozione.

Ovviamente, quando una condizione ansiosa, o una condizione depressiva, scende nel cuore di una persona (anche adulta), le cose che ho finora indicato cambiano sensibilmente. *Non* per trionfalizzare il senso di una condizione di vita neurotica ma, in questa, molte sovrastrutture e molte incrostazioni vengono ad attenuarsi e a cadere; e allora le emozioni deboli riassumono la loro significazione psicologica e umana: allontanando il "peso", e l'importanza, delle emozioni forti.

In ogni caso, vorrei dire che, sia pure molto schematizzando, una forma di vita adolescenziale e una forma di vita adulta *tendono* a configurarsi in maniera diversa l'una dall'altra.

(Una condizione depressiva, e una condizione ansiosa, ma

anche una condizione di malattia, fanno ri-emergere così falde nascoste di emozioni costitutive della condizione umana: solo rimosse dai modelli sfrenati di una vita dominata dalla tecnica. Ma senza dimenticare, certo, che nella condizione umana si radicano anche stigmate di aggressività e di violenza: dilatate dall'età adulta ma talora, come si sa, presenti in ogni età della vita. Come si fa a pensare che un adolescente possa sempre sfuggire alla tentazione crudele della violenza quando [125] i genitori trascorrono le serate davanti a televisori ripieni di film di violenza e di alta distruttività? Al tema della violenza si ricollega, del resto, quello dell'aridità e del deserto emozionali: del deserto che, seguendo la parola poetica nietzscheana, cresce così crudelmente negli animi e nei cuori delle persone. Rinasce, qui, il grande tema delle connessioni fra emozioni e modelli razionali di vita, fra vita istintiva e vita cognitiva; il tema della loro conciliazione e della loro armonizzazione. Ma rinasce anche l'ossessionante *refrain* che riconduce la violenza, la scompensazione delle emozioni, alla follia; ignorando quanta poca violenza ci sia in essa nei confronti di quella che si manifesta nel contesto di forme di vita "normali". Solo tenendo presenti queste radicali contraddizioni della vita ci si può avvicinare al tema delle emozioni.

Cosa dire, del resto, delle emozioni gridate e mistificate, delle emozioni svuotate di ogni interiorità e di ogni discrezione, delle emozioni private di ogni trascendenza (di ogni orizzonte di *senso*) e di ogni pausa di silenzio e di ri-flessione, che infinite trasmissioni televisive fanno ricadere ossessivamente su chiunque le guardi?

C'è solo teatralità e non c'è profondità: si ride continuamente, *non* si sorride mai, si ride e si piange insieme, *non* ci si addolora mai (il dolore nasce dal segreto, e nel segreto, dei cuori: nel silenzio), ci si confronta con la gioia, o la sofferenza, degli altri *senza* attenzione e *senza* rispetto. Su ogni cosa, su ogni atteggiamento, poi, l'ideale (l'illusione) di premi altisonanti e inebrianti: ci si emoziona, *non* perché si provino realmente emozioni, e *non* perché si desideri essere consolati, e compresi, *ma* perché, così facendo, ci si avvicina al vortice delle illusioni e delle premiazioni.

Sembrano provenire dall'altro mondo le parole bellissime e luminose [113] di Hugo von Hofmannsthal: "Nel pudore che vieta di parlare ad alcuno dei propri stati più intimi è un avvertimento dell'animo; in ogni confessione, in ogni descrizione, s'insinua facilmente un travisamento, e le cose più delicate e indicibili decadono in un batter d'occhio a volgarità".)

Nell'ultima età della vita, nell'età anziana, alcune emozioni si attenuano e altre si esaltano. Ma il leimotiv emozionale è quello della nostalgia e della memoria ferita che riempiono di sé una solitudine dolorosa. Il tempo vissuto, il tempo interiore, si trasforma profondamente. Crescono vertiginosamente le lunghe ombre del passato, e si riducono gli orizzonti del futuro: dell'avvenire. I ricordi come colombe impazzite continuano a rinascere dal passato: addolcendolo, o inasprendolo; e si rispecchiano nel presente togliendogli spazio e vitalità. Nel venire-meno del futuro si attenuano gli orizzonti della speranza che, alta e splendente nel corso dell'adolescenza e della giovinezza, tende poi a ondeggiare e a perdere di slancio vitale a mano a mano che gli anni avanzano, e galoppano, come destrieri senza freni. Alla crisi della speranza, e al ripiegamento nei laghi oscuri del passato, si ricollega la (rinnovata) tentazione di una morte volontaria che spezzi, e infranga definitivamente, il senso della vita. Alla morte volontaria, nutrita di fondazioni esistenziali, si accompagna la morte volontaria causata dal dilagare di una condizione depressiva, o di una condizione ansiosa, che in questa forma di vita possono assumere dimensioni psicopatologiche e cliniche profonde. La morte volontaria non ha in ogni caso quell'ansia di assoluto che si coglie, invece, nella morte volontaria dell'adolescenza.

La nostalgia si fa sempre più radicale e più estesa tematicamente; ma essa non trascina con sé inerzia e dolore solo quando sia recupero del *presente* alla luce di un *passato* che abbia avuto un senso.

La vita delle emozioni nell'età anziana cambia radicalmente nella misura in cui essa sfugga (si sottragga) alle suggestioni e agli artigli della tecnica: consentendo alle emozioni *deboli* di rinnovarsi e di accentuarsi (di rafforzarsi), e alle emozioni *forti* di perdere le accensioni più intense ed estranianti. Certo, in questa età si fa sempre più acre il confronto con le esperienze di perdita e di solitudine, di isolamento e di dispersione; e da queste esperienze ci si salva solo quando sopravvivano risorse interiori dotate di senso, e quando ci siano possibilità relazionali e orizzonti di un diverso appagamento esistenziale: di una diversa realizzazione psicologica e umana. Non ogni attitudine interiore, non ogni risorsa esistenziale, si viene realizzando nel corso della vita adulta; e a queste risorse non-attuate (risorse che si fondino sulle emozioni radicali della disponibilità ad ascoltare e, ancora una volta, della capacità di rivivere i valori della umana solidarietà e della intersoggettività) è possibile richiamarsi sia nel contesto di una interiorità rivalutata sia in quello di una comunità di destino.

Conoscenza emozionale e conoscenza discorsiva

La conoscenza emozionale (conoscenza intuitiva) *non* è la conoscenza discorsiva (conoscenza razionale); le ragioni del cuore pascaliane *non* sono le ragioni della *raison* calcolante.

Questa dicotomia fra conoscenza emozionale e conoscenza razionale ha una importanza decisiva sia nel contesto di una fenomenologia come quella scheleriana [195] [196] [197] sia nel contesto di una psichiatria fenomenologica e antropologica come quella di Ludwig Binswanger [19] [20] [25], e come quella di V.E. von Gebsattel [96] [97] [98] e di H. Tellenbach [210] [211] [212]; ma in Simone Weil [229] la conoscenza intuitiva assume una dimensione ardente e appassionata, e la differenziazione fra pensiero (conoscenza razionale e astratta) e intuizione (conoscenza emozionale) è articolata con una tensione esistenziale quasi insostenibile.

Come Simone Weil imposta il problema della conoscenza intuitiva [229]: "Negli studi vengono sempre sviluppate le facoltà discorsive e rappresentative, mai la facoltà intuitiva. E tuttavia anche questa deve essere sviluppata. La si sviluppa mediante la contemplazione faccia a faccia dell'inintelligibile – ma dell'inintelligibile che è al di sopra del significato, non di quello che è al di sotto".

Le correlazioni antinomiche fra immaginazione e pensiero, fra intuizione e intelligenza discorsiva, fra la dimensione patica e ineffabile della conoscenza intuitiva e quella astratta e logica della conoscenza razionale, è ancora sottolineata da Simone Weil in un altro frammento di questo testo straordinario [229]: "L'intelligenza discorsiva, che coglie i rapporti, quella che presiede alla conoscenza matematica, è ai confini della materia e dello spirito. Soltanto l'intuizione è puramente spirituale".

Certo, la vertiginosa riflessione di Simone Weil sconfina dal tema dell'intuizione come forma di conoscenza: immergendosi nelle analogie fra intuizione e contemplazione, fra intuizione e dimensione spirituale della vita, fra intuizione e conoscenza mistica (e profetica); e separando radicalmente l'intuizione, la conoscenza emozionale, da ogni forma di conoscenza razionale e intellettuale: di intelligenza discorsiva.

(L'esperienza psicotica, nella sua straziante semplicità e nella sua stremata umiltà, si coglie fino in fondo con le antenne vibranti dell'intuizione [5] [7] [8] [9] [12] [20] [25] [48] [54] [98] [148] [152] [153] [160] [189] [198] [201] [237]; e *non* con gli strumenti analitici della ragione calcolante.)

Il cuore, come pascaliana metafora della conoscenza intuitiva ed emozionale, è stato delineato nelle sue articolazioni conoscitive e nelle sue differenze radicali dal pensiero in un libro

[243] di María Zambrano. Il cuore come forma di conoscenza alternativa a quella della ragione; e il cuore, che non è se non un'*altra* immagine dell'intuizione, come sonda che consente di intravedere le profondità dell'anima: le sue espressioni e i suoi abissi, le sue lacerazioni e i suoi ondeggiamenti.

In questo suo libro, ma anche in altri [240] [241] [242] [244] [245], sono sottolineate l'importanza e la significazione conoscitiva dei sentimenti nella comprensione delle realtà psicologiche e umane. Nel fluire ininterrotto delle immagini e delle metafore, che risplendono di una fiammeggiante tensione ermeneutica, e che si snodano luminose in ogni testo di María Zambrano, non c'è mai indefinizione e non c'è mai leggerezza; e immergendosi in questi testi ci si avvia a intravedere qualcosa degli orizzonti sconfinati dell'anima, e delle profondità a cui giungono le emozioni nel loro misterioso cammino conoscitivo.

Le ferite del cuore, le ferite delle emozioni, sono le ferite dell'anima: angoscia, disperazione, inquietudine, tristezza, estraneità, smarrimento, accasciamento creaturale, nostalgia, dissociazione, la frantumazione del tempo e dello spazio, il desiderio della morte. Non è facile lenire queste ferite.

Non è la ragione astratta, non è la ragione calcolante, che può colmare la soglia (il solco) fra l'espressione e la sua decifrazione; ma solo l'intuizione, l'area infinita e impalpabile del cuore, può solcare le acque inebrianti e oscillanti delle emozioni e delle loro espressioni: cogliendone il senso nascosto e segreto, umbratile e sfuggente. Ma cosa sono le ragioni del cuore se non vascelli liberi e temerari che sfidano i mari tempestosi ma, anche, l'inerzia delle paludi opache e immobili? Le ragioni del cuore, sonde fragili e luminose, consentono di intravedere il senso delle esperienze psicologiche e umane, e di andare al di là delle loro apparenze: afferrandone, e interpretandone, la dimensione profonda e radicale. Solo una psichiatria che non si allontani da questi modi di conoscenza e che recuperi fino in fondo l'anima (le cose che a suo tempo ha splendidamente tematizzato Kurt Schneider), gli orizzonti dell'anima dunque, realizza (può realizzare) significati e valori a cui ogni umana esistenza, soprattutto quando sia lacerata e ferita dalla sofferenza, guarda nostalgicamente. Il fatto, poi, che siano stati grandi maestri di psichiatria clinica, come Ferdinando Barison e Kurt Schneider, a indicare queste mete e questi compiti alla psichiatria, non può non aiutare ciascuno di noi a seguire le tracce dell'anima e delle emozioni che in essa si rispecchiano.

La dimensione emozionale del pensiero

Ci sono le emozioni e c'è il pensiero, c'è la vita emozionale e c'è la vita della ragione (della *raison*); e solo nella misura in cui ci sia concordanza e conciliazione fra l'una categoria e l'altra è possibile avvicinarsi ai problemi conoscitivi ed esistenziali senza squilibri. Ri-conoscere il senso, e il valore, delle emozioni, ridare ad esse una dignità conoscitiva e fenomenologica, non significa, ovviamente, negare il senso e il valore del pensiero (della ragione). Categorie alternative e integrative, insieme, nel contesto di un'esistenza che intenda realizzarsi nell'orizzonte di una conoscenza articolata e piena delle realtà psicologiche e umane. Non c'è, del resto, un pensiero che possa fare a meno di un background emozionale, di una dimensione emozionale, perché la ragione astratta (la ragione radicalmente de-emozionalizzata) non coglie se non *alcuni* aspetti (schematici e gelidi) del reale (del reale divorato, oggi, dalla tecnica) e *non* quelli che, indicibili e in-conoscibili, fanno nondimeno parte integrante del modo di vivere e di sentire di ciascuno di noi.

Non c'è, così, alcuna conoscenza, alcuna esperienza, nella vita che non sia accompagnata da una tensione emozionale: premessa a ogni utilizzazione delle conoscenze acquisite razionalmente [60].

Dallo *Zibaldone* di Giacomo Leopardi, da questo testo di alta e vertiginosa riflessione (filosofica), vorrei stralciare qualche brano che rimanda al tema delle emozioni e delle loro connessioni con il pensiero [129].

"Noi speriamo sempre e in ciascun momento della nostra vita. Ogni momento è un pensiero, e così ogni momento è in certo modo un atto di desiderio, e altresì un atto di speranza, atto che benché si possa sempre distinguere logicamente, nondimeno in pratica è ordinariamente un tuttuno, quasi, coll'atto di desiderio, e la speranza una quasi stessa, o certo inseparabil, cosa col desiderio" (4146).

In un altro brano la crisi della ragione è drasticamente sottolineata: "Dicasi quel che si vuole. Non si può esser grandi se non pensando e operando contro ragione, e in quanto si pensa e opera contro ragione, e avendo la forza di vincere la propria riflessione, o di lasciarla superare dall'entusiasmo, che sempre e in qualunque caso trova in essa un ostacolo e un nemico mortale, e una virtù estinguitrice, e raffreddatrice" (2610).

Nello *Zibaldone*, dunque, il tema della ragione e delle ragioni del cuore di matrice pascaliana nasce, e rinasce, in molte sue parti: svolto sempre con una straordinaria chiarezza.

Ancora dallo *Zibaldone* vorrei stralciare un brano bellissimo e limpidissimo nel quale sono indicati i *diversi* orizzonti conoscitivi a cui giungono la ragione e i sentimenti [129].

"All'uomo sensibile e immaginoso, che viva, come io sono vissuto gran tempo, sentendo di continuo ed immaginando, il mondo e gli oggetti sono in certo modo doppi. Egli vedrà cogli occhi una torre, una campagna; udrà cogli orecchi un suono d'una campana; e nel tempo stesso coll'immaginazione vedrà un'altra torre, un'altra campagna, udrà un altro suono. In questo secondo genere di obbietti sta tutto il bello e il piacevole delle cose. Trista quella vita (ed è pur tale la vita comunemente) che non vede, non ode, non sente se non che oggetti semplici, quelli soli di cui gli occhi, gli orecchi e gli altri sentimenti ricevono la sensazione" (4418).

Questo alternarsi di prospettive e di conoscenze di un reale, che ha così stratificate dimensioni, è illustrato con un linguaggio nel quale la tensione lirica (emozionale) si alterna a quella razionale: con una torsione conoscitiva davvero stupefacente. Così, l'immaginazione e la sensibilità umana stravolgono, e trasfigurano, la superficie apparentemente omogenea e univoca della realtà: e, invece, increspata dalle due dimensioni così diverse che la tranciante riflessione leopardiana ha de-stratificato.

Le correlazioni dialettiche e infuocate fra ragione ed emozioni sono state ugualmente sottolineate nello *Zibaldone* [128] con una intrepida determinazione.

"Ma la ragione non è mai efficace come la passione. Sentite i filosofi. Bisogna fare che l'uomo si muova per la ragione, come, anzi più assai, che per la passione, anzi si muova per la sola ragione e dovere. Bubbole. La natura degli uomini e delle cose può ben esser corrotta, ma non corretta. E se lasciassimo fare alla natura, le cose andrebbero benissimo, non ostante la detta superiorità della passione sulla ragione. Non bisogna estinguer la passione colla ragione, ma convertir la ragione in passione; fare che il dovere la virtù l'eroismo ecc. diventino passioni" (293-294); e ancora: "Ma quando la sola passione del mondo è l'egoismo, allora si ha ben ragione di gridar contro la passione. Ma come spegner l'egoismo colla ragione che n'è la nutrice, dissipando le illusioni? E senza ciò, l'uomo privo di passioni, non si muoverebbe per loro, ma neanche per la ragione, perché le cose son fatte così, e non si possono cambiare, ché la ragione non è forza viva né motrice, e l'uomo non farà altro che divenirne indolente, inattivo, immobile, indifferente, infingardo, com'è divenuto in grandissima parte" (294).

Nel contesto dei bellissimi e inquietanti diari di Robert Musil ci sono alcune splendide considerazioni sul tema delle discordanze e delle concordanze fra pensiero e sentimento.

Dal primo volume [170] dei diari vorrei allora stralciare queste schegge: "Pensieri morti e pensieri vivi! Il pensiero non è qualcosa che osservi qualcosa di accaduto interiormente ma è questo stesso accadere interiore. Noi non ci mettiamo a pensare su qualcosa ma qualcosa emerge in noi pensante. Il pensiero non consiste nel fatto che vediamo chiaramente qualcosa che si è sviluppato in noi ma nel fatto che uno sviluppo interno si estende fino a questa zona chiara. Qui poggia la vita del pensiero; esso stesso è casuale, un simbolo, cioè può spesso essere morto, solo allorché è l'anello finale di uno sviluppo interno lo accompagna la sensazione di compimento e sicurezza"; e anche questa che è ancora più suggestivamente correlata con il tema di sentimento-pensiero: "L'evidenza logica discende da qui poiché la logica ha le sue radici nel sentimento e l'evidenza è la caratteristica del sentimento".

Le aree problematiche del discorso, che sto svolgendo, ritrovano in questo modo una indicazione e una conferma almeno indiziaria.

Ma anche nel suo straordinario romanzo giovanile [169] Robert Musil sostiene cose analoghe nel contesto di un linguaggio in cui si mescolano insieme rigore e immaginazione.

Questo egli scrive: "Anche se un pensiero è entrato nella nostra mente prima, esso prende vita solo nel momento in cui qualcosa, che non è più pensiero, che non è più logico, si combina con esso, così che noi sentiamo la sua verità, al di là di ogni giustificazione, come un'ancora che lacera la carne viva e calda"; e ancora: "Ogni grande scoperta si compie solo per metà nel cerchio illuminato dalla mente cosciente, per l'altra metà nell'oscuro recesso del nostro essere più interiore, ed è innanzi tutto uno stato d'animo alla cui estremità sboccia il pensiero come un fiore".

Sono riflessioni (intuizioni), queste di Giacomo Leopardi e queste di Robert Musil, che ci avvicinano davvero al nocciolo segreto e in-audito delle cose nelle quali siamo immersi abitualmente senza avere alcuna percezione della loro complessità e delle loro enigmatiche stratificazioni; ma sono riflessioni che ciascuno di noi dovrebbe tenere sigillate nella memoria e nel cuore: *non* come segni chiusi *ma* come segni che si aprano continuamente in ogni nostro gesto e in ogni nostra interpretazione della vita.

Sulle concordanze e sulle influenze, che non possono non intercorrere fra emozione e pensiero, e sulla radicale connotazione emozionale di ogni pensiero alto e sconvolgente, vorrei citare le cose molto belle scritte de Gargani [95]: "Liberarsi dell'ossessione del condizionamento tecnico significa restituire all'uomo uno spazio di comunicazione nel quale non prevalga né il regime di una cultura assolutistica, aprioristica e intellettualistica, propria delle ideologie totalizzanti e intolleranti, né la tentazione di consegnarsi all'immediatezza delle proprie emozioni e delle proprie pulsioni. Si tratta di uno spazio comunicativo nel quale i concetti non sono astratti e vuoti, ma riempiti di emozioni e in cui le emozioni sono attraversate e controllate dai concetti. La comunicazione e la dialogicità sono condizioni della libertà che si deve realizzare sia dal lato dei rapporti della vita interiore dell'uomo, sia dal lato dei rapporti esterni e sociali".

Nel deserto psicotico della ragione

Cosa avviene, invece, in una condizione psicotica quando la percezione razionale (la coscienza razionale) del reale si isola e si autonomizza da ogni risonanza emozionale: quando il tempo vissuto in senso bergsoniano si spazializza e si geometrizza?

Questa è una paziente (schizofrenica) descritta da Eugène Minkowski [148] che ha saputo intuire e descrivere i contenuti umani e psicologici delle esperienze psicotiche con un linguaggio fenomenologico (bergsoniano) e talora lirico.

"Intorno a me c'è solo immobilità. Le cose si presentano l'una isolata dall'altra, ciascuna per sé, e senza nulla rievocare. Alcune cose, che dovrebbero richiamare un ricordo, evocare una cascata immensa di pensieri, delineare un'immagine, restano isolate. Sono afferrate razionalmente ma non sono interiormente vissute. Come se fossero pantomime, pantomime che si svolgano intorno a me, ma alle quali non partecipo: ne sono al di fuori. Mantengo la mia intelligenza ma mi manca l'istinto della vita"; e ancora: "Non c'è più una corrente fra le cose e me: non posso più abbandonarmi ad esse. C'è una fissità assoluta intorno a me. Ho minore mobilità verso l'avvenire che non verso il presente e il passato. C'è in me una specie di routine che non mi consente di volgermi all'avvenire. Non c'è più in me slancio creativo. Vedo l'avvenire come ripetizione del passato."

Vorrei nondimeno ritrascrivere le espressioni di un (altro) paziente di Minkowski nel quale la scissione fra intelligenza discorsiva e vita affettiva è ancora più drasticamente evidente.

"A parte la ragione, che non ha sofferto ed è intatta, tutto il resto è in deragliamento completo. Ho soppresso l'affettività come ho fatto per tutta la realtà. Esisto dal punto di vista del corpo ma non ho alcuna *interna sensazione* della vita. *Non sento più le cose*. Non ho più *sensazioni normali*. Ho supplito *a questa mancanza di sensazioni mediante la ragione*. Dopo una malattia mi è capitato di sopprimere l'impressione del tempo. Il tempo non conta per me. Impiego un tempo infinito nel realizzare ogni minimo atto nella vita di ogni giorno. Sento di ragionare bene, ma nell'*assoluto*, perché ho perduto il contatto con la vita" [148].

Richiamandosi a Henri Bergson, Minkowski sottolinea come un lato della nostra vita, e non il meno importante, sfugga completamente al pensiero discorsivo. I dati immediati della coscienza, in senso bergsoniano, sono irrazionali; e nondimeno fanno parte della vita. In questo si rivela l'opposizione radicale e fondamentale che, ancora in senso bergsoniano, separa l'intelligenza e l'istinto: sono cose, queste, che Minkowski sottolinea drasticamente nel corso di questo libro straordinario e profetico [148].

Nella vita, intelligenza (pensiero discorsivo e *raison*) e istinto (vita emozionale e irrazionale) si intrecciano e si integrano reciprocamente e armoniosamente; ma questo equilibrio si spezza, o almeno rischia di spezzarsi, quando i fattori affettivi, i fattori irrazionali, della vita siano feriti e compromessi da una esperienza psicotica ma non solo da questa. L'intelligenza, in questo caso, *sottratta* all'azione frenante della vita affettiva (dell'istinto), si inaridisce e si deforma: schematizzandosi e svuotandosi di flessibilità e di misura.

Così è avvenuto nel contesto delle due situazioni cliniche descritte da Minkowski, che delineano in modo emblematico cosa possa accadere quando l'equilibrio fra pensiero e istinto, fra pensiero discorsivo e vita emozionale, fra ragione calcolante e ragioni del cuore, fra elementi razionali ed elementi irrazionali della vita psichica, si incrina e si frantuma. I fenomeni di razionalismo e di geometrismo morbosi, così li chiama Minkowski [148], dilagano allora nel contesto di una vita (psicotica) dalla quale scompare la mobilità vitale; e, per quanto alta sia l'intelligenza, essa non conduce più da alcuna parte: inaridita e pietrificata.

I confini dell'anima

Questo mio discorso si sta concludendo: la vita emozionale e la vita razionale come modi di essere diversi; le emozioni come linguaggio del corpo vissuto e il pensiero come percezione, e conoscenza, del corpo in-animato; le emozioni come background della conoscenza intuitiva e il pensiero come fondamento della conoscenza razionale; le emozioni come metafora del cuore, delle ragioni del cuore, e il pensiero come emblema della *raison* (della ragione calcolante e astratta); le emozioni come anima e il pensiero come intelligenza; le emozioni come luogo del corpo in carne e ossa, e il pensiero come luogo del corpo-idea: del corpo-cosa e del corpo-oggetto.

Nel contesto di una vita emozionale e razionale dialetticamente e reciprocamente correlate si realizzano una interscambiabilità, e una continuità, di esperienze e di influenze, che danno forma alle emozioni, alla vita emozionale, e slancio bergsoniano al pensiero. Quando questa interscambiabilità e questa permeabilità di esperienze si arrestano, e la vita emozionale *non* influenza più il pensiero, questo (in modi che oscillano da una semplice rigidità a una pietrificata schematicità astratta) *non* ha più dinamismo: perdendo di spontaneità e non nutrendosi di linfa vitale, e di intuizione.

Certo, anche nei mari estremi di una esperienza psicotica, non c'è malattia del pensiero ma malattia della vita emozionale, malattia dell'anima, e solo secondariamente il pensiero si modifica nelle sue espressioni e nelle sue articolazioni: come conseguenza di questa sofferenza, di questo dolore, della vita emozionale (delle emozioni) e, in fondo, dell'anima.

Non è facile nondimeno rintracciare i confini dell'anima: come dice Eraclito [73]: "I confini dell'anima vai e non li trovi, anche a percorrere tutte le strade: così profondo è il Discorso che essa comporta".

II. Le luci e le penombre delle emozioni

...Chartres, ma questa volta
con le tue statue ferite,
percosse dai freddi anni dei nostri peccati lontani,
Chartres senza campane,
senza fanciulle in giubilo sotto i tigli
(allora io volevo, di pura gioia, morire)
Chartres incatenata di corvi e di tramontane
come una rupe nel mare,
un solo raggio crudele a colpire
la guancia in lacrime di un tuo pastore –
piovuto è tempo e sangue su di te, cattedrale
sulla tua pietra serena
come una scorza – intriso l'Angelo – Meridiana
e come il nero giorno: ferme le grandi ruote,
le vuote mole dei tuoi archi,
sull'Eure che scorre sangue...

O mio giacinto dalla verde foglia
nella pianura fumida di pianto.

CRISTINA CAMPO, *La Tigre Assenza* [52]

1. La vergogna come paradigma di radicali ambivalenze emozionali

Non solo in psichiatria, ma anche in filosofia [75] [137], il tema (il problema) delle emozioni, dei loro modi di essere e delle loro manifestazioni, delle loro connotazioni esistenziali e delle loro amplificazioni psicopatologiche, si fa sempre più importante e ineliminabile da ogni riflessione teorica e da ogni applicazione pratica. La tristezza, l'ansia, l'angoscia, la disperazione, l'inquietudine, la nostalgia, lo smarrimento, sono fra le emozioni più comuni delle quali si occupa la psichiatria; ma anche emozioni, apparentemente più defilate e meno significative, come quella della vergogna (del pudore, sul quale pagine straordinarie, di incandescente attualità, sono state scritte da [195] Max Scheler), si costituiscono come condizione esistenziale e come realtà clinica di radicale interesse anche nel contesto del quotidiano agire medico e non solo in quello della psichiatria. In fondo, del resto, in ogni esperienza psicopatologica sono le emozioni a costituirne il background sintomatologico.

Come si distinguono [42] una tristezza-stato d'animo, una tristezza "normale", e una tristezza-malattia (una tristezza che sconfina nella sofferenza psichica), così si distinguono una nostalgia "normale" e una nostalgia-malattia. Ma questa diversa connotazione psicopatologica e clinica si applica ugualmente al modo di essere della vergogna; nel senso che alla vergogna "normale", alla vergogna-stato d'animo, si contrappone la vergogna-malattia: la vergogna che sconfina nell'esperienza neurotica: in quella forma clinica oggi definita abitualmente come "fobia sociale".

La dimensione antropologica (esistenziale) e quella psicopatologica (clinica) sono distinte l'una dall'altra, certo, ma lungo sentieri che si intrecciano e che talora si sovrappongono. In ogni caso, è necessario riconoscere e differenziare la vergogna "normale" dalla vergogna che abbia una dimensione *clinica*: anche per le diverse strategie terapeutiche che entrano in gioco.

Vorrei, ora, delineare brevemente cosa ci possano dire il discorso etimologico e il discorso filosofico (quello sfolgorante e immaginifico di Friedrich Nietzsche) sui diversi significati possibili della vergogna: come premessa all'individuazione e alla descrizione della sua dimensione antropologica (esistenziale): dei suoi contenuti psicologici e umani; e poi all'indicazione dei suoi aspetti psicopatologici e clinici.

I diversi significati di vergogna

I diversi significati, le archeologie semantiche, di parole (di emozioni), che abbiano una particolare complessità e una possibile ambivalenza, hanno una loro ovvia importanza in ogni scienza umana ma anche in una scienza di confine [33] quale è, in fondo, la psichiatria.

L'ermeneutica, l'interpretazione dei significati di un'esperienza, ci aiuta a cogliere la dimensione soggettiva (interiore) della vergogna e i suoi sconfinamenti semantici che concorrono a farne riemergere gli orizzonti di significato essenziali.

Una delle definizioni più stringate è quella che [174] coglie nella vergogna un turbamento "suscitato dalla mortificante consapevolezza di aver compiuto (o di star compiendo, o di stare per compiere) qualcosa di riprovevole", o, al di là di qualsiasi connotazione negativa, la presenza di un imbarazzo dovuto a timidezza. Nella vergogna è incluso, poi, il significato di una emozione che interessa contemporaneamente vita psichica e vita somatica (vita del corpo): definendola come "manifestazione esteriore della vergogna che si prova (tipicamente il rossore del volto): *avvampò di vergogna*; *e di trista vergogna si dipinse* (Dante)".

In un altro dizionario [188] la gamma dei significati attribuiti alla vergogna è più ampia e articolata; benché, in essa, l'espressione esteriore della vergogna, e cioè il rossore (l'avvampare) del volto, stia nello sfondo della definizione. In ogni caso, nell'esperienza della vergogna si considerano inclusi i seguenti significati: "senso di scoramento, di umiliazione e di timore del giudizio degli altri, che si prova quando si è commessa un'azione biasimevole (*provo vergogna di avere ingannato un amico*): rossore"; "mancanza di sicurezza nei rapporti con gli altri, eccessivo timore di essere inopportuno, di dare fastidio, di non essere all'altezza di un compito (*vinci la vergogna ed esponi le tue ragioni al direttore*): pudore, ritegno, ritrosia, soggezione, timidezza, timore"; "qualunque cosa che leda l'onore di una persona (*chi specula sulle calamità non teme la vergogna*): disonore, ignominia, infamia, obbrobrio, onta"; "persona che, con le sue azioni riprovevoli, getta il discredito su coloro che sono in rapporto con lei": a quest'ultimo significato sono attribuiti questi sinonimi: "disdoro, disonore, obbrobrio, onta, vituperio".

Direi, comunque, che la definizione di vergogna meglio utilizzabile, ai fini del discorso che sto facendo sugli aspetti antropologici e clinici della vergogna, sia quella che la ricollega a mancanza di sicurezza nei rapporti con gli altri.

Cosa dice Nietzsche della vergogna

Il pensiero tagliente e radicale di Friedrich Nietzsche si confronta con l'esperienza della vergogna nel solco della sua abituale capacità di demolire sovrastrutture ideologiche, e inutili convenzioni, e di fare riemergere significati sconvolgenti che hanno cambiato i modi di fare-filosofia ma anche di fare-psicologia.

Nella traduzione italiana delle opere di Nietzsche il termine tedesco *Scham*, che oscilla nel suo significato fra "vergogna" e "pudore", è definito con il termine di vergogna, e non con quello di pudore: che è, in realtà, parola con una impronta morale dominante nei confronti di vergogna: che ha una dimensione più francamente *psicologica*. Lungo il mio cammino, che intende mettere in evidenza gli aspetti psicologici (e diagnostici) della vergogna ai confini fra esperienza normale ed esperienza di "malattia", vorrei seguire questo indirizzo semantico e linguistico: di utilizzare la sola dizione di "vergogna" e *non* quella di "pudore": che ne coglie, del resto, solo un segmento semantico.

La vergogna è in connessione tematica con il corpo e con il corpo che arrossisce: con il volto che ne accompagna l'andamento emozionale; e le parole di Nietzsche sottolineano drasticamente questa realtà somatica e psichica.

Questo egli ci dice con un linguaggio duro e allusivo: "Ma la definizione dell'uomo è per colui che conosce: la bestia dalle guance rosse. Come poté capitargli ciò? Non è forse perché ha dovuto vergognarsi troppo spesso? Amici! Così parla colui che conosce: vergogna, vergogna, vergogna – questa è la storia dell'uomo! Per questo chi è nobile s'impone di non provocare vergogna; e a se stesso impone la vergogna per tutto quanto soffre" [173].

Negli aforismi, che rendono così scintillante e così vertiginoso questo suo altro testo [171], Nietzsche mette in evidenza ulteriori (graffianti) elementi costitutivi della vergogna: "*Chi chiami cattivo?* Chi mira soltanto a creare vergogna"; e ancora: "*Che cos'è per te la cosa più umana?* Risparmiare vergogna a qualcuno"; giungendo, infine, a questa (delfica) affermazione: "Che cos'è il sigillo della raggiunta libertà? Non provare più vergogna davanti a se stessi".

In questo testo, ancora, Nietzsche definisce magistralmente il suo metodo di lavoro archeologico (e fenomenologico); dicendo: "Oh questi Greci! Loro sì sapevano *vivere*; per vivere occorre arrestarsi animosamente alla superficie, all'increspatura, alla scorza, adorare l'apparenza, credere a forme, suoni, parole, all'intero olimpo dell'apparenza! Questi Greci erano superficiali – *per profondità*".

Ancora una volta il pensiero nietzscheano è strumento di conoscenza radicale (anche) in psichiatria.

L'esperienza della vergogna nell'adolescenza

Il luogo, il momento della vita, in cui l'esperienza della vergogna tende elettivamente a manifestarsi, è quello dell'adolescenza: del crinale che sta fra adolescenza e postadolescenza.

Il mondo dell'adolescenza è contrassegnato [39] da profonde contraddizioni e da sotterranee antinomie che sono costitutive del suo modo di essere e che non si possono eliminare, e nemmeno mettere-fra-parentesi, essendo esse ancorate alla condizione umana. Nel contesto del mondo adolescenziale, nel passaggio inquieto e creativo (in cui luci e ombre si intrecciano e si alternano) fra adolescenza e postadolescenza, si fanno evidenti per la prima volta in vita emozioni inattese e umbratili: che nascono dal confronto acuto e talora doloroso con il *senso* della vita, con le sue contraddizioni e con le sue ombre e che sono contraddistinte dalla presenza di timidezza e di insicurezza, di ansia e di vergogna: nel solco delle domande sui significati dell'esistenza. Alla spontaneità e alla improblematicità del vivere nell'infanzia si sostituiscono le incertezze e le insicurezze dell'adolescenza e della postadolescenza: nelle quali cambia anche l'esperienza del tempo vissuto: *non* più legato al passato e al presente *ma* aperto al futuro: alle speranze e ai timori che riempiono di sé ogni esperienza del futuro.

L'adolescenza è, così, esposta alle contraddizioni che nascono, in particolare, dal conflitto talora insanabile fra l'essere-legati e l'essere-ancorati al passato e l'essere-sollecitati, e l'essere-spinti, al distacco e alla autonomizzazione: alla libera espansione della personalità. Ma nell'adolescenza (nel passaggio, ripeto, fra adolescenza e postadolescenza) si delineano altre significative situazioni conflittuali: il conflitto fra le proprie personali esigenze e quelle proposte (imposte) dall'ambiente familiare e sociale; il conflitto fra le esigenze, non sempre facili ovviamente, di una maturazione personale ed emozionale, che richiede sacrifici, e gli impulsi vitalistici incontrollati; il confronto con la propria corporalità e la propria sessualità che vengono improvvisamente portate alla luce della consapevolezza e della riflessione.

I modi di vivere il proprio corpo, e i modi di entrare in relazione con gli *altri*, si costituiscono (così) nella loro problematicità e nella loro dilemmaticità come il terreno emozionale (comune) nel quale possano insorgere ansia e tristezza, inquietudine e timidezza, vergogna e nostalgia. Prendere coscienza di queste realtà psicologiche e umane, saperle analizzare e distinguere nelle loro diverse dimensioni (di stato d'animo, o di malattia), è compito non solo della neuropsichiatria infantile e della psichiatria, ma anche della medicina (di base in particolare).

Il linguaggio del corpo nella vergogna

Il tema (il problema psicologico e *anche* clinico) della vergogna è strettamente legato al tema, al linguaggio, del corpo; nel senso che la vergogna, come emozione radicale, è un'esperienza che, da una parte, nasce e si muove nella vita interiore (nella interiorità) e, dall'altra, si rispecchia e si manifesta *nel* modo di essere del corpo: del corpo che arrossisce e si ritrae, del corpo che comunica anche nel silenzio e nella sofferenza, inespressa e indicibile, del corpo che, nella vergogna, si fa impacciato e irrigidito. Sono, certo, il volto e gli sguardi a essere trascinati nelle diverse forme di vergogna e a testimoniarne il turbamento e lo smarrimento.

Non c'è solo il linguaggio della parola ma c'è anche il linguaggio del corpo: che consente di cogliere le latitudini sotterranee e nascoste delle emozioni e della vita interiore. In alcune emozioni, come nella vergogna più ancora che non nella tristezza (ad esempio), il linguaggio del corpo si fa premessa alla loro conoscenza e alla loro decifrazione. Il volto che avvampa, e che arde (incendiandosi), è una testimonianza emblematica di queste connessioni permanenti di anima e corpo, e di questo parlare (di questo linguaggio) del corpo: come la infuocata e febbrile parola nietzscheana ha intuito genialmente definendo l'uomo, segnato dalla vergogna, come (non spaventiamoci) "la bestia dalle guance rosse".

Sul linguaggio del corpo, sui modi di comunicare e di esprimersi del corpo (del corpo-*soggetto*, certo, e non del corpo-*oggetto*: del corpo-*cosa*), non posso non ricordare le straordinarie considerazioni di Ludwig Binswanger (una delle grandi, e rivoluzionarie, figure della psichiatria contemporanea): "Noi non dobbiamo solo sapere che l'uomo 'ha' un corpo, e come sia fatto questo corpo, ma anche che l'uomo *è* sempre, in qualche modo, corpo. Questo non significa solo che l'uomo vive sempre corporalmente ma anche che egli parla, e si esprime, permanentemente con il corpo. Questo significa, insomma, che l'uomo ha, insieme al linguaggio articolato in parole e al linguaggio articolato (più, o meno, pregnantemente) in immagini, un linguaggio del corpo molto chiaramente delineato. L'uomo parla questo linguaggio del corpo, in modo soprattutto evidente, quando l'autentico strumento espressivo della comunicazione, il linguaggio della parola, viene meno a causa della rinuncia alla comunicazione e, in particolare, a causa dello sprofondare nel proprio io (nella propria interiorità). Quando, cioè, anche la fantasia immaginativa tace e si resta davvero muti in una straziata condizione di vita. Ma l'uomo è, nel senso più ampio, un tale essere parlante che, anche in questo caso, ha ancora qualcosa da comunicare e da esprimere" [21].

Sono considerazioni, queste, di grande importanza al fine di comprendere il linguaggio del corpo nella vergogna.

La dimensione psicosomatica della vergogna, il suo manifestarsi drasticamente mediante il corpo (mediante l'arrossire del volto e l'oscurarsi dello sguardo), è stata descritta in un testo [109] di Martin Heidegger: nel quale il grande filosofo tedesco svolge temi incentrati sulla psichiatria, e sulla natura della psicoterapia, fra l'altro.

Sulle connotazioni ambigue e dilemmatiche dell'arrossire *così* si esprime Heidegger (non sempre il suo discorso è facile, ovviamente, ma è un discorso che fa sempre pensare chiunque di noi, anche, si occupi di medicina e non solo di psichiatria): "Ora l'arrossire è qualcosa di somatico o qualcosa di psichico? Né l'una cosa, né l'altra. Fenomenologicamente, si può distinguere molto bene il diventar rossi in viso nel vergognarsi dal diventar rosso del viso, per esempio, nella febbre o nell'entrare dal freddo notturno della montagna al caldo di una baita. Tutte e tre queste specie del diventar rosso accadono nel viso, epperò sono molto diverse e vengono a noi, nel quotidiano essere-con ed essere l'uno per l'altro, anche immediatamente distinte. Nella attuazione di volta in volta attuale, noi 'vediamo-capiamo' dal viso (*'scheu' an*) del prossimo, se egli, per esempio, sia imbarazzato o sia congestionato per un qualche motivo".

L'arrossire ha nella vergogna un'impronta inconfondibile, dunque; e il volto ne è un attendibile testimone.

La vergogna come esperienza interpersonale

Non c'è emozione, non c'è vergogna, e non c'è del resto ansia e tristezza, se non in un contesto *interpersonale*. Ci emozioniamo, ci vergogniamo, siamo colti da ansia, o da angoscia, dinanzi agli *altri*: dinanzi a situazioni che ci confrontano con la nostra vita interiore, con il nostro passato e con quello che ci sembra essere il nostro futuro. Se siamo soli, se siamo chiusi in una radicale separatezza dagli altri (cosa, del resto, quasi impossibile), ci può afferrare una lacerante coscienza di colpa incentrata su fatti, o su omissioni, che abbiamo compiuti; ma *non* siamo sommersi dal timore del giudizio degli *altri*, dall'ansia di essere giudicati male, dalla vergogna per non avere corrisposto, o per non corrispondere, alle attese degli *altri*.

Ci sono, cioè, emozioni che nascono, e si muovono, nel silenzio della nostra coscienza; ma ci sono emozioni che, come l'ansia e la vergogna emblematicamente, non si manifestano fino in fondo se non nel contesto di una relazione con l'altro: con il volto e lo sguardo dell'altro. Testimone ancora più intransigente di queste cose, di questi modi di essere *relazionali*, è l'atteggiamento del corpo: noi arrossiamo, divampiamo di vergogna, *solo* se ci confrontiamo con la presenza di un'*altra* persona. Il corpo rivela, così, emozioni nascoste e segrete che si vorrebbero sottrarre agli sguardi altrui.

In questo contesto relazionale (interpersonale) ci si vergogna di pensieri, di immaginazioni e di comportamenti che si rivivano come colpevoli; ma ci si vergogna anche *al di fuori* di qualsiasi colpa commessa: come espressione di insicurezza interiore, di timidezza, di timore di non sentirsi all'altezza di una situazione e di timore di essere osservati: di essere trasformati in *oggetto* di osservazione.

La fenomenologia, e la modalità di essere, della vergogna "normale", che si osserva nell'adolescenza, si nutrono di queste emozioni ferite: di questa insicurezza e di questa timidezza, di questi timori e di questi smarrimenti.

Modi di essere, e modi di vivere, questi, che *non* possono essere risucchiati nel contesto di una "patologia" ma che devono essere interpretati come espressione possibile di una (normale) transizione dall'adolescenza alla postadolescenza. Modi di essere, e modi di vivere, che possono anche riflettersi in precari rendimenti scolastici che *non* corrispondono nondimeno a inadeguatezza e a indisponibilità agli studi *ma* a semplici *défaillances* emozionali: che è solo necessario capire e aiutare.

Conseguenze di ogni genere possono scaturire, ovviamente, dall'incapacità nel cogliere e nel valutare le radici emozionali di esperienze e di comportamenti adolescenziali che *sembrano* devianti: senza esserlo.

(La timidezza, e l'esperienza della vergogna, sono emozioni non di rado distorte nel loro significato sia dai familiari sia dagli insegnanti. Non mi sembra cosa retorica dire che il medico di famiglia abbia il compito, e la responsabilità, di coglierne e di decifrarne le infrastrutture psicologiche reali: sdrammatizzando le situazioni, ridando fiducia alle adolescenti e agli adolescenti, e aiutando familiari e insegnanti a confrontarsi con il *senso* delle situazioni di crisi esistenziale che sono radicate nella condizione umana.)

In ogni caso, la vergogna è un'esperienza interiore che nasce in contesti relazionali, e da questi può essere motivata e determinata.

Come ha scritto Danilo Cargnello [55]: "Chi si vergogna – nel senso più corrente del termine – è infatti chi si sente diventato oggetto dell'osservazione altrui e tale per quanto cerchi in tutti i modi di nascondersi di fronte agli altri, da cui si sente osservato, sorvegliato, scrutato, *oggetto* (appunto) di particolari attenzioni ecc., e spesso non solo per le mere apparenze fisiche ma anche per quelle spirituali dagli astanti rilevate o attribuitegli".

Questo discorso sottolinea il fatto che, anche al di là degli atteggiamenti interiori (degli atteggiamenti personali), un contesto relazionale animato, e inaridito, da gelida freddezza e da indifferenza (dalla freddezza e dalla indifferenza dei volti e degli sguardi) può trascinare in noi esperienze di ansia e di vergogna.

I modi, con cui gli altri ci guardano, e i modi con cui noi guardiamo gli altri, hanno una indubbia importanza nell'alimentare, o nello smorzare, le ansie e le inquietudini che galleggiano in noi; nel ridestare, o nello spegnere, una improvvisa esperienza di vergogna. Gli sguardi, che tengono lontano e alienano l'*altro*, fanno parte della desertica prospettiva esistenziale delineata, come si sa, da Jean-Paul Sartre [192]; e sono gli sguardi che davvero raggelano ogni comunicazione e trascinano con sé inquietudini e lacerazioni emozionali insostenibili. Ma *non* ci sono solo questi sguardi: così importanti nel risvegliare e nell'inasprire una timidezza e una insicurezza interiori. Come ha scritto Pedro Laín Entralgo in un suo libro molto bello [124]: "A seconda dell'intenzione, ci sono sguardi oggettivanti, affascinanti, coinvolgenti, inquisitori, aperti o recettivi, di sfida, ironici, sfuggenti, sprezzanti, supplicanti, effusivi. Per il livello di profondità che cercano di raggiungere nella realtà dell'altro possono ugualmente essere distinti lo sguardo negli occhi ('Guarda il mio sguardo e non me!' dice a un altro un personaggio di un dramma di Unamuno), lo sguardo nell'anima (quello che cerca i sentimenti e i pensieri dell'altro) e lo sguardo al profondo dell'anima (quello che cerca di percepire nell'altro le sue intenzioni)".

Dovremmo educarci a questi diversi modi di guardare: rifiutando quelli aggressivi e glaciali.

Come si manifesta un'esperienza di vergogna

Il leitmotiv dell'esperienza di vergogna è costituito, certo, dalla presenza di radicali modificazioni nei modi di essere e di apparire del corpo. Al rossore del volto, sul quale ha insistito così acutamente Nietzsche, si accompagnano *altri* segni che riguardano, da una parte, il comportamento e, dall'altra, l'interiorità: la vita interiore.

Fra i segni *esteriori* della vergogna riemergono l'irrigidirsi e il tremore del corpo, lo sguardo incrinato dalla stanchezza e la dissolvenza della parola: il silenzio disperato. Quando a un'esperienza di vergogna se ne associa una di ansia, si può osservare il pallore nel volto: cosa che non accade invece nel contesto della vergogna.

Fra i segni *interiori* della vergogna si coglie un sentimento doloroso di scoramento e di smarrimento che sembrano sgorgare dal senso di solitudine e di frattura della comunicazione con gli altri, e con il mondo, e che sono accresciuti da ogni contesto interpersonale e ambientale contrassegnato da indifferenza e da chiusura emozionale. Quando si prova vergogna *non* si vorrebbe vedere più nessuno e nemmeno si vorrebbe più essere visti; ma si vorrebbe sparire e si vorrebbe sprofondare: sfuggendo, così, agli sguardi e allontanandosi dagli altri e dal mondo.

Come dice Roland Kuhn, che alla vergogna ha dedicato un lavoro [123] di grande interesse psicopatologico e fenomenologico, quando un'esperienza di vergogna ci sommerge, il rossore sale al volto, non si hanno più parole e si ha talora l'impressione di essere alla fine di tutto.

Il distanziarsi dagli altri e dal mondo, che la vergogna porta con sé, la mette tematicamente in connessione, come dice ancora Kuhn, con la tristezza e con l'estraneità: con la perdita di familiarità degli orizzonti mondani che non sono più riconosciuti nei loro abituali significati. Si intravedono, anche, ma questo solo in casi infrequenti, alcune correlazioni fra esperienza di vergogna e desiderio del suicidio: della morte volontaria. Una esperienza di vergogna incandescente, che sconfina nella vergogna-malattia (nella vergogna che si fa sintomo di una condizione depressiva, o dissociativa: come in Ellen West che è la più celebre storia di una esistenza schizofrenica descritta da Ludwig Binswanger [23]), può accrescersi e può dilatarsi fino a precipitare in una esperienza di morte volontaria: vissuta come l'ultima via di uscita da una situazione dolorosa che non può più essere tollerata.

Dalla vergogna come esperienza antropologica, che si manifesta in particolare in un contesto adolescenziale, si slitta (così) nella vergogna come esperienza psicopatologica che entra a fare parte di forme neurotiche e psicotiche.

In area neurotica la vergogna si costituisce come il nocciolo tematico, e il modello strutturale, di quella forma clinica che è chiamata "fobia sociale": su di essa, sulle sue diverse articolazioni cliniche, vorrei soffermarmi nelle ultime pagine di questo capitolo: che, sulla scia delle considerazioni psicologiche e umane finora analizzate e descritte nelle loro fondazioni radicali, non può non concludersi sulle prospettive cliniche e terapeutiche.

Dai confini del mio discorso esce, invece, il tema della vergogna come dimensione costitutiva di un'esperienza psicotica. Solo qualche considerazione sulla realtà psicotica di Ellen West splendidamente e dolorosamente illustrata da Ludwig Binswanger: Ellen West è una giovane schizofrenica, dotata di grande sensibilità e singolare creatività: essa *non* si vergognava nondimeno di fronte agli altri *ma* si vergognava di fronte a se stessa: isolandosi, e nascondendosi, ogni volta che si alimentava: divorata dall'angoscia del divenire-grassa (dell'ingrassare) nel contesto di una radicale anoressia psicotica.

Il suicidio, la morte volontaria, sigillava la conclusione della vita di Ellen West.

La fobia sociale

La vergogna "normale" può sconfinare, come dicevo, nella vergogna-malattia: nella vergogna che entra a fare parte, trasformandosi, della fobia sociale.

L'ansia, che nasce e si costituisce nell'area di alcune (determinate) situazioni e di alcuni (determinati) oggetti, è chiamata ansia fobica: differenziandosi in questo modo dall'ansia generalizzata che *non* è legata a questa, o a quella, situazione.

Tra le fobie sociali la forma clinica che meglio si avvicina alle esperienze di vergogna, è la *eritro*-fobia (il timore di arrossire): che insorge fra i quindici e i venticinque anni [44], e cioè lungo il crinale fra adolescenza e postadolescenza: come avviene nelle esperienze di vergogna "normale".

Le analogie tematiche fra vergogna e fobia sociale non sono solo queste: la matrice relazionale della vergogna è, anche, quella della fobia sociale nelle sue diverse forme e nei suoi diversi contesti di insorgenza: "mangiare di fronte ad altri, parlare di fronte a un piccolo gruppo di persone conosciute oppure parlare a estranei o incontrare persone nuove" [121]. Ciascuna di queste situazioni ha una significazione ansiogena diversa: correlata con la fenomenologia e la tipologia di ogni situazione.

Da questo libro [121] di una radicale fondazione scientifica vorrei stralciare, a questo riguardo, un'altra citazione: "Le persone con paure circoscritte a poche situazioni, come per esempio parlare in pubblico, generalmente hanno meno problemi dei pazienti con timori sociali generalizzati. Tuttavia, anche coloro che presentano fobie pure relative al parlare in pubblico riferiscono una grave compromissione e un livello elevato di stress. La gravità del danno può dipendere notevolmente dal tipo di prestazioni richieste a seconda del lavoro svolto".

Come si sostiene in questo libro, ma anche in altri del resto [110], c'è la tendenza a sottovalutare la incrinata qualità della vita nell'area clinica della fobia sociale; e questo come conseguenza (anche) del fatto che, manifestandosi negli anni dell'adolescenza, essa "diviene un modo di vita per i molti che ne soffrono, perché evitano lavori che richiedono di parlare in pubblico e limitano la loro socializzazione a piccoli gruppi di amici familiari" [121].

La semplice esperienza di vergogna nasce, e tende poi a dissolversi, nel corso dell'adolescenza e della postadolescenza; mentre la sintomatologia della fobia sociale si estende nel corso del tempo, come ogni esperienza neurotica, e ha una fisionomia clinica complessa.

Nell'articolazione clinica di una fobia sociale si colgono alcuni sintomi emblematici: ci si vergogna di parlare in pubblico e ci si vergogna di essere osservati da *altri* mentre si scrive, o mentre si mangia in comune; si ha timore di incontrare persone estranee che possano accentuare la coscienza della propria insicurezza e della propria timidezza; si ha timore che altre persone percepiscano lievi fenomeni somatici, come tremori delle mani e sudorazione, giudicandoli conseguenza di malessere e di debolezza; si tende a parlare con voce indistinta e monotona, anche balbettante, e con una espressione gestuale incoordinata; ci si vuole nascondere: mascherando i propri sentimenti e le proprie emozioni, ma senza riuscirci, e questo accresce l'ansia e gli atteggiamenti corporei disarmonici, e non bene finalizzati (il volto continua a essere segnato dal rossore); ci si allontana, anche fisicamente, dalle persone con cui si sta parlando: al fine di mantenere una distanza spaziale, e corporea, e al fine di evitare ogni contatto possibile.

Questi modi di essere sono in larga misura, ancorati a forme inadeguate e precarie di comunicazione, che non sono presenti in altre sintomatologie ansiose, e fobiche, e che *non* consentono ai pazienti di aprirsi facilmente a un colloquio e nemmeno di comportarsi spontaneamente in un gruppo.

Nella fobia sociale, che da alcuni autori [3] è definita "disturbo d'ansia sociale", gli elementi sintomatologici presenti in una situazione di vergogna "normale" si accentuano e si radicalizzano nei modi che ho cercato di indicare; ma soprattutto tendono a stabilizzarsi nel corso del tempo: determinando anche incrinature, nella qualità della vita, che non appartengono alla dimensione psicologica e umana della vergogna.

La vergogna "normale" e la fobia sociale sono esperienze che si manifestano emblematicamente nella vita adolescenziale: temporanea e labile, la prima, radicata nelle strutture neurotiche e articolata nel tempo, la seconda.

Le esperienze (effimere) di vergogna non hanno bisogno abitualmente di farmacoterapia, semmai di una blanda somministrazione ansiolitica, e hanno soprattutto bisogno di un atteggiamento di comprensione e di aiuto psicologico da parte del medico (anche, e in particolare, del medico di famiglia); mentre le esperienze di fobia sociale non si sottraggono alle esigenze di una farmacoterapia e di una (eventuale) psicoterapia.

Quali sono gli psicofarmaci indicati nella cura della fobia sociale (dei disturbi d'ansia sociale)?

Non ci sono concordanze di idee (in questa come in altre aree della psichiatria), ovviamente. Non c'è, in particolare, consenso sulla efficacia terapeutica dei farmaci ansiolitici: da alcuni [3] negata e da altri [110] ammessa ma solo in taluni casi. La elettiva efficacia terapeutica è attribuita, invece, ai farmaci antidepressivi: *non* agli antidepressivi triciclici ma agli inibitori specifici della ricaptazione della serotonina: agli antidepressivi, cioè, di ultima generazione: considerati in questa area clinica farmaci "di prima scelta"; e, fra questi, alla paroxetina [3]. Questa rigida dicotomia non sembra nondimeno corrispondere alla nostra esperienza: ci sono, cioè, casi che rispondono bene alla somministrazione di farmaci ansiolitici e altri a quella di farmaci antidepressivi.

Come si sa, del resto, nella cura di esperienze neurotiche entrano in gioco elementi complessi (transferali, psicologici, situazionali) che si sovrappongono ai modelli lineari di azione degli psicofarmaci.

Ogni esperienza umana è dilemmatica

Il mio discorso sta finendo: senza staccarmi da quella che è la mia esperienza clinica, ho cercato di descrivere e di analizzare quasi archeologicamente i diversi modi, antropologici e psicopatologici (clinici), con cui si viene costituendo una condizione emozionale, in genere sottovalutata e trascurata nei suoi significati, come quella della vergogna.

Dalla vergogna, come esperienza adolescenziale nutrita di timidezza e di insicurezza nelle relazioni interpersonali, e destituita di ogni dimensione clinica (patologica), si può sconfinare in una esperienza francamente neurotica chiamata fobia sociale: che, benché diversamente articolata, mantiene analogie tematiche con la vergogna *non* patologica.

La distinzione fra vergogna-stato d'animo (vergogna normale) e vergogna-malattia (fobia sociale) ha un'importanza non solo psicologica e umana ma anche clinica e terapeutica; e in questo sono interessate sia la psichiatria sia, direi, la medicina (quella dei medici di famiglia in particolare) che è ovviamente in prima linea dinanzi a problematiche adolescenziali iniziali.

Non è possibile cogliere fino in fondo, questo è il senso ultimo del mio discorso, la dimensione psicopatologica e clinica della fobia sociale se non si tengono presenti i modi di essere, e le metamorfosi, della vergogna come esperienza antropologica (esistenziale).

Il modo di vivere conflittualmente le relazioni umane si costituisce come il nocciolo tematico di ogni esperienza di vergogna; ma non solo di questa. Nel contesto relazionale, nel quale ciascuno di noi è implicato nel corso della sua vita, si giocano il senso e lo scacco possibile di ogni umana esistenza.

Nel concludere queste mie considerazioni vorrei dire che il tema della vergogna ci fa riflettere ancora una volta, da una prospettiva diversa da quelle abituali, sui significati della relazione: delle relazioni interpersonali. Ci sono alcune bellissime parole [185] di Rainer Maria Rilke che rinviano a questo tema: "Ché non si deve solo alla pigrizia se le relazioni umane si ripetono così indicibilmente monotone e senza novità da caso a caso, ma alla paura di un'esperienza nuova, imprevedibile, a cui non ci si crede maturi. Ma solo chi è disposto a tutto, chi non esclude nulla, neanche la cosa più enigmatica, vivrà la relazione con un altro come qualcosa di vivente e attingerà sino al fondo la sua propria esistenza". Non sempre questo è possibile, certo, ma nelle misteriose parole rilkiane si adombra, in ogni caso, l'invito a scendere nella nostra vita interiore: a recuperare almeno qualcosa delle risorse nascoste che sono in noi e che entrano in gioco in ogni dialogo terapeutico.

2. L'anima è straniera sulla terra

Ci sono emozioni, ci sono sentimenti, che la banalità quotidiana, il linguaggio quotidiano svuotato di senso e di trascendenza, non ci fa più cogliere nella loro profondità e nella loro significazione psicologica e umana. Fra queste emozioni, la nostalgia è divenuta una parola tematica che, logorata e frantumata, è utilizzata nei contesti più diversi e nelle più diverse situazioni; destituendosi delle sue connotazioni fenomenologiche ed esistenziali.

La nostalgia è uno stato d'animo, al quale ciascuno di noi non può non andare incontro negli snodi infiniti dell'esistenza; ma la nostalgia è talora così intensa e così divorante che può trainare con sé una depressione clinicamente evidente: una malattia depressiva.

Alle radici di ogni nostalgia ci sono esperienze vissute che davano slancio al cuore e si sono incenerite: sono divenute davvero braci che, come in questo romanzo [139], cancellano i segni enigmatici di un destino che resta, così, sconosciuto e ignoto; e che dilaniano il passato, gli eventi del passato, che nonostante tutto continuano a vivere: frammenti di una storia della vita che non finisce mai.

La nostalgia-stato d'animo può assumere, ovviamente, molte forme: dalla nostalgia, cioè, possono sgorgare molte figure che trascorrono dall'una all'altra. Ci sono nostalgie dolorose e scarnificanti; ci sono nostalgie sognanti e dolcissime; ci sono nostalgie che fanno vivere, e nostalgie che fanno morire; ci sono nostalgie che nascono da esperienze di perdita (perdita di una persona, certo, o trasalimenti smarriti di una persona che si è allontanata, o è scomparsa); ci sono nostalgie di stati d'animo che davano un senso alla vita e che non ri-nascono più: travolti dal fluire ininterrotto del tempo; ci sono nostalgie di un paesaggio (il paesaggio, l'anima di un luogo, non è la geografia: la semplice e arida ricostruzione di un luogo); ci sono nostalgie che una fotografia, le immagini e i fantasmi che risorgono vertiginosamente da alcune fotografie, nasconde e poi ri-vela; ci sono nostalgie che fiammeggiano luminose e poi si inceneriscono: divengono ceneri (braci assopite); ci sono nostalgie divoranti e inestinguibili nella loro intensità e nei loro significati; ci sono nostalgie labili ed effimere; e ci sono nostalgie che continuano a incrinare e a sigillare la vita: senza che si possano aprire spazi alla speranza che non è una *Stimmung* (uno stato d'animo) antitetica a quella della nostalgia ma che, certo, talora la riempie di sé. Le molte, le infinite, figure della nostalgia nella loro evanescenza e nelle loro increspature: fuggitive e accorate.

Ci sono testi narrativi, che squarciano le inerzie e le fatiche, la torpidità e l'apatia, e che suscitano immagini (farfalle morenti) che non si cancellano mai: non sempre testi assoluti ma anche testi flebili e sconosciuti.

In un romanzo breve di Sigrid Undset [217], che è stata premio Nobel per la letteratura nel 1928, colgo tracce di una nostalgia dolorosa e mite:

"Dipende. Qui da noi... Questa luce che corrode. Le notti bianche... si vorrebbe viverle tutte, perché arriva presto la Mezz'estate, e altrettanto presto tutto si spegne. Le foglie ingialliscono per qualche giorno, poi la pioggia le spazza via, e siamo di nuovo a Natale. E subito dopo, da una domenica all'altra ci si accorge, dalla luce, dallo stato delle strade, che la primavera è alle porte. Tornano le nuove foglie, le sere chiare... solo che noi abbiamo un anno in più. E il tempo scorre sopra di noi, e noi rimaniamo lì come cadaveri sott'acqua... non viviamo".

Ancora queste immagini rattrappite dalla nostalgia: "Ah, essere lontani e pensare a casa, a ogni piccolo oggetto; sapere come vi scorrono regolari le giornate, le cose da niente che si dicono quotidianamente, come tutto a casa si ripete"; e la nostalgia nondimeno bruciata dalla realtà: "Ma viverci in mezzo tutta la propria giovinezza... si arriva ogni tanto a odiare ogni singola sedia, ogni tavolo, ogni quadro che ti fissa dal tuo posto da tutta la vita, testimone di ogni tua pena e sconfitta più segreta" [217].

La radice di ogni nostalgia

L'anima *straniera* sulla terra mi sembra essere la cifra insondabile che sta alla radice di ogni nostalgia: di ogni dolore per la patria, la patria del cuore e la patria in carne e ossa, che si è allontanata e che sopravvive nella memoria.

La poesia di Georg Trakl ci porta in mondi che trascendono ogni esperienza e ogni cultura; facendoci cogliere il senso radicale e straziante dell'essere-stranieri e dell'essere-esiliati. La poesia di Georg Trakl, splendidamente rianalizzata da Ida Porena [180] che ne coglie le strutture profonde e la linfa vitale che scorre in essa sulla scia di una riconsiderazione di alcune grandi tesi junghiane, ci avvicina ai mondi della vita che fanno parte di ogni umano destino e di ogni umana presenza: facendo riemergere qualcosa che non può essere mai perduto e cancellato.

In una sua poesia [216], *Frühling der Seele* (Primavera dell'anima), Trakl parla dell'anima straniera sulla terra; e Heidegger la commenta con radicale profondità: "La poesia di Trakl canta il canto dell'anima che, 'straniera sulla terra', peregrinando, conquista la terra come patria più quieta della stirpe che ad essa fa ritorno" [107]; ma il discorso critico e archeologico di Martin Heidegger non si arresta qui: ulteriormente confrontandosi con i temi della poesia.

Così egli dice ancora: "Fantasticheria romantica, lontana dal mondo tecnico-economico della moderna civiltà di massa? O, piuttosto, lucido sapere del 'folle', il quale altro vede e pensa che non i cronisti dell'attualità che si esauriscono nella cronaca degli avvenimenti del presente, che conoscono solo un futuro oggetto di previsione e di pianificazione, semplice prolungamento del momento attuale, un futuro in cui non si profila l'avvento di alcun destino – destinazione che riguarda l'uomo in ciò che rappresenta l'origine del suo vero essere?".

Nel discorso di Heidegger, in queste sue riflessioni su una delle poesie più sconvolgenti di Trakl (che, nella sua disperazione e nella sua angoscia mortale, non può non essere ascoltato con temeraria e attonita attenzione), ci è possibile cogliere la dimensione ultima di ogni stranierità: di ogni esperienza di estraneità e di inconoscibilità che sigillano l'esistenza di ciascuno di noi quando si sia perduta la propria patria: la patria concreta e la patria metaforica (la patria interiore) nelle loro segrete analogie e nelle loro misteriose affinità.

Nelle diverse articolazioni tematiche della nostalgia, in quelle (in particolare) che sgorgano dall'esilio, dal cambiamento, o dalla perdita, della propria casa, e dalla dissolvenza delle proprie radici, la connotazione psicopatologica e clinica può assumere dimensioni drasticamente evidenti.

La nostalgia come Stimmung *e come forma clinica*

La nostalgia (da *nostos* "ritorno" e *algos* "dolore") si può definire, in fondo, come il desiderio intenso, accorato e lacerante di persone, di cose e di luoghi a cui si vorrebbe tornare, ma anche di situazioni già sfiorite che si vorrebbero rivivere; e sul tema della nostalgia, sulla sua genesi storica e sulla sua fenomenologia, sono incentrati alcuni lavori raccolti in un volume [182] pubblicato alcuni anni fa. Ma vorrei anche ricordare [120] il lavoro di Karl Jaspers, uscito nel 1909 e ripubblicato nel 1963, nel quale la nostalgia è correlata con la realizzazione di azioni antigiuridiche. Dalla nostalgia come emozione (come sentimento) impalpabile e crepuscolare alla nostalgia come background di azioni che sfidano norme e leggi: questa connessione è, certo, problematica e discutibile; ma in ogni caso non è questo (eventuale) aspetto del discorso che mi interessa ora.

La nostalgia è un'esperienza (un modo di vivere il mondo e di sprofondare nella propria interiorità) che sconfina nell'esperienza della tristezza, dello scoramento, della malinconia, del dolore morale, del *tædium vitæ*: esperienze che sono intrecciate le une con le altre e che, forse, solo difficilmente si possono distinguere le une dalle altre. La nostalgia non è allora se non un fuoco d'artificio inebriante ed effimero che il linguaggio fa nascere e poi dimentica?

La nostalgia non è un'emozione logorata e annacquata: benché nascosta, e sconfinante, nell'area tematica della tristezza e della malinconia, la nostalgia ha una sua autonoma significazione emozionale; ma è necessario distinguere, direi, fra la nostalgia come stato d'animo, come *Stimmung*, e la nostalgia come malattia (come condizione *clinica*). L'una e l'altra nascono realmente da situazioni umane e psicologiche contrassegnate dalla lontananza e dalla perdita di luoghi e di persone a cui la vita si è ancorata per periodi più o meno lunghi; nel solco di una delle definizioni con cui la nostalgia può essere tematizzata.

La nostalgia come stato d'animo è nondimeno un'esperienza che ciascuno di noi fa, ogni giorno (così noi viviamo e prendiamo sempre commiato), sulla scia di una partenza e di una solitudine, di una lontananza dal paese e dal paesaggio in cui si è nati, di una perdita della luce (del mare o delle montagne) e dei segni (dei gesti e delle parole) che si rincorrono lungo le strade e i sentieri dell'adolescenza e della giovinezza. La nostalgia come *Stimmung* (come stato d'animo) è, così, un'esperienza ineliminabile dalla condizione umana: è qualcosa di bruciato e di straziante, di trepidante e di sconvolgente, che ferisce la memoria e la graffia con una traccia indelebile di tristezza e di smarrimento.

Nella misura in cui la psichiatria abbia a confrontarsi con questi temi frastagliati e complessi, come sono quelli che hanno a che fare con le emozioni e le malattie dell'anima, con la sofferenza e il senso della vita, con la tristezza e la malinconia, con la memoria e la nostalgia, non mi sembra possibile evitare un discorso di associazione fra esperienze psicopatologiche e cliniche (il loro "oggetto" è, in ogni caso, costituito da emozioni ferite e da persone lacerate), ed esperienze legate al mio passato e ai significati che hanno consegnato un *senso* al mio passato. Rivivere, e ridescrivere, i testi di Rainer Maria Rilke, quelli di Georg Trakl, quelli di Virginia Woolf, o quelli di Simone Weil e di María Zambrano, non significa (forse) lasciarsi trascinare, lungo sentieri misteriosi e imprevedibili, da quella che è la legge segreta di ogni nostalgia che ci riporta al passato, e al desiderio temerario di farlo rinascere: prima che si incenerisca ancora?

La rapsodica fenomenologia della nostalgia, che mi sembra di delineare, mi consente di indicare cosa si intenda, cosa si possa intendere, con la nostalgia che, come ogni altra emozione, non è estranea alla psichiatria.

La nostalgia può essere vissuta come stato d'animo, come emozione anche intensa e incandescente, al di là delle situazioni che l'abbiano trascinata con sé; ma può (anche) dilatarsi e radicalizzarsi: trasformandosi, così, in condizione *clinica* e, cioè, in una depressione che ha come suo nocciolo tematico gli elementi (i frammenti) costitutivi della nostalgia.

Questa *distinzione* è essenziale se non si vogliono confondere le cose; e in ogni caso la nostalgia come "malattia" (come esperienza che si estende nel tempo, dolorosa e acquatica, e che arresta l'esistenza nel lago oscuro dell'inibizione e della stupefazione) ha radici più profonde di una (semplice) *Stimmung* nostalgica e giunge a recidere le abituali (quotidiane) scansioni della vita. La nostalgia si tematizza allora come esperienza che si intreccia con la tristezza: con quella che è abitualmente chiamata, in psichiatria, depressione (nelle sue diverse forme).

Ci sono condizioni depressive che nascono (dunque) sulla scia di nostalgie radicali e profonde, e che si riconoscono dal loro timbro lacerante e dissonante nel contesto psicopatologico e tematico delle depressioni: non solo di quelle motivate e comprensibili ma anche di quelle non più motivate e, così le chiama la psichiatria, endoreattive. (Ci sono, del resto, depressioni nelle quali la fatica di essere se stessi [71] si costituisce come segno di radicale importanza.)

Solo analizzando ogni singola depressione (clinica) nelle sue diverse connotazioni tematiche e nelle sue diverse cause, è possibile fare-psichiatria: fare una psichiatria che muova dall'interiorità delle pazienti (dei pazienti) e dalle loro esperienze vissute e che abbia come suo orizzonte terapeutico non solo la farmacoterapia ma anche la psicoterapia.

La nostalgia, i luoghi e le situazioni ambientali che la trascinano con sé, la tristezza e l'accasciamento che alla nostalgia si accompagnano, si possono insomma trasformare in "malattia": in una condizione clinica che si mantiene tematicamente ancorata alla nostalgia, che l'ha fatta ri-nascere, ma che si autonomizza nei suoi aspetti sintomatologici complessi e articolati.

Tenendo presenti queste cose, direi che gli elementi (i "sintomi") descritti da Johannes Hofer nella sua "dissertazione medica" [182] sulla nostalgia contrassegnano *non* la nostalgia come stato d'animo, come *Stimmung*, ma la nostalgia come "malattia": come emozione che, inasprendosi, dilaga e sconfina lungo i sentieri interrotti della tristezza "patologica", dell'inibizione e, in fondo, della depressione.

Vorrei ora, prima di delineare tre emblematiche situazioni (quella del cambiamento di casa, quella dell'esilio e quella dello sradicamento) che si correlano con la nostalgia, indicarne la sua connotazione spaziotemporale.

La dimensione spaziotemporale della nostalgia

In ogni esperienza psicologica e umana, in ogni forma di vita emozionale (e, in ogni caso, in misura diversa in ciascuno di noi), l'esperienza soggettiva del tempo cambia. In un'esperienza emozionale, come quella della nostalgia, il passato (la dimensione del passato) dilaga e sommerge il presente (la dimensione del presente) mentre il futuro (la dimensione del futuro) retrocede: fibrilla e poi si sfalda, si incrina e poi si spezza quando la nostalgia abbia a trasformarsi da semplice stato d'animo in forma *clinica*: in depressione. (Certo, depressione è parola (è definizione) che tende a nascondere e a riassorbire differenze e sfumature emozionali: unificandole e omogeneizzandole; ed è invece necessario scomporne e coglierne i diversi aspetti costitutivi. Così, una depressione che nasca sulla scia di una nostalgia lacerante, ha come sue dimensioni tematiche la lontananza dalla patria, il cambiamento di casa, la condizione di sradicamento: scaglie di memorie (ricordi) che hanno trascinato con sé le ragioni della nostalgia. Direi che la definizione di depressione *nostalgica* abbia una sua significazione psicopatologica e clinica: tale da sostituire quelle di depressione da cambiamento di casa e di depressione da perdita delle proprie radici storiche e geografiche: di depressione da sradicamento, cioè. Benché i discorsi nominalistici non conducano da nessuna parte, alcune de-nominazioni possono essere meglio adeguate di altre.)

Come si sa [24] [33] [34] [46] [54] [97] [98] [153] [207] [209], nella depressione come forma clinica (come "malattia"), il futuro si smaglia e si decompone in un orizzonte temporale in cui il presente si fa monade inquieta e discontinua che fatica a liberarsi dal passato: da un passato che si nutre di una memoria ferita e lacerata, e di una colpa corrodente e implacabile.

Nel delineare il modo di vivere il tempo, che riemerge nelle condizioni di un esilio dalla propria terra, María Zambrano lo definisce, e lo coglie, nel suo fluire e nel suo dissolversi fugace e crudele: fino a sconfinare nel silenzio che "rivela il cuore nel suo essere" [240]. Le parole di María Zambrano si fanno poi ancora più radicali quando dice: "la prova migliore della qualità di questo silenzio rivelatore è che il tempo passa in modo impercettibile, senza farsi sentire come tempo successivo né come atemporalità che immobilizza, ma come un tempo che si consuma senza lasciare residui, senza produrre passato, come sbattendo le ali senza fuggirsene da se stesso, senza minaccia, senza neanche indicare l'arrivo del presente, e ancor meno indirizzandosi a un futuro. Un tempo senza transito".

Nell'immobilizzarsi del tempo interiore si precipita in una condizione vitale *dalla* quale fuggono l'attesa e la speranza, la conoscibilità e la familiarità delle cose e delle persone, e *nella* quale il mondo è sigillato dal silenzio e dalla solitudine dell'esilio.

Quando siamo in esilio, o abbiamo cambiata casa, o siamo stati sradicati dalla patria, non si modifica solo il tempo interiore (il tempo vissuto) ma lo spazio soggettivo: il modo di vivere, e di sentire, lo spazio. Nel paese straniero, ma anche nella casa cambiata, il linguaggio delle cose, il linguaggio del paesaggio, si trasforma radicalmente. Quelle terre, e quegli orizzonti, che hanno dato un senso ai viaggi e alle vacanze, si fanno estranei e in-significanti quando abbiano a essere luoghi di *esilio*. Spazio e tempo, drasticamente mutati nella loro forma e nelle loro risonanze emozionali, si fanno categorie inquietanti e stranianti: portatrici di silenzio e di solitudine.

Il mondo, in cui si è esiliati, o sradicati (sono luoghi che *non* sempre sono scelti liberamente), è contrassegnato così dalla estraneità e dalla in-conoscibilità. Non ci riconosciamo più in questo tempo e in questo spazio, in questo silenzio e in questo paesaggio, in questi ghiacciai dell'anima e in queste fiammate di angoscia, in queste cifre nascoste e illeggibili; e la perdita della patria, ma anche la perdita della casa in cui si abitava con la sua storia e le sue memorie, si accompagnano a inquietudini e a smarrimenti che lasciano tracce non sempre rimarginabili e cicatrizzabili.

(Gli spazi, nel loro estendersi e nel loro diffondersi senza fine, coagulano nondimeno, e si stratificano, nei segmenti spaziali che chiamiamo abitualmente "luoghi": spazi, frammenti di spazio, che hanno in sé una connotazione di familiarità e di riconoscibilità estranea agli spazi intesi nella loro generalizzazione.

"Soffermiamoci solo per un istante su 'i luoghi che mi sono cari'. Non si ha a che fare, come direbbe ogni psicologia che si muova scindendo e scomponendo, con ricordi che vengono semplicemente ad aggiungersi (a sovrapporsi), dal di fuori, a luoghi definiti, a luoghi che ci sono in altri modi consegnati. Si ha a che fare con luoghi che si caricano *immediatamente*, e in maniera irreversibile, di ricordi. Questi aderiscono intimamente a quelli: facendone 'luoghi' sigillati da tutto ciò che c'è in loro di vissuto, e tali da rivelarci così, come nel contesto degli spazi infiniti e liberi, l'aspetto e il volto umano dello spazio. I ricordi sembrano, ora, appartenere non a me ma ai luoghi stessi: sembrano farne parte integrante; e, così, essi sono destinati a sopravvivere alla mia vita"; e infine: questi ricordi continueranno a vivere "non in una forma materiale palpabile, sommaria, ma come un soffio leggero che attraversa umanamente il mondo" [149].

I ricordi ri-chiamano, così, i luoghi (segmenti inanimati dello spazio) alla vita.)

Queste le dimensioni spaziotemporali che si possono cogliere nel contesto di esperienze di nostalgia: almeno nel contesto di alcune di esse; e, del resto, la dimensione spaziale e temporale della nostalgia, la sua dimensione anche dolorosamente poetica, è stata colta e descritta da Umberto Galimberti in uno [89] dei suoi bellissimi libri che nascono dal suo alto rigore filosofico mai separato dall'acuta e dolente percezione degli aspetti umani e psicologici della vita: nelle sue contraddizioni e nei suoi orizzonti di speranza.

Così, fra l'altro, egli dice: "Quando il cuore oscilla tra il passato e il presente, tra il vicino e il lontano, è sempre il passato, è sempre il lontano a rapire l'anima, non per divorarla ma per ristorarla alla fonte, *la fonte aurorale* da cui può prender vita un nuovo giorno. Non si dà infatti creatività se non dopo il buio della notte, anche se non sempre il buio della notte restituisce chi, sul far della sera, ne è stato sorpreso, e, a sua insaputa, insieme alla luce, ha perso i contorni del paesaggio, quell'orizzonte familiare concesso ai mortali come spazio e tempo della quiete".

La vita sembra allontanarsi da noi

Nel riflettere sull'abitare (sulle sue strutture psicologiche e antropologiche e, di conseguenza, su di una realtà come quella del cambiamento di casa), vorrei rifarmi a due bellissimi lavori di Eugène Minkowski: incentrati [149] [153] sullo spazio vissuto, in generale, e sullo spazio dell'abitare, in particolare.

Muovendo dalla constatazione che lo spazio è abitualmente inteso nei suoi aspetti astratti e geometrici (sono gli aspetti "morti" dello spazio), Eugène Minkowski dice [153] che, come esiste un tempo *vissuto*, così esiste uno spazio *vissuto*. Noi viviamo e agiamo nello spazio; e lo spazio è necessario, come il tempo, allo svolgimento e alla realizzazione della vita. Noi siamo, così, immersi in questa area sconfinata dello spazio vissuto, dello spazio irrazionale, dello spazio non-matematico e non-geometrico, che ci circonda. Nello spazio matematico e geometrico le persone entrano in collisione le une con le altre; nello spazio vissuto esse si mettono in comunicazione, e si incontrano, le une con le altre.

Considerazioni essenziali che nascono da colpi di sonda bergsoniani, dallo slancio dell'intuizione che travalica ogni resistenza e ogni opacità della conoscenza razionale, e che consente (qui come in altre aree della vita) di cogliere il nocciolo eidetico dei fenomeni possibili in ogni umana esistenza: "normale" o altra-dalla-nostra.

Il tema dello spazio vissuto è stato poi svolto in un altro lavoro [149], nel quale si ha un più immediato riferimento all'abitare. Gli spazi matematici sono sconfinati ma, dentro di essi, è necessario de-limitare un'area particolare (umana): uno spazio, cioè, nel quale ci si possa sentire "protetti", al sicuro, e si possa così resistere alla pressione e alla invasione degli spazi infiniti. Questo avviene quando si giunga a una "umanizzazione" dello spazio e a un suo adattamento alle esigenze vitali della condizione umana. Gli spazi, che si estendono nella loro immensità, conoscono allora *confini*: l'immensità spaziale si umanizza e si riempie di segni cifrati senza nulla perdere della sua originaria tonalità emozionale; e l'"intimità" trova il suo posto.

Gli elementi costitutivi del discorso di Minkowski, delle sue tesi, sono questi: il primo è contrassegnato dai confini (dai limiti), che sono posti agli spazi infiniti, e dai quali viene stralciata una regione *finita*: una *tranche*; mentre il secondo è contrassegnato dal fatto che questa regione (finita) si esprime nel termine di intimità (*intimité*). Certo, la realtà umana dell'intimità non è limitata allo spazio dell'abitare; ma è qui che essa ritrova la sua decisiva espressione psicologica e umana. Non a ogni abitazione si adatta la nozione di intimità; ma solo a quelle in cui si colgano le tracce di un abitare percorso da affetti.

Lo spazio, *questo* spazio, si riempie allora di "inezie" che sono portatrici di ricordi, lieti e dolorosi, e che creano un'atmosfera di intimità; ed è questa atmosfera, questa climax, che consegna allo spazio *abitato* un'impronta inconfondibile e radicale.

Dal lavoro di Minkowski [149] vorrei ritrascrivere qualche (breve) frammento che completi la mia narrazione.

"Quando una grande pena ci sommerge, quando risentiamo dolorosamente una assenza, quando siamo molto vicini alla disperazione (alla desolazione), allora la vita sembra *allontanarsi* da noi. Questo allontanamento non ha nulla a che fare con la fragilità della esistenza della quale parlavamo"; e ancora: "La vita è là davanti a noi come per il passato, e noi ci troviamo alla sua presenza. La natura è là e noi siamo molto vicini a coglierne il fascino; ma non è più la stessa cosa."

La vita sembra allora dileguare nelle sue molte immagini e nelle sue molte figure; e con essa dileguano, si fanno lontani, i colori.

"Oh, certo, i colori sono gli stessi, si offrono a noi, ma il loro splendore si è un poco attenuato, e soprattutto non penetrano più così naturalmente, così intensamente, in profondità, non consentono più di realizzare con essi un contatto intimo e diretto. I colori sembrano più *lontani*" [149].

Il tema dell'abitare e della casa si delinea poi esplicitamente nel corso del lavoro: "Abitazione – abitare (verbo neutro) – ma anche abitudine. In tedesco *Wohnung* e *Gewonheit*; e, quando ci abituiamo, le cose cessano dall'essere estranee (straniere): ci divengono familiari. L'abitudine ha una certa stabilità ma questa riguarda in primo luogo una persona umana e non la oltrepassa".

Nelle ultime sequenze del suo lavoro Minkowski si sofferma, poi, sulle articolazioni interne di una casa.

L'intimità di una casa, egli dice, non nasce dai grandi spazi: le grandi dimensioni di una casa non si conciliano, in genere, con l'intimità. Questa si concilia, invece, con ciò che è semplice e piccolo: con ciò che è abitato a ogni istante; benché un appartamento piccolo possa essere di pessimo gusto quanto un grande appartamento. Ma l'intimità di un appartamento, di una casa, dipende dalle persone che ci abitano: il loro volto si rifletterà sui mobili, sulle tende, sulle finestre e sulle lampade. Così, anche se arredato modestamente, un appartamento può respirare un'aria di intimità. (Questi volti, che illuminano e trasformano un ambiente, rimandano al discorso di Emmanuel Lévinas sugli sguardi e sui volti.)

L'intimità, dice ancora Minkowski, è *così* essenzialmente umana; e l'intimità tiene sempre la porta spalancata: anche se non a tutti, ovviamente; ma essa, soprattutto, sconfina in una cultura del cuore e dello spirito.

Nel dire queste cose, nel riflettere sui significati umani dell'abitare e della casa in cui l'abitare ha luogo, Eugène Minkowski si serve di un linguaggio intenso e commosso che gli consente di fare partecipare ciascuno di noi a queste realtà impalpabili e nondimeno concrete. Sono realtà, del resto, che sfidano ogni mutare di abitudini e di costumi perché radicate nella condizione umana.

La conclusione ultima del discorso di Minkowski tocca questi temi con accenti che si fanno ancora più fervidi e lirici: "Ma le pagine della storia hanno un bell'essere sfogliate: l'essenza e il destino della condizione umana, insieme alla visione 'primitiva' del mondo che esse implicano, rimangono gli stessi. Le dottrine moderne che, nel pretesto di fare della scienza esatta, privano l'essere umano (nell'orizzonte che esse ne tracciano) del suo volto umano... L'intera opera di Françoise Minkowska rivolta verso questa visione primaria del mondo nella sua chiarezza e nei suoi valori eterni... Una vita umana è passata di là... L'intimità è fragile... Sforziamoci di salvaguardarla, di farla rivivere, anche quando non ne restano apparentemente se non delle tracce... La vita è passata di là... Gli spazi infiniti ci parlano; e da loro sale verso di noi un soffio di appagamento, di pace, a cui (realizzato più, o meno, il nostro compito) noi aspiriamo" [149].

(Alcuni bellissimi saggi di Minkowski sono stati tradotti [154] da Federico Leoni, che ha saputo farne rinascere splendidamente le scansioni psicopatologiche e fenomenologiche, e anche quelle poetiche.)

Il cambiamento di casa

C'è una situazione psicologica e umana, che richiama quella della nostalgia conseguente alla perdita della patria (all'esilio e allo sradicamento), ed è l'esperienza (apparentemente la più banale di questo mondo) del cambiamento di casa. Si lascia la "vecchia" casa per andare ad abitare una casa più bella e più ampia, e si è divorati dal desiderio bruciante di ri-tornare nella casa antica: segnata dai ricordi e dai silenzi, dalla storia interiore e dalle storie. Non è, del resto, la distanza geometrica a contrassegnare l'intensità e l'incandescenza della nostalgia: si può cambiare casa nella città, in cui già si abitava, e si può essere afferrati da una nostalgia dilagante e lacerante: come se la lontananza si estendesse vertiginosamente.

Come c'è una depressione da s-radicamento (da perdita delle proprie radici e, in fondo, della terra natale), così c'è una depressione da cambiamento di casa [42]: l'una e l'altra tematizzate da una tristezza e da una desolazione, da una nostalgia che si alimenta di questo desiderio rovente di recuperare le immagini della propria città e del proprio paese, delle proprie strade e della propria "vecchia" casa.

La nostalgia della patria (della *Heimat*) e quella della casa, in cui si è svolta (almeno in parte) la storia della vita, sono ugualmente dolorose.

Sulla scia di un evento apparentemente banale e insignificante, come il cambiamento di casa, si è iniziata e si è delineata in questa paziente [42] una depressione sconfinante nel contesto delle depressioni che, inizialmente motivate (correlate nella loro insorgenza con una *situazione* rivissuta soggettivamente come psicotraumatica), si stratificano poi a mano a mano fino a costituirsi come depressioni psicotiche.

Nella casa, abitata da molti anni, la storia della sua vita si è svolta nel contesto di gioie e sofferenze, di attese e speranze, di nostalgie e dolori; ma la casa, le sue pareti e gli spazi vissuti che la rendevano *viva*, ha fatto parte della sua vita. Non solo gli spazi interni, il linguaggio delle cose familiari e conosciute (i libri che Costanza leggeva ininterrottamente), ma anche gli spazi esterni, il paesaggio che si apriva dinanzi alle finestre della casa (riempito dei sogni e delle fantasie), scandivano i ritmi e i significati delle sue giornate. Bella o brutta, una casa abitata ricrea intorno a sé un'atmosfera, una climax, di fiducia e di dialogo silenzioso con le cose, con i significati delle cose, e con le persone; alla condizione, ovviamente, che sia una casa *vissuta*. Ci sono case ridondanti di oggetti (magari elitari e costosi) che *non* dicono nulla: sommerse da una glaciale freddezza. Ci sono case povere e silenziose che sono attraversate da presenze impalpabili (di gesti e di allusioni, e *non* di cose) che le rendono intense e accoglienti: capaci di dilatare immediatamente risonanze (interiori) nel momento in cui si entri in esse. (Questa doveva essere la casa della paziente se rileggiamo le cose che ci diceva: la dolcezza e la leggerezza nostalgica che si coglievano in lei.)

Le cose, che sull'abitare e sul costruire ha scritto Heidegger [108], sembrano nella loro abissale profondità dissonanti e inconfrontabili con quella che è stata una semplice esperienza psicopatologica: ma ogni esperienza psicotica fa riemergere a volte intuizioni e immaginazioni che, fuori da una depressione o da una forma di vita dissociativa, non nascerebbero. Al discorso heideggeriano, così aspro e irraggiungibile, sull'abitare vorrei ora associare qualche immagine, qualche frammento, della scrittura poetica di Antoine de Saint-Exupéry in *Citadelle* [190]: la sua bellissima opera postuma. Così egli dice: "J'ai découvert une grande vérité. À savoir que les hommes habitent, et que le sens des choses change pour eux selon le sens de la maison"; e ancora: "Car je suis d'abord celui qui habite". Il senso della casa che cambia davvero (misteriosamente) il senso delle cose in cui viviamo, e fra cui viviamo; e l'esilio, lo sradicamento, che travolgono ogni cosa.

In ogni caso, la paziente sentiva, e *viveva*, lo spazio della nuova casa come irrigidito e pietrificato, come soffocante e immobile. Non ha alcuna importanza il fatto che fra la nuova e la "vecchia" casa ci siano state diverse dimensioni spaziali. Non ha importanza, cioè, che a una valutazione geometrica la nuova casa sia stata spazialmente anche più ampia della vecchia. La sola cosa, che abbia importanza, è che nella vecchia casa lo spazio sia stato vissuto come un'area *diastolica* di distensione e di apertura; e nella nuova invece come un'area *sistolica* di compressione e di chiusura. Nella vecchia casa il discorso spaziale si spostava, e si muoveva, dall'esterno all'interno e dall'interno all'esterno; nella nuova casa il discorso spaziale *non* aveva movimento: *non* aveva un paesaggio nel quale aprirsi e nel quale gettarsi. (Ovviamente, non parlo qui dello spazio geometrico ma dello spazio *vissuto* che è stato splendidamente tematizzato e descritto in lavori di geniale impostazione ermeneutica [54] [149] [153] [207] [211].) Ma nella nuova casa non era nemmeno possibile coltivare, e mantenere in vita (nella loro vita effimera e inafferrabile), dei fiori. Nella loro estrema fragilità i fiori consentivano alla vecchia casa di respirare: la linea d'ombra frenava il dilagare della luce che, nella nuova casa, divampava invece. I fiori come parola tematica del discorso depressivo e nostalgico della paziente: "I fiori davano una nota gentile alla nostra casa anche se brutta"; e i fiori come espressione di una vita che continua e comunica qualcosa ai luoghi abitati e familiari.

(I trakliani fiori azzurri che risuonano lievemente nella pietra ingiallita ma i fiori, anche, che il cuore desolato di Gérard de Nerval tanto amava.)

Temi fragili e volubili, impalpabili come sabbia franante tra le dita e (magari) futili, crepuscolari e nostalgici (ma ci può essere la nostalgia di uno sguardo e di un gesto, di un sorriso e di una increspatura dell'anima, di un paesaggio che si allontana vertiginosamente nello spazio ma rimanendo presente nella memoria); ma si può vivere e si può morire di cose inesistenti come queste, e le ferite (le graffiature dell'anima) possono essere più dolorose e inestirpabili che non quelle del corpo. Temi, certo, che vivono di una vita luminosa e arcana quando la tristezza scende nei nostri cuori e, come nella nostra paziente, ribalta gli orizzonti dell'esperienza e della conoscenza. Temi, infine, che la psichiatria non può non accogliere e rispettare nel loro valore e nei loro significati: anche se così inattuali e così estranei a uno spirito del tempo così pragmatico e così divorato dalla fretta e dalla flaubertiana rabbia di volere concludere.

I paesaggi dell'esilio

L'esilio, i modi di vivere (di ri-sentire) la nostalgia quando le ombre dell'esilio ricadono sull'anima ferendola e angosciandola, sono splendidamente descritti da María Zambrano in questi brani: "Comincia, l'iniziazione all'esilio, quando comincia l'abbandono, il sentirsi abbandonato; cosa che al rifugiato non accade e allo sradicato nemmeno. Il rifugiato si vede accolto più o meno amorosamente in un luogo in cui gli si fa posto, che gli viene offerto o anche concesso e dove, nel più bruciante dei casi, egli viene tollerato"; e ancora: "E nello sradicamento si sente senza terra, la sua come un'altra straniera in grado di sostituirla. Patria, casa, terra, non sono esattamente lo stesso. Recinti diversi, sono, o modi diversi in cui il luogo d'origine perduto si configura e si presenta. Il trovarsi sradicati fa sentire non l'esilio ma, prima di tutto, l'espulsione. E poi, poi l'incolmabile distanza e l'incerta presenza fisica del paese perduto. E qui comincia l'esilio, il sentirsi ormai sull'orlo dell'esilio" [241].

La dimensione radicale dell'esilio ha in sé, dunque, queste premesse: l'essere-esiliati non è l'essere-rifugiati e nemmeno l'essere-sradicati; ma è un essere-immersi in un altrove infinitamente misterioso nel quale avviene la metamorfosi profonda del tempo e dello spazio.

Il discorso sfavillante e luminoso di María Zambrano recide ovvietà e abitudini scontate di pensiero: cogliendo il senso dell'esilio come categoria esistenziale alta e indelebile.

"L'esiliato è colui che più assomiglia allo sconosciuto, colui che, a forza di portare all'estremo la sua condizione, arriva a essere quello sconosciuto che c'è in ogni uomo e che il poeta e l'artista non riescono se non molto raramente a scoprire"; e, con un discorso alludente e pieno di risonanze temerarie, ancora: "Di sradicamento in sradicamento, in ciascuno di essi l'esiliato va morendo, spossessandosi, sradicandosi. E così, ogni volta che riprende ad andare, si reitera la sua partenza dal luogo d'origine, dalla sua patria e da ogni possibile patria, perdendo egli a volte il poco che ha nel fuggire la seduzione di una patria che gli si offre, correndo davanti alla sua ombra tentatrice; nel qual caso viene inevitabilmente accusato di questo, di andarsene senza sapere nemmeno dove. Perché ciò da cui fugge chi all'esilio è promesso, marcato da esso sin da prima, è un dove, un luogo che sia il suo" [241].

Questo linguaggio, questo discorso così avvolgente e così frenetico nella sua immobilità apparente, consente di cogliere fino in fondo i luoghi dell'assenza e del silenzio che contrassegnano i modi di essere (interiori) dell'esilio: nel suo essere il non-luogo della nostalgia.

In un altro suo testo [242], consegnato a una disperata riflessione su Antigone, María Zambrano lambisce, ancora, il tema della solitudine e dell'esilio con un'abbagliante profondità. A una accelerazione tematica inquietante e vertiginosa ("sogno, carcere, a volte, silenzi impenetrabili, malattia, alienazione") seguono immagini stregate e sconvolgenti: "Morti apparenti, luoghi reali e, insieme, modi in cui la coscienza si conduce, eludendo e alludendo, dinanzi a queste creature. Ed esse si occultano e riappaiono secondo numeri sconosciuti; tornano in un'apparizione che avanza alla maniera dell'aurora"; e, richiamandosi febbrilmente ad Antigone, infine: "Ed è allora che si sciolgono a un tempo il suo pianto e il suo delirio. La giovinetta piange – come ha pianto Giovanna andando al rogo, come hanno pianto senza essere udite quante sono state sotterrate vive in un sepolcro di pietra o in una solitudine scavata nel tempo. E il delirio sgorga da queste vite, da questi esseri viventi, nell'ultima tappa della loro impresa, negli ultimi momenti in cui la loro voce può essere udita".

Sono espressioni intense e commosse, queste, che rimettono in drastica evidenza la radicalità della solitudine scavata nel tempo associandola, con una vertiginosa correlazione, all'essere-chiusi (all'essere-chiuse) nella pietra di un sepolcro. (In ogni altro libro [244] [245] di María Zambrano si coglie questa vertigine della scrittura.)

Quando si è indotti a lasciare la patria, la terra in cui la vita (la nostra vita) si è venuta svolgendo nelle sue diverse sequenze, e si entra in contatto con un paese straniero, ci si confronta fatalmente con una *fisionomia* del mondo (con una *Landschaft* e, cioè, con un paesaggio) radicalmente *altra* da quella nella quale la storia della nostra vita si è snodata. Nel paese straniero, nel quale si è esiliati, ci può *anche* essere l'infinitudine stregata del mare, o la luce abbagliante delle montagne trasfigurate dai riverberi delle nevi perenni, ma è un paesaggio in ogni caso diverso: destoricizzato e sottratto alla familiarità degli sguardi. Il linguaggio delle cose, il *muto* linguaggio degli orizzonti, rende la terra d'esilio come incrinata da una stridente *estraneità*. Quelle terre, e quei cieli stellati, che hanno dato un senso ai viaggi e alle vacanze, cambiano immediatamente la loro fisionomia e il loro linguaggio quando abbiano a essere, abbiano a diventare, luoghi di *esilio*.

Spazio e tempo radicalmente *mutati* nella loro forza e nelle loro risonanze interiori si fanno categorie inquietanti e stranianti: portatrici di angoscia e di silenzio, di solitudine e di estraneità. Nulla è più familiare. (Ovviamente, queste sono forme estreme di essere e di sentirsi esiliati; sconfinando nell'esperienza dell'essere sradicati.)

Cosa significa l'essere-sradicati dalla propria terra

L'esilio *non* è lo sradicamento: come María Zambrano ha sottolineato; e in ogni sradicamento, in ogni perdita della patria (della terra in cui si è nati e si è vissuti), le modificazioni psicopatologiche sono molto più profonde e striscianti. Se nell'esilio, in questa condizione psicologica e umana che María Zambrano non solo ha descritto ma ha vissuto a lungo, la nostalgia tende a essere uno stato d'animo, una *Stimmung*, sia pure con diverse accentuazioni tematiche, nelle esperienze di sradicamento le cose si fanno molto più ambigue e dolorose: in esse, come invece accade nell'esilio, *non* si ha più nemmeno *una* patria che si sostituisca a quella perduta; *non* si ha più una terra che ci possa ancora accogliere.

L'essere-stranieri, l'essere-separati gli uni dagli altri *anche* a causa del linguaggio, accelera e radicalizza la tendenza alla solitudine e, anzi, all'isolamento implacabile; dal quale è talora difficile uscire. Ovviamente, sono molteplici le cause che possono determinare fenomeni di sradicamento: ci sono fenomeni di sradicamento *imposti* (forzati), e sono quelli più crudeli e dolorosi (più devastanti) nella loro risonanza interiore e nelle loro conseguenze *anche* cliniche e psicopatologiche; e ci sono fenomeni di sradicamento *scelti* più, o meno, liberamente, e sono quelli che possono essere (talora) meglio arginati e compensati.

L'essere-stranieri, l'essere-estranei, l'essere-immersi in un mondo che si fa inconoscibile e ostile, è un'esperienza che ciascuno di noi può fare nel corso della sua vita; ed è un'esperienza che, nutrita di nostalgia, ci consente di cogliere (come in uno specchio) le ombre infinitamente più dolorose e strazianti di ogni vita in condizioni di sradicamento. (La depressione conseguente a una perdita delle proprie radici, a uno sradicamento *tout court*, è stata descritta in anni lontani [235] e associata nella sua genesi (nella sua insorgenza) alla depressione conseguente a cambiamento di casa, a quella conseguente a condizioni di alta tensione emozionale e a quella conseguente a una meta desiderata e ambita che, una volta raggiunta, si svuota di significato e di risonanza interiore. Certo, oggi, il fenomeno dello sradicamento, della perdita delle radici, sta assumendo dimensioni epocali; e la sua comprensione psicologica e umana, storica e sociologica, non può avvenire se non nel contesto di orizzonti di conoscenza interdisciplinari. Ma, in ogni caso, incentrando il discorso sulla sola dimensione psicopatologica dell'esperienza di sradicamento, non può non essere sottolineata l'importanza della nostalgia come cifra emozionale ed esistenziale che ri-assume, e coagula, l'insieme delle possibili modalità di vivere la lontananza e la separatezza, lo sradicamento e l'esilio: nelle loro diverse, e non omogenee, forme di espressione.)

L'estraneità del linguaggio e la comunicazione perduta

Non c'è psichiatria senza metafore ma non c'è nemmeno psichiatria senza una riflessione permanente sul linguaggio: sulle forme del linguaggio.

Il linguaggio (la lingua) dello "straniero" è un linguaggio (una lingua) che separa e isola: facendo precipitare ciascuno di noi (divenuto straniero) in un vortice di in-conoscibilità: in una separatezza (interiore) radicale che sconfina talora in una condizione depressiva: ostinata e ribelle. L'essere-separati gli uni dagli altri *anche* a causa dell'alterità linguistica, dell'altro mondo linguistico e magari concettuale in cui vivono gli uni e gli altri, accentua (radicalizza) il precipitare, il chiudersi, in "barriere" rigide e impenetrabili che dilatano ancora di più la solitudine interiore.

Il discorso dialettico di una psichiatria, che non si riduca a essere prigioniera di inutili e precari trionfalismi classificatori, lascia intravedere una possibile (comune) radice psicologica nei modi di essere *stranieri* (es-patriati) in tutti coloro che, separati dal linguaggio e dai vissuti, giungono da terre lontane: segnate da culture radicalmente diverse e non sempre conciliabili con la propria, ma (anche) nei modi di essere *stranieri* nella patria, in cui si continua a vivere, divenuta estranea e in-conoscibile: *nel* cambiamento che può essere insorto in essa. (Anche questa è nostalgia: nel turbine inarrestabile delle cose che accadevano e che non sono più.)

Il termine di estraneità, il termine di *Entfremdung*, può definire una struttura di significato che abbia a indicare il modo di essere di un'esistenza, *sia* che questa sia sradicata dalle proprie terre e dai propri paesaggi *sia* che questa riviva in sé uno sradicamento interiore: la perdita della conoscibilità e della familiarità dei luoghi in cui viviamo: la perdita, cioè, dei valori in cui siamo cresciuti.

Essere *stranieri*, essere estranei, vivere in un mondo che si fa improvvisamente in-conoscibile, è un'esperienza che ciascuno di noi può fare nel corso della sua esistenza; ed è un'esperienza che può consentirci di cogliere meglio il *senso* acuto e lacerante di ogni fenomeno di emigrazione e di immigrazione. La possibilità di accettare e di condividere il destino, e le sofferenze, di esistenze frantumate e ferite, come sono quelle di coloro che abbandonano, ad esempio, le terre africane, è legata alla comprensione dell'altro, all'attitudine a superare, a oltrepassare e a incenerire gli schemi precostituiti, i pregiudizi, dei modi di comportarsi e dei modi di essere delle diverse culture: analizzando le cose alla luce della soggettività, dell'interiorità, della relazione e della comunicazione perdute.

Si può essere sradicati dalla propria terra, dalla propria patria, ma si può essere *anche* sradicati, estromessi, dalla patria interiore: dalla propria soggettività: come avviene nel contesto delle esperienze psicotiche [36].

Certo, in ogni psicopatologia radicale siamo implicati nel destino, nella riuscita o nel fallimento, degli altri-da-noi. Solo, cioè, se il discorso psicopatologico si fonda su quella che è la dimensione palpitante e umana della relazione, sulla importanza emblematica ed essenziale che essa ha nella genesi e nello sviluppo delle esperienze psicopatologiche, ci è possibile articolare strategie di interpretazione che abbiano ad avvicinarci alla comprensione di ciò che accade nella coscienza, nell'interiorità, nell'immaginazione di chi riviva in sé un'esperienza di estraneità e di sradicamento, di lontananza e di perdita della patria: di questa perdita della *Heimat* che ha, nella parola tedesca, un'articolazione semantica forse ancora più crepuscolare e umbratile di quella italiana di patria.

Non solo le realtà antropologiche, ma anche quelle psicopatologiche, possono essere comprese, dunque, solo nella misura in cui si tengano presenti le connessioni relazionali continue: i flussi che mettono ciascuno di noi in contatto con gli altri-da-noi: al di là dei diversi modi di essere, e al di là dei diversi linguaggi, valorizzando l'interiorità e la soggettività di coloro che gli eventi della vita allontanano dai luoghi familiari: dagli spazi vissuti in cui la vita si è venuta svolgendo.

Una nostalgia senza nome

Vorrei concludere questo capitolo citando la parte più bella di una poesia [112] di Hugo von Hofmannsthal: *Erlebnis* (Esperienza).

> Una nostalgia senza nome piangeva in silenzio
> nella mia anima, voleva la vita, piangeva
> come piange chi in una grande nave
> con vele gialle, enormi, verso sera
> su acque azzurro cupe alla città
> passa vicino, alla città natale. Allora vede
> i vicoli, ascolta il mormorio delle fontane, sente
> l'odore dei cespi di lillà, vede se stesso
> bambino, ritto sulla riva, con occhi da bambino
> che sono in ansia e vogliono piangere, vede,
> per la finestra aperta, luce, nella sua stanza
> ma la grande nave lo porta più lontano,
> scivolando in silenzio su acque azzurro cupe
> con gialle vele, enormi, di foggia straniera.

Le immagini della nostalgia, di una nostalgia che si nutre dei campi sconfinati dell'infanzia, rinascono con una commossa intensità evocativa e si accompagnano a indicibili risonanze interiori: ferite dell'anima.

3. Le metamorfosi dei volti e degli sguardi

Cosa è possibile conoscere dell'anima, degli abissi profondi di un'anima, dello sguardo e del volto che ne testimoniano qualcosa, e come è possibile intravederne il senso misterioso e indicibile? Cosa avviene in ciascuno di noi quando dal volto e dallo sguardo, dalla linea radente di un sorriso e di una increspatura emozionale, di un *altro*-da-noi rinasce (si irradia) una condizione di ansia o di dolore, di disperazione o di smarrimento, di nostalgia o di infinita tristezza? Come è possibile incrinare la solitudine e l'isolamento che possono vivere in noi, al di là dell'essere "sani" o "malati", e che sembrano impermeabili a ogni incontro e a ogni dialogo? Come rispecchiarsi nei volti e negli sguardi, nei silenzi e nelle vibrazioni dell'anima, nel suo balenare e nel suo smarrirsi, nelle sue sofferenze e nelle sue lacerazioni: che nascano in un contesto di malattia ma anche in un contesto di semplice (effimera) tristezza?

Ci sono, qui, e si adombrano, alcuni degli snodi radicali della vita: alcune delle interrogazioni sul senso delle cose, sulla loro trasparenza e sulla loro oscurità, sulle loro luci e sulle loro ombre; e non c'è psichiatria che possa ritenersi estranea a questi temi e a questi problemi.

Cosa si nasconde in uno sguardo

Cosa può dire la psichiatria, scienza come si sa quanto mai enigmatica e inafferrabile, sul tema del volto e dello sguardo?

Ora, la psichiatria (quella fenomenologica) si propone di cogliere nelle esperienze psicopatologiche quelle strutture, quelle tracce di discorso, quelle ombre luminose che possono ritrovarsi *anche* nelle situazioni della vita quotidiana: comuni a ciascuno di noi al di là, e al di fuori, di ogni patologia.

Il tema del volto e dello sguardo non è estraneo, così, a ogni psichiatria che abbia come oggetto la soggettività (l'interiorità) dell'*altro*-da-noi immerso in un'esperienza neurotica, o psicotica. La psichiatria si sottrae alle rigide (spietate) maglie dell'indifferenza emozionale e della distanza, delle incrostazioni gergali e della mummificazione del discorso; e diviene, allora, psichiatria *aperta* alla confrontazione con i problemi radenti e incandescenti della vita e della sofferenza umana.

Come ha sempre sostenuto Karl Jaspers [119], alla conoscenza degli abissi senza fondo dell'anima umana (ferita dalla malattia) si rivela molto più utile di molti testi di psichiatria lo studio dei grandi testi della letteratura. Solo così ci è possibile intravedere *cosa* si nasconda nei nostri sguardi e nei nostri volti: al di là di ogni maschera nietzscheana.

Non posso intravedere cosa voglia dire lo sguardo fuggitivo e doloroso di questa persona, di questa paziente (di questo paziente), e non posso illudermi di cogliere cosa c'è *al di là* di questo volto inafferrabile nei suoi continui trasalimenti e nelle sue infinite trasformazioni, se non mi immergo nei suoi stati d'animo e se non so ascoltare (decifrare) le apparenze e le sembianze, le immagini sperdute e le tracce effimere delle speranze ferite.

Ci sono sguardi che si illuminano, che si accompagnano a una assoluta trasparenza, e a una vertiginosa trascendenza, anche quando i volti (dai quali nascono e si irradiano) siano divorati dall'angoscia e dallo smarrimento, o dalla disperazione e dalla desolazione. Sono sguardi, questi, che sfuggono al silenzio e alla torturazione dei volti; testimoniando di una speranza che sopravvive a ogni angoscia. Ci sono sguardi che implorano aiuto, e che fiammeggiano, in volti apparentemente aridi e ghiacciati, impassibili e nondimeno ardenti. Ci sono, insomma, sguardi che si armonizzano con la *Stimmung* (con il timbro emozionale) dei volti dai quali riemergono; e ci sono sguardi in dissonanza profonda con i volti. C'è bisogno di intuizione, di una ininterrotta logica del cuore, di una impalpabile leggerezza dell'essere: se ci si vuole avvicinare (accostare) al mistero del guardare.

Accogliere e ospitare un altro volto

Come cambiano i nostri volti nel corso della vita, nel volgere degli stati d'animo e delle emozioni che nascono in noi e poi dileguano, nel contesto delle diverse situazioni in cui ci veniamo a trovare?

La trasformazione (la metamorfosi) dei volti non ha fine: dei nostri volti e di quelli degli altri-da-noi; ma per cogliere queste trasformazioni, questi cambiamenti, che sono sempre modificazioni espressive correlate con modificazioni interiori (nella vertiginosa sovrapposizione di interiorità e di esteriorità, di sconfinamenti dell'una nell'altra), è necessario essere dotati di intuizione e di percezione intuitiva delle realtà e delle metarealtà emozionali. Scendiamo in noi, negli abissi ghiacciati della nostra interiorità e della nostra soggettività, e scrutiamone risonanze e increspature, ombre e chiaroscuri: con timore e tremore; e allora ci è possibile intravedere cosa si nasconda, e cosa risplenda, negli sguardi e nei volti: quale angoscia e quale tristezza, quale sofferenza e quale in-quietudine, quale gioia e quale speranza, quale tenerezza e quale nostalgia.

Nell'alternarsi e nel sovrapporsi di stati d'animo e di emozioni sulle linee del volto e sull'indicibile inconsistenza materica degli sguardi si manifestano e si nascondono i linguaggi dell'anima.

Ovviamente, non è solo il trascorrere implacabile del tempo (del tempo della clessidra) a trascinare con sé questi cambiamenti del volto ma anche il trasformarsi del tempo vissuto (del tempo interiore). Quando sono stanco, quando il mio tempo interiore langue e rallenta, inaridisce e si spegne, il mio volto perde la sua trasparenza: si oscura e si impolvera, si raggrinzisce e si impoverisce; e sembra perdere ogni trascendenza e ogni capacità di comunicare qualcosa di intenso e di significativo. Quando il mio stato d'animo cambia, e la stanchezza (la tristezza) si allontana, e il mio tempo interiore riprende il suo cammino e il suo slancio nel futuro, sul mio volto e sul mio sguardo rinascono la leggerezza e la spontaneità. Lo sguardo illumina il volto, certo, ma il volto amplia e dilata la scia dello sguardo in una continua interscambiabilità di risonanze.

La decifrazione ermeneutica dei volti e degli sguardi, dei loro segni e delle loro sembianze, delle loro allusioni e delle loro metamorfosi, *non* consente solo di conoscere qualcosa, da angolazioni diverse da quelle verbali, della vita interiore e delle emozioni degli *altri*-da-noi, e di avvicinarci così ai segreti dei cuori; *ma* consente anche di ri-conoscere e di ri-sentire il timbro intenso e doloroso della tristezza, della malinconia clinica, e quello ancora più lacerante della dissociazione psicotica.

Lo sguardo, gli sguardi, che la malattia e il dolore trascinano con sé, e che si possono decifrare solo se si conosce (si cerca di conoscere in una rincorsa senza fine che ci agita e ci inquieta) il linguaggio della solitudine e del silenzio, del cuore e dell'ispirazione.

Non è forse difficile, anche se non è sempre facile, intendere il senso di uno sguardo, di un volto, immerso in una luce di letizia e di speranza; ma tutto si complica quando la malattia (la tristezza, o la disperazione, l'angoscia della morte, o lo smarrimento) si nasconde, nell'esprimersi, nello sguardo: nel desiderio di tenerezza e di comprensione che la parola non riesce a dire, e che solo l'animarsi improvviso di uno sguardo (di un sorriso sfibrato) lascia rapidamente intravedere.

Certo, ancora una volta, quando si delineano temi come questi così impalpabili e sfuggenti, ci si espone al rischio immediato dell'astrattezza e dell'inconsistenza formale; ma è necessario sfidare anche questo rischio se si vogliono percepire, o almeno intravedere, i lampeggiamenti dell'anima: delle ferite e delle lacerazioni dell'anima. Non solo in psichiatria, ovviamente, ma nella vita di ogni giorno così insidiata dall'aggressività, e dall'indifferenza che corrode il senso della vita e le toglie significati, e valori.

(Sulla scia del pensiero di Merleau-Ponty, Paolo Gambazzi ha scritto un libro molto bello [94] sullo specchio, lo specchio di Narciso, e sullo sguardo, lo sguardo senza occhio e lo sguardo nel sogno, e nelle psicosi, ma anche sull'occhio che ascolta in Claudel e sul visibile nella pittura.)

Nei rilkiani *Quaderni di Malte Laurids Brigge* [184] nascono, e rinascono, immagini e descrizioni che ci fanno cogliere la metamorfosi dei volti nella loro palpitante dimensione psicologica e umana. Sono testi che si leggono, e si rileggono, con una stupefazione mai incrinata e con una febbrile donazione di senso: nelle luci e nelle ombre di una memoria vissuta che associa queste immagini alle infinite situazioni della vita.

Ma vorrei ora ritrascrivere una [69] delle scintillanti poesie di Emily Dickinson nella quale il tema dello sguardo e del volto risplende dolorosamente:

> Così s'incontrano, così si separano
> gli sguardi in una folla –
> per sempre impressi possono restare –
> tanto può un'espressione
>
> senza un sol cenno – accogliere e ospitare –
> un altro volto –
> scomparso – appena colto –

Questi sguardi (questi volti), che si incontrano e si sfiorano, e che poi si allontanano, ma lasciando una traccia indelebile nella memoria; questi sguardi (questi volti) fulmineamente intravisti e nondimeno incancellabili; questo invito ad accogliere e a ospitare un altro volto: queste cose la poesia ci dice nella sua leggerezza inimitabile.

Ogni volto e ogni sguardo, questi volti della follia in particolare, che ci inducono a frantumare gli specchi che ne rimandano l'immagine, hanno in sé risonanze infinite. Ogni volto, del resto, ha un tempo interiore che lo segna: un tempo che non è il tempo obiettivo della clessidra (il tempo dell'orologio) ma che è il tempo fluttuante e volubile, instabile e inafferrabile, quale è stato luminosamente descritto e tematizzato da Agostino, da Blaise Pascal, da Henri Bergson e da Max Scheler e *anche* da Marcel Proust. Il tempo dell'orologio scorre inesorabile e in-differente alle vicende interiori; mentre il tempo soggettivo, il tempo vissuto, scandisce i significati della vita, e dal tempo vissuto i volti e gli sguardi sono alimentati e ritrasfigurati. (Certo, in alcune esperienze psicotiche lo sguardo non crea più relazione e non crea più trascendenza: non si fa più portatore di intersoggettività: l'angoscia, in esse, ha tracciato i suoi confini invalicabili; e lo sguardo, e i volti, si pietrificano: fino a quando il soli-loquio non si trasformi in col-loquio.)

Nello sguardo, figura misteriosa che sfugge a ogni indagine tecnica (oculistica, e anatomica), si adombra sempre la nostalgia di un dialogo e di una comunicazione: che non può non essere ri-cercata e ri-animata: al di là di ogni silenzio.

A chiunque sia immerso nel vortice delle relazioni umane, e lo siamo tutti, è demandato questo compito inesauribile di intravedere e di fare-lievitare, *non* con la ragione astratta e calcolante, ma con le rabdomantiche antenne del cuore, cosa ci sia e cosa si muova negli animi feriti e negli sguardi (nei volti) smarriti, e interroganti. Ma questo, che è il *senso* di ogni incontro, e di ogni colloquio nella vita (anche nella vita della psichiatria), non è possibile se non bruciando le maschere nietzscheane [172] che nascondono i nostri volti e i nostri sguardi: le nostre emozioni impazzite e doloranti, alate e azzurre: l'azzurro delle poesie di Georg Trakl [214] [215] [216].

Sulla scia di questo mio discorso vorrei, ora, cambiandone radicalmente gli scenari, ridelineare le scansioni psicologiche e umane dei volti e degli sguardi, e delle maschere che li oscurano e li cancellano; ma vorrei fare questo (collage solo apparentemente improvvisato e rapsodico) richiamandomi a uno degli splendidi romanzi di Sándor Márai (*La recita di Bolzano* [140]) nel quale il tema della maschera e del volto è analizzato con grande (dolorosa) sensibilità e con l'acuta percezione delle ambivalenze e delle dissonanze che contrassegnano questo tema nel corso di ogni esistenza umana: quella felice e quella infelice, quella disperata e quella rassegnata, quella aperta alla speranza e quella chiusa alla speranza, e all'amore.

Dal romanzo [140] di Márai vorrei allora stralciare un frammento del discorso emozionato e disperato di Francesca (la protagonista). Le maschere, di cui lei parla, sono contestualmente realtà e metafora, gesto intenzionale e gesto simbolico, che trascendono ogni situazione narrativa.

"...ci sono ancora tante, tante maschere fra noi, e dovremo togliercele una dopo l'altra prima di poter conoscere i nostri veri volti, prima di vederci finalmente a viso scoperto. Non avere fretta, non ti agitare, non allungare la mano verso la maschera, non gettarla ancora! Non è un caso che oggi, dopo tanto tempo, ci ritroviamo con la maschera sul volto, quando ciascuno di noi si è finalmente liberato dalla sua prigione e siamo qui l'uno di fronte all'altro; non affrettarti a gettare la maschera, perché sotto ne troveresti un'altra, fatta di ossa, di carne e di pelle, che tuttavia è una maschera proprio come quella di seta. Dovremo gettare molte altre maschere prima che io possa vedere e conoscere il tuo volto."

Il tema del *volto* sconfina poi in quello dello *specchio*, nel contesto di una fatale continuità psicologica e narrativa; e di una straordinaria intuizione eidetica delle cose che si nascondono nei volti e negli sguardi, negli specchi che li riflettono e nelle immagini vertiginose che ne scaturiscono.

"Sono passati gli anni e io, tutti i giorni, prendo in mano il pettine e lo specchio, mi acconcio i capelli e guardo il mio volto, come avevi immaginato che avrei fatto quando mi hai regalato uno specchio. Perché lo specchio è un oggetto magico – spero che tu lo sappia, visto che la tua patria è Venezia, la città dove si fabbricano gli specchi più belli! Bisogna guardarsi a lungo allo specchio, a lungo e ripetutamente, prima di conoscere il proprio vero volto. Lo specchio non è soltanto una lastra levigata di argento, no, lo specchio è anche profondo come i laghi di montagna, e se qualcuno si accosta con molta attenzione alla superficie di uno specchio veneziano, a un tratto il suo sguardo penetra in profondità e continua a scavare, esplorando uno strato dopo l'altro, mentre il suo viso sfuma sempre più in lontananza, e ogni giorno che passa una maschera cade dal volto che si guarda allo specchio veneziano ricevuto in dono dall'innamorato"; e, infine, con sonde tematiche rabbrividenti e misteriose: "...e lo specchio grande quanto un palmo che mi hai portato da Venezia mi ha mostrato il mio vero volto, e un giorno mi sono accorta che questo volto, che mi sembrava di conoscere e che credevo fosse il mio, non era altro che una maschera più sottile della seta e che dietro c'era un altro volto che somigliava al tuo. E questo lo devo allo specchio" [140].

Le immagini che si perdono negli specchi

Quando la tristezza scende nella nostra anima, nei nostri cuori, cambia l'immagine (la fisionomia) del mondo e cambiano gli scenari della nostra interiorità. Le cose, i volti degli altri e gli sguardi degli altri, perdono a mano a mano la loro ri-conoscibilità e la loro familiarità; le parole (il linguaggio delle parole) ridicono il senso fragile e frastagliato della sofferenza e del dolore morale, dell'angoscia e della pesantezza dell'essere, dello smarrimento e dell'inquietudine; ma, prima ancora che nell'ascoltare il grido silenzioso (il silenzio improvviso e rovente) delle parole, *già* nei volti e negli sguardi della malinconia queste esperienze vissute (queste laceranti torturazioni) si intravedono e fiammeggiano nelle braci dei volti e degli sguardi. La sofferenza attraversa, e riempie di sé, sguardi e volti che si fanno portatori di una indicibile eloquenza, di una frantumata comunicazione, che non posso non rivivere nella mia immaginazione e nella mia immedesimazione segnate (ferite) da una corrispondenza (sia pure, ovviamente, asimmetrica e non identificabile) emozionale e patetica. Anche la diagnosi, questa necessaria (dolorosa e difficile) formulazione clinica che rischia ogni volta di bruciare (di stritolare) il tumulto spontaneo delle emozioni e delle disperazioni, rinasce improvvisa sulla scia di uno sguardo e di un volto.

La malinconia è (può essere) realtà clinica ma è anche stato d'animo, *Stimmung* (la voce che risuona, e si estenua, nell'anima in una scia di rimandi timbrici e musicali: di motivi schubertiani che il suono dolcissimo ed elegiaco della grande pianista rumena Clara Haskil trascinava nel cuore e nella memoria straziandoli nell'infinito dolore della malattia e della gioia ferita, della sospensione attonita di ogni respiro e della fantasia), che è necessario ri-conoscere e distinguere nei suoi diversi significati.

Nello splendido saggio di Jean Starobinski [202] la malinconia, come stato d'animo, è analizzata, fra l'altro, nel suo correlarsi con le testimonianze iconografiche di Georges de La Tour (che delinea una tristezza raggelata nel contesto di un rigore formale assoluto: i colori, bianchi e neri, si amalgamano nel fondare il discorso della malinconia) e con quelle di Caspar David Friedrich (che fa riemergere il volto gelido e ventoso di una malinconia immersa nel silenzio e nelle distese ghiacciate di naufragi disperati e desolati).

Sono emozioni, sono esperienze emozionali, anche queste, che nascono dall'interiorità (dalla vita interiore) di chiunque sappia accostarsi al richiamo delle cose essenziali della vita.

La parola tematica del discorso di Starobinski è, in ogni caso, quella dello specchio; e nello specchio si riflettono il volto e lo sguardo della malinconia: segnati dall'inquietudine e dallo smarrimento, dal trasalimento e dall'annebbiamento. Il tema dello specchio rimanda alla vertiginosa sequenza degli specchi rilkiani che riflettono volti infinitamente perduti e infinitamente destinati alla ricerca di identità scisse e disfatte; ma rimanda anche alla solitudine e alla estraneità dell'io che si distacca dal mondo comune (dal mondo della intersoggettività) e riprecipita nell'isolamento di immagini smondanizzate: risucchiate senza fine dagli specchi.

"Questi specchi di pura luce possono brillare solo nel vuoto. Sono esempi di appannatura. Quelli della vita presente e del quaggiù sono diversi: sono le nostre ombre che essi rinviano lucidamente, quando in noi sale la notte" [202].

I volti e gli sguardi della malinconia non sono solo captati e risucchiati dagli specchi immobili e gelidi ma sono, ovviamente, esposti alle interrogazioni e alle decifrazioni che ciascuno di noi rivolge loro: nell'attesa e nella ricerca affannata e dolorosa di un *senso* che consenta di cogliere la dimensione psicologica e umana, ma anche psicopatologica (clinica), di ogni sguardo e di ogni volto.

I linguaggi figurativi della malinconia

Ci sono testi figurativi nei quali la malinconia si costituisce come leitmotiv tematico: riempiendo di sé volti e sguardi. Fra i molti esempi che si potrebbero fare, vorrei solo richiamarmi alle splendide testimonianze creative di Daniele Ranzoni e di Mario Sironi: nelle quali si coglie la presenza di una malinconia palpitante e segreta, dolcissima e trasfigurata, che si accompagna all'attesa e alla solitudine, alla nostalgia e al dolore di vivere.

Sono mondi pittorici diversi, quello di Ranzoni e quello di Sironi, ma nell'uno e nell'altro, nelle loro luminose figure femminili solcate e segnate dalla malinconia si colgono, forse, segrete affinità interiori. La malinconia rinasce dai volti assorti e doloranti, e dagli sguardi iridescenti: in essi brandelli di dolcezza stremata interrompono l'attonita stupefazione dei volti e degli sguardi. Ascoltando, e decifrando, queste immagini, questi volti e questi sguardi, sono trascinato a confrontare con essi gli infiniti sguardi e gli infiniti volti che mi sono venuti incontro nel cammino della vita incrinati, o almeno lambiti, dalla malattia e dalla delusione (a volte, questa, ancora più straziante di ogni altra sofferenza), dalla nostalgia e dal ripiegamento interiore.

Ma Daniele Ranzoni e Mario Sironi hanno forse colto, e hanno svelato, l'ombra (l'essenza) di una tristezza che, al di là delle insondate trasformazioni e delle sconfinate apparenze, sta nello sfondo di *ogni* malinconia: trafitta da questa dolcezza e da questa sospesa interiorizzazione, da questa pietrificazione e da questa amarezza. (L'attesa, di qualcosa di indicibile e di inafferrabile, di salvifico e di misterioso, e la solitudine, che si nasconde in ogni umana stanchezza e in ogni umana malinconia, sembrano essere così alleate non solo nel contesto psicologico e clinico della malinconia ma anche nel contesto narrativo di un'arte figurativa che ne colga la sua emblematica significazione.)

Sulla malinconia di Daniele Ranzoni, e sulla grazia indicibile delle sue figure femminili, ha scritto cose bellissime e radicali G.E. Morselli, che è stato direttore dell'ospedale psichiatrico di Novara dal 1935 al 1970 e che nei suoi lavori [157] [158] [159] [160] [161] [162] [163] [165] [166], di una straordinaria profetica attualità, ha riconsegnata alla psichiatria la sua radicale dignità di scienza umana: mettendo in evidenza gli aspetti psicologici e umani (gli aspetti creativi) che sono presenti in ogni esperienza psicopatologica e che sono così frequentemente ignorati, e calpestati.

Le cose, che Morselli ha scritto della pittura di Ranzoni, mi sembrano conciliarsi, in particolare, con due tele di una bellezza misteriosa e attonita: l'una del 1875, *La principessa Ada Troubetzkoy col figlio Gigi* [58], e l'altra del 1885, *Giovinetta in bianco* [41]; ma vorrei ora citare qualcosa di quello che egli ha scritto.

"Malinconia e raccoglimento, solitudine creativa contrassegnano il messaggio ranzoniano. Forse solo i disperati versi d'un Corazzini potrebbero adattarglisi: 'Voglio dirti in segreto / della dolce follia che mi fa triste...'. Ho detto solitudine di Ranzoni perché poche opere sono più interiorizzate, segrete, individuali di quelle ranzoniane; bisogna ricorrere forse a Leonardo, ai misteriosi volti delle sue donne, per fare un paragone, e tuttavia nessuna pittura è più universale, aperta sul mondo. Il ricordo di Leonardo non vuole essere convenzionale: le donne ranzoniane, possedute da nostalgiche malinconie, appaiono sorelle delle donne leonardesche, immerse come sono, grazie allo sfumato ranzoniano che lascia penetrare la luce nel colore e nel corpo delle cose, in una surreale atmosfera di crepuscolo" [164].

Ci sono altre osservazioni di Morselli che vorrei ancora ritrascrivere nella loro limpida fondazione stilistica e nella loro intensa, anche se frenata, commozione.

"Nessun compiacimento o esibizione, nessuna eloquenza nella pittura ranzoniana; essa raffigura ciò che non è spaziale: i silenzi, le inquietudini, gli interrogativi, le rarefatte atmosfere dello spirito, servendosi di volti femminili, per lo più sofferenti o malati, al limite tra la realtà e il sogno" [164].

I modi di essere della tristezza, nella loro fenomenologia e nelle loro metamorfosi, riemergono così icasticamente da questi volti e da questi sguardi, da questi occhi perduti in lontananze irraggiungibili e da queste increspature dell'anima; e la scrittura di Morselli riesce a rendere intense e luminose queste espressioni vitali: segnate dalla malinconia e dalla nostalgia, dal dolore e dal fluire inarrestabile delle cose.

(Vorrei ricordare come Daniele Ranzoni sia stato degente nell'ospedale psichiatrico di Novara a causa di una malattia che non conosciamo, come non conosciamo il periodo, o i periodi, in cui egli sia stato ospedalizzato, perché non è stato possibile rintracciarne la cartella clinica.)

Ora, vorrei invece dire qualcosa, facendomi accompagnare dal discorso critico di Stefano Crespi, sulla malinconia che nutre di sé alcune figure femminili di Mario Sironi.

Alla malinconia, alla coscienza malinconica, di Mario Sironi è stata dedicata una mostra antologica curata [64] da Stefano Crespi. Nell'introduzione al catalogo egli dice di avere voluto sottolineare "un tema, un unico aspetto: la malinconia, nel cui specchio le immagini di questa mostra si riflettono, come nell'immobilità di uno sguardo, della coscienza"; e, muovendo da alcune opere di Sironi (*L'allieva* del 1924; *Suonatrice di liuto* del 1926 e *Malinconia* del 1928), egli dice ancora: "In questi quadri non c'è una velatura vagamente psicologica della malinconia; ma una consapevolezza intellettuale essenziale, quasi paradigmatica. Si evidenziano le due componenti della malinconia nella sua struttura iconologica: da una parte c'è il sentimento dell'inappartenenza, dell'incapacità di afferrare il reale, della coscienza infelice; dall'altra la facoltà mentale e creativa *more* geometrico (la geometria, la reinvenzione prospettica in pittura e nell'architettura, il sentimento del tempo e dello spazio in una pura misurazione mentale)".

Richiamandosi, poi, agli scritti di Mario Sironi, e in particolare alla climax di dolore lancinante che li accompagna (la figlia Rossana ha scelto a diciott'anni la morte volontaria), Stefano Crespi ne coglie l'ispirazione unitaria: "Se il tema dominante di queste scritture poetiche è l'addio, la figlia diviene il fantasma straziante dell'addio. È proprio questa qualità d'addio che impregna la grande pittura di Sironi: le montagne invalicabili, i cieli spenti, i paesaggi urbani con quelle finestre senza varco, lo sgomento grottesco dei suoi personaggi, l'espressione perduta nelle figure, nelle composizioni, o nei frammenti arcaici" [64].

Non vorrei concludere questo discorso di Stefano Crespi senza ritrascrivere una sua ultima osservazione: "In una cifra riassuntiva della mostra, osserviamo l'opera *Suonatrice di liuto*, del 1926: intensa e suggestiva. La malinconia, qui, in questa suonatrice di liuto, nello stremo di una notte sironiana, trova tutta la poesia e il suo archetipo di attesa e nostalgia, di solitudine e apertura al canto. Con grande cultura, ma anche con intuizione artistica, Sironi ci restituisce, nell'esempio di quest'opera, il rituale malinconico del *planctus*: la perdita, l'assenza, il pianto, l'invocazione. Nella frattura fra parole e cose, pittura e realtà, Sironi sa cogliere, nella nostra epoca, il lutto malinconico della bellezza in fuga" [64].

Sono considerazioni, queste di Stefano Crespi, di un alto rigore metodologico e critico, e di una grande sensibilità estetica: che allargano gli orizzonti di comprensione anche psicologica della malinconia.

(Sullo sguardo, sulla metamorfosi dello sguardo, come dice il titolo del libro, ha scritto cose belle e profonde Andrea De Santis; e a questo libro [68], che sta ovviamente ai confini del mio lavoro e del mio tema, vorrei in ogni caso richiamarmi brevemente: stralciando qualche considerazione dall'ultimo capitolo che si intitola: "Il vedere come composizione interiore del mondo in Wassilij Kandinskij e Paul Klee".

La fenomenologia dello sguardo, e delle sue modificazioni, che sono venuto esponendo nel contesto di una psicopatologia dialettica, non ha nulla a che fare con la metamorfosi dello sguardo che sta a fondamento dell'arte astratta; ma, da questo libro, possono nondimeno scaturire indicazioni sul *senso* dello sguardo. Queste ad esempio: "Avvicinando il modo in cui il concetto di 'arte astratta' venne inteso nei pittori che prenderemo in considerazione, vediamo come in Kandinskij esso si trovi, sin dall'inizio, collegato ad altri concetti fondamentali, quali quelli di *interiorità, necessità, evento nel- e dell'anima* (*Seelenerlebnis*). Non si tratta di riprodurre pittoricamente la natura, di guardare alla natura solo con l'occhio organico, ma di guardare e concepire interiormente le impressioni che della natura e del mondo l'artista serba in se stesso e che si volge a esprimere e afferrare nella maniera più sobria ed essenziale possibile, fino a elaborare un linguaggio pittorico ridotto all'essenziale: forme e colori come nuovo alfabeto visivo, interiore e spirituale, condizioni di possibilità di un diverso vedere che ha scoperto nuove concrete dimensioni dell'anima e dello sguardo, impossibili da rendere visibili con il linguaggio pittorico tradizionale" [68].

Altre complementari considerazioni vorrei ancora stralciare dal libro: "Mentre in Kandinskij il processo astrattivo fu volto, come vedremo meglio in seguito, a esplorare le possibilità di un nuovo linguaggio visivo connesso a nuove e inaudite dimensioni dell'anima e dello spirito, in Klee a tutto questo si aggiunge una dimensione e un atteggiamento che chiameremmo *fenomenologia visiva* del mondo e dell'umano. Klee applica il linguaggio scoperto ed esplorato da Kandinskij in due direzioni complementari: da una parte esso diviene una nuova dimensione del vedere, una nuova prospettiva; dall'altra esso diviene ciò che rende visibile altre dimensioni del mondo, dei fenomeni naturali e interni all'anima"; e infine: "In questo modo il nuovo linguaggio pittorico è forse più vario che in Kandinskij, perché non è più solo volto all'evocazione compositiva dei paradigmi visivi dell'artista, ma diviene *il linguaggio e la dimensione comune dell'artista e del mondo*, il punto di contatto in cui essi, eckhartianamente, sono *uno e non uniti*, (si) vedono e sono visti in un unico atto".)

L'attesa di uno sguardo nella malinconia

Nel groviglio incalcolabile, e nella foresta, delle diverse definizioni, con cui in psichiatria sono indicati i disturbi che essa descrive, è possibile considerare malinconia *clinica* come termine interscambiabile con quello di depressione *psicotica* [74]: intendendosi, così, una depressione che ha un'insorgenza immotivata ed è contrassegnata dal dilagare della disperazione e della tristezza sconfinanti in una inibizione intensa e in una stregata fascinazione (in una fatale attrazione) della morte volontaria. Nella malinconia clinica il volto testimonia di un'angoscia e di una corrosione rapace, di una sospensione attonita di ogni emozione e di uno stravolgimento dello sguardo che non ha più trascendenza e non sembra più aprirsi alla speranza e alla comunicazione. Nel modo straziato di essere del volto e dello sguardo nella malinconia mi è possibile cogliere immediatamente la dimensione della sofferenza e della desolazione ma *anche* la nostalgia e l'attesa degli sguardi degli altri: del nostro sguardo e del mio sguardo che possano raccogliere la sfida del silenzio e del deserto (apparente), e sappiano testimoniare di un ascolto e di una accettazione capaci di sottrarsi a ogni giudizio e a ogni freddezza.

Questa è Luciana che ha una personalità sensibile e timida; e in lei una depressione profonda, che l'ha condotta a precipitare nella ricerca della morte volontaria, si è delineata a trent'anni dopo qualche mese dal parto (che si è svolto normalmente). La depressione si è venuta a mano a mano accentuando e si è accompagnata a un'angoscia molto intensa.

"Non riesco più a piangere e non ho più lacrime. Sono sempre in uno stato di angoscia. Ho incominciato a pensare di non essere più la stessa, e di non riuscire a seguire il mio bambino, e allora ho preso le medicine. Ci pensavo da qualche giorno. Avevo paura di morire ma vivevo con angoscia di giorno e di notte: non riuscivo più a continuare. Mi sono messa in testa che non meritavo né il mio bambino né mio marito. È come se avessi due personalità. Il tempo non passa mai; e il passato mi tormenta: tutto quello che ho fatto nel passato. Mi sento colpevole: ho rovinato la vita mia e della mia famiglia. Non voglio più morire ma aspetto di morire da un momento all'altro perché mi sento colpevole. Ho poche speranze dentro di me. Mi sembra di non volere più bene a nessuno. Questo pensiero mi tormenta. Non ho più affetto per mio marito: non sento più nulla. Non merito di vivere. Sono l'unica persona al mondo che soffre e fa soffrire gli altri. Ho paura di non riuscire più a controllare i miei pensieri: mi capisce? L'angoscia è molto forte."

Nei volti scavati dalla depressione non è più possibile sorridere ma non è nemmeno più possibile piangere. Non ci sono più lacrime: cosa resta, allora, di un volto che si chiude a ogni increspatura dell'anima e che non ha più emozioni, e non ha più strumenti per esprimere esperienze vissute (esperienze interiori): anche se dilaniate e frantumate? Come è possibile, ancora, confrontarsi con una persona segnata, e divorata, dalla depressione se non sappiamo decifrare (leggere) il silenzio e l'immobilità di un volto: il suo farsi vertiginosamente *lontano* e straniato? Come è possibile, infine, immergere nel nostro volto e nei nostri sguardi una traccia (un'ombra) di partecipazione e di rispetto, di risonanza e di dolorosa contemplazione, che accolga e non dica altro?

Le tracce, appena accennate, che nel volto e negli sguardi dicano questa nostra fatica di vivere e di metterci in comunicazione con l'altro-da-noi (così lontano e così apparentemente diverso da noi), non possono se non essere deboli e flebili, misurate e frananti, se vogliamo sfuggire alla tentazione fatale di essere vissuti, e di essere percepiti, come figure estranee e incapaci di contatto e di dialogo sommesso. Certo, è molto più facile dire queste cose che non, invece, realizzarle nel contesto di una intersoggettività che si fa così asimmetrica e così lacerata. Ma è necessario, se non altro, pensare a queste cose e lasciarle vivere nei cuori.

Nelle sembianze pietrificate dei volti e degli sguardi si colgono nondimeno fenditure (aperture) attraverso le quali la speranza (fiammelle di speranza) si infiltra e si alterna con la nostalgia, e con l'attesa. Non è facile per chiunque confrontarsi con queste rapide trasformazioni degli sguardi ma è necessario cercare di farlo: adeguando i *nostri* sguardi e i *nostri* volti a quelli delle pazienti e dei pazienti. Cosa, anche questa, che è possibile solo quando in ciascuno di noi ci siano una friabilità di esperienze e una disponibilità a rivivere *in noi* quelle degli altri-da-noi: nel contesto di una flagrante intersoggettività che si concreta nei diversi modelli di dialogo, di colloquio, con l'*altro*-da-noi.

Quando invece, come nelle forme estreme di malinconia psicotica (clinica), gli sguardi e i volti si irrigidiscono e si trasformano in maschere di angoscia (apparentemente impenetrabili e immobili), siamo capaci (sono capace) di spegnere ogni luce negli sguardi e nei volti, e siamo capaci di ascoltare e di guardare senza controaggressività e senza conflittualità visibili, o invisibili?

Non ci possiamo sottrarre, non possiamo sfuggire, agli occhi immersi nell'oceano della sofferenza, e sigillati dalla lontananza che è, del resto, acuta nostalgia di una vicinanza arrischiata e dolente.

L'estraneità del volto e dello sguardo nell'esperienza psicotica

Nell'esperienza psicotica, in quell'esperienza che la psichiatria chiama [27] [28] schizofrenica, la fenomenologia degli sguardi e dei volti cambia profondamente. Non ci sono analogie con quello che accade nel contesto di una malinconia, e nemmeno di una malinconia clinica: l'esperienza psicotica trascina con sé una metamorfosi radicale della vita emozionale e della vita interiore, dei modi di vivere *nel* mondo delle persone e delle cose, e dei modi di immaginare e di pensare il mondo. Cambia insomma la fisionomia del mondo interiore, e cambia contestualmente quella del mondo-ambiente: del paesaggio e delle luci che ci circondano.

Esperienze psico(pato)logiche, come quella dell'estraneità, dell'ambivalenza, della dissociazione, della frattura dell'identità storica e personale, dilagano nella vita interiore, e possono spezzare la concordanza espressiva del volto e dello sguardo: a un volto macerato e divorato dall'angoscia si può accompagnare uno sguardo con un'*altra* tensione emozionale, con un *altro* orizzonte intenzionale, con un'*altra* connotazione tematica. Questo, ma non solo questo ovviamente, rende così difficile e problematico ogni incontro (ogni colloquio clinico) con chiunque sia portatore (portatrice) di un'esperienza psicotica.

Le molte (infinite) espressioni degli stati d'animo, che si riflettono immediatamente nei modi di essere dei volti e degli sguardi, si intravedono anche nel contesto di un'esperienza psicotica; benché in essa prevalgano espressioni accese e incandescenti, esasperate e radicalizzate: contrassegnate in particolare dall'angoscia e dalla disperazione. Se a questa fenomenologia del volto rispondiamo con trasalimenti e con smarrimenti (con una distanza interiore alimentata dall'inquietudine e dalla perplessità), non combiniamo nulla: alimentiamo la sofferenza e rendiamo più acute le spine della malattia. Gli sguardi, nella malattia, non ri-conoscono più i volti degli altri e le linee tematiche del mondo sensibile: dei paesaggi e delle cifre simboliche comuni; e, per essere de-cifrati, hanno bisogno che ciascuno di noi abbia a cambiare il suo proprio modo di guardare e di sorridere, di stendere la mano [28] e di adombrare solidarietà e comprensione. Non sono giochi di parole, e non sono vortici linguistici nel deserto delle insignificanze, i sentieri interrotti di conoscenze e di percezioni intuitive che sto faticosamente delineando; ma sono (vorrebbero essere) cammini ermeneutici che consentano di capire qualcosa di quello che avviene nel mondo psicotico attraverso i segni rugginosi dei volti e degli sguardi soffocati dalla sofferenza.

La disperazione, e l'angoscia, che si colgono nei volti e negli sguardi di una persona artigliata da un'esperienza psicotica (schizofrenica), sono indimenticabili; e la richiesta di aiuto, che in essi si esprime, ha qualcosa di così straziante che, da sola, fa cogliere il *senso* della forma di vita psicotica e fa giungere alla diagnosi. Nel passato, questi volti e questi sguardi sono stati, anche in testi di psichiatria per altre cose seri e umani, interpretati come un "sintomo", come un "segno", di malattia; e *non* sono stati riconosciuti, invece, nel loro significato e nel loro valore di risposta (di risonanza) emozionale all'angoscia e al terrore che la metamorfosi psicotica trascina con sé.

Anche qui, intendere il senso disperato di questi sguardi significa rivivere, cercare di rivivere, e assumere un atteggiamento interiore che consenta a ciascuno di noi di non fraintendere il dolore e la sofferenza presenti nella "malattia", e di sapere distinguere ciò che nasce dalla parte "sana" e ciò che nasce dalla parte "malata" in ogni paziente.

A sua volta, uno sguardo disattento e indifferente, banale e opaco, che nasca in noi, può accrescere i confini e la realtà dell'angoscia e della desolazione: con conseguenze a volte arrischiate e dolorose.

Nel suo testo straordinario e immemoriale sulla schizofrenia [28] Manfred Bleuler ha drasticamente sostenuto come in essa *non* si abbia solo la presenza di uno sguardo "malato", di uno sguardo psicotico, *ma* si abbia soprattutto la presenza di uno sguardo disperato e supplicante che chiede aiuto, e che testimonia di una radicale esigenza di disponibilità dialogica, e di amore, e di una nostalgia profonda di incontro interpersonale e di contatto umano. Dallo sguardo accorato e straziato, che contrassegna davvero molte esistenze psicotiche (schizofreniche), rinasce un appello lacerante che, dice ancora [28] Manfred Bleuler, si può così decifrare: "Accettami, ti prego, per l'amore di Dio, così come sono".

Come se, rispecchiando nel suo sguardo e nel suo volto disperazione e speranza, fiducia e inquietudine, la paziente (il paziente) intenda ri-chiamare (ri-destare) l'aiuto e l'amore delle persone che vivono accanto e delle persone che si propongono di essere portatrici di cura.

In una paziente, come Agnese [39], i torrenti inarrestabili dell'angoscia e dello smarrimento ne rodevano e ne prosciugavano il volto, e ne riempivano gli sguardi e i gesti: dilaniati da una disperazione che *non* aveva lacrime, che *non* poteva avere lacrime, che sono ancora un segno di vita. Le mani, mobilissime e frenetiche nel loro muoversi e nel loro disegnare ghirigori geometrici, riflettevano l'angoscia del volto e degli sguardi. Agnese non si ri-conosceva negli specchi che rimandavano l'immagine diafana e disfatta del suo volto e del suo corpo; e non ri-conosceva le linee significali del mondo e delle cose: immersa in una disperata solitudine autistica. L'angoscia, e le conseguenti esperienze di estraneità, trasformavano radicalmente il suo modo di vivere, e di ri-vivere, gli sguardi e le immagini degli altri. In ogni luogo, sia a casa sia poi nelle stanze del servizio di psichiatria, Agnese si viveva assediata e sommersa da volti e da sguardi ostili e sconosciuti: da volti e da sguardi deformati, e impregnati di angoscia e di persecutività. Gli abissi dell'angoscia interiore si accompagnavano, così, agli abissi del terrore che, dall'esterno, questi volti o questi sguardi trascinavano con sé in una agghiacciante circolarità di esperienze senza pause.

L'angoscia (psicotica) traccia, così, confini invalicabili che *non* consentono interscambiabilità di esperienze e che raggelano i volti, e gli sguardi: destituiti di trascendenza e di intenzionalità. Ma, nonostante tutto, nelle infinite forme dello sguardo e nei volti imprigionati negli artigli roventi dell'angoscia si intravedono poi, come è avvenuto in Agnese, brandelli di luce e di nostalgie disperate: frammenti di una speranza che, a mano a mano, si allarga e si approfondisce.

(Nella mostra di Palazzo Reale, a Milano, inauguratasi nel 1998 e curata da Flavio Caroli, dal titolo affascinante e conturbante ("l'Anima e il Volto") il tema delle correlazioni fra le emozioni e la loro espressione gestuale (corporea) si delinea nelle sue diverse forme. Le emozioni, le più serene e le più sconvolgenti, solcano i volti e ne illuminano, o ne oscurano, le espressioni. Fra le emozioni, che sgorgano da questi volti e da questi sguardi, quelle del dolore e della sofferenza si incidono con durezza talora scarnificante e trascinano con sé controrisonanze intense e angosciate. Nel catalogo [58] della mostra si coglie il flusso ininterrotto delle emozioni che si illuminano di tenerezza e di gioia, e delle emozioni che si incendiano di angoscia e di tristezza, di desolazione e di smarrimento.

In particolare, nei volti dipinti da Francis Bacon si percepisce immediatamente il grido (la smorfia) del dolore e della lacerazione nei lineamenti infranti e disfatti, accecati e sfigurati; nei vortici di una deformazione che toglie (quasi) ogni luce agli occhi. Sono volti che testimoniano di un dolore e di una solitudine senza fine, e di un'angoscia che imprigiona e dissecca ogni relazione e ogni trascendenza: ogni pensiero all'*altro*. In questi volti mi sembra di cogliere la traccia (una qualche traccia) dell'angoscia che divora alcune esistenze psicotiche: nella loro inaudita sofferenza e nella loro disperata nostalgia di una identità perduta: ma *non* per sempre.)

Cogliere i significati di ogni esistenza umana

Nonostante la lontananza (apparente) dalla clinica, dalla psichiatria clinica, il tema dello sguardo e del volto consente non solo di riflettere su di una realtà psicologica e umana, nella quale siamo ogni giorno imbarcati (quella, cioè, delle quotidiane relazioni interpersonali), ma consente anche di confrontarci con i modi di essere e con le metamorfosi che il linguaggio (le diverse forme di linguaggio) del corpo vissuto assume nel contesto delle esperienze psicopatologiche: delle esperienze psicotiche in particolare.

Nello svolgimento di questo capitolo mi sono alleato, ancora una volta, alle discipline letterarie al fine di tematizzare il discorso sul volto e sullo sguardo come categorie ermeneutiche idonee a farci meglio capire cosa si muova, e cosa ci sia, nella vita interiore delle persone che soffrano di malattie dell'anima. Rispettando, ovviamente, aree di competenza, che non sono quelle della psichiatria, mi è sembrato possibile stralciare da esperienze letterarie frammenti di discorso utili a una più dilatata comprensione di quelle problematiche fenomenologiche alle quali la psichiatria *non* può sottrarsi: quando la psichiatria intenda *non* schematizzare, o semplicemente classificare, i modi di essere neurotici e psicotici *ma* coglierne i significati profondi e i nuclei essenziali.

4. Il discorso emozionale del corpo

Il tema del corpo ha radici interdisciplinari ovvie: non solo la filosofia ma anche la medicina e la psichiatria si confrontano con questo problema che la fenomenologia husserliana, in particolare, ha drasticamente sottolineato nella sua radicale significazione teoretica. La psichiatria, scienza umana e scienza naturale, non può non essere vitalizzata da ogni riflessione che l'aiuti a cogliere il *senso*, talora enigmatico, delle cose che hanno a che fare con la vita psichica nei suoi aspetti "normali" e nei suoi aspetti psicopatologici.

Vorrei ora tematizzare alcuni dei problemi che, nel discorso della psicopatologia, riemergono nel contesto delle modificazioni nell'esperienza del corpo in alcune emblematiche situazioni psico(pato)logiche; ma, in particolare, vorrei indicare quali metamorfosi l'esperienza del corpo assuma quando una condizione depressiva, mutevole nei suoi contenuti e nelle sue forme di espressione, o una condizione dissociativa, radicale nelle lacerazioni dell'identità e della continuità storica dell'io, scenda nel nostro orizzonte di vita.

Le emozioni, i modi di vivere le proprie emozioni, si rispecchiano nei modi di essere, nei modi di trasformarsi, del corpo: del corpo vissuto; e molte emozioni, inespresse verbalmente (sia per timidezza sia per timore sia per ansia), possono essere decifrate solo analizzando questi modi di essere, queste inesauribili metamorfosi, del corpo: non solo in psichiatria, ovviamente, ma anche nella vita di ogni giorno.

Non è facile interpretare il linguaggio del corpo, i suoi diversi linguaggi, se non ci si educa ad ascoltare le persone e a intravedere le regioni segrete dei volti e degli sguardi: gli orizzonti sconfinati della vita emozionale così lontani da quelli della vita razionale.

(Come dice Gargani [95], le emozioni devono essere non solo

intese come esperienze vissute ma anche come esperienze che si accompagnano a modificazioni del corpo proprio e, cioè, del corpo *vissuto*.)

La salute del corpo *non* è la salute dell'anima; ma, richiamandomi alla luce sfolgorante del pensiero di Friedrich Nietzsche [171], la salute (il modo di essere) del corpo dipende anche dagli ideali e dai fantasmi dell'anima; e forse, direi, la malattia dell'anima da quella del corpo.

I paesaggi dell'anima

Non è possibile fare-psichiatria, vivere la psichiatria, se non si riflette sugli orizzonti dell'anima, sui paesaggi dell'anima (questo è il titolo di un bellissimo libro [90] di Umberto Galimberti).

L'anima tende a oscurarsi nelle persone "normali"; mentre resta viva, anche se ferita e singhiozzante, nelle persone che si confrontino con problemi psicologici e con realtà di sofferenza. Forse, anche in ciascuno di noi l'anima si fa orizzonte di esperienza e di conoscenza quando la sofferenza lambisce, o graffia, la nostra esistenza. Se andiamo a cercare l'anima dove c'è nostalgia e dove c'è tristezza, o inquietudine del cuore, essa si fa trovare, o almeno intravedere, con la sua luce e le sue penombre. (Come dice María Zambrano [243]: "Senza una disperazione profonda l'uomo non uscirebbe da sé, perché è la forza della disperazione che lo porta a trascinarsi a parlare di se stesso, cosa assolutamente opposta al parlare".) Il linguaggio dell'anima non è il linguaggio del corpo, e non è nemmeno il linguaggio della ragione (della *raison*) astratta e cartesiana; e il linguaggio dell'anima tende a nascondersi, a sottrarsi agli sguardi avidi e agli sguardi rapaci dell'indifferenza e dell'apatia, dell'ebbrezza e della gelidità del cuore, della geometria delle lacerazioni e della crudeltà.

Come è definibile l'anima, e come è possibile avvicinarsi ai suoi confini di indicibilità?

Seguendo i sentieri tracciati da Umberto Galimberti [90], vorrei indicare alcuni degli elementi indiziari che consentano di intravedere i paesaggi dell'anima: "'Anima' è un nome universale e antico che nell'espressione greca *psyche* dice il soffio, il respiro, e nell'espressione latina *anima* traduce il vento (*anemos*). Originariamente mobile e vitale, l'anima si concede a quell'accostamento aristotelico che la fa identica alla vita: alla vita del corpo nell'intendimento di Aristotele, o alla vita imprigionata nel corpo come a più riprese riferisce Platone".

Il discorso si fa, in Platone, più complesso e dicotomico: "Ma proprio in Platone si intrecciano due diverse tradizioni: quella *filosofica* dove l'anima è la capacità propriamente umana di astrarre dal sensibile e di esprimersi, 'in quanto amica delle idee', attraverso numeri e anticipazioni matematiche come forma compiuta di razionalità, e quella *orfica*, legata ai riti misterici, dove il fondo enigmatico e buio dell'irrazionale fa la sua irruzione nel paesaggio ordinato della ragione, per rivelarne il tratto precario, provvisorio, sempre ai confini dello spaesamento" [90].

(L'area tematica di corpo e anima nel pensiero di Platone è stata splendidamente ricostruita [183] anche da Giovanni Reale.)

In ogni caso, certo, il linguaggio dell'anima non è quello del corpo.

Il linguaggio del corpo

Il corpo ha un suo linguaggio? Questa è la domanda preliminare a ogni discorso sul corpo e sulla esperienza del corpo in psichiatria.

Il corpo è abitualmente tenuto lontano dal discorso della psicologia e della psicopatologia che ri-gettano il tema del corpo nel contesto della somato-logia: della medicina, cioè, che si occupa delle malattie corporee (delle malattie organiche); e il concetto di corpo è "ridotto" a quello di corpo-*cosa* e di corpo-*oggetto*. Sulla scia della fenomenologia il corpo è stato riscattato dalla sua oggettivazione (dalla sua reificazione); ed è stato recuperato nella sua radicale fondazione psicologica e umana. Se c'è una regione della psichiatria nella quale sia stata decisiva l'influenza del pensiero filosofico nel rifondarla e nel contrassegnarla nei suoi orizzonti di senso, altrimenti del tutto ignorati e fra-intesi, questa è proprio la regione tematica del corpo e dei suoi disturbi: del corpo e delle sue manifestazioni: delle sue *diverse* manifestazioni e dei suoi *diversi* modi di essere.

Sono stati, in particolare, gli studi di Ludwig Binswanger [20] [21] [22] [23], di Herbert Plügge [179] e di Erwin Straus [207] a delineare nuove radicali prospettive, in psichiatria, nella conoscenza del corpo; e da questi studi sono discese concrete indicazioni alla comprensione di alcune significative modalità di essere del linguaggio del corpo, e di alcune loro modificazioni, in esperienze psicopatologiche, neurotiche e psicotiche, che sfuggirebbero altrimenti a una adeguata, e accettabile, interpretazione.

La parola si spegne, o almeno si inaridisce, in alcune forme depressive e in alcune forme dissociative, e allora non si salva se non il linguaggio del corpo: le cose che dicono lo sguardo e il volto, il sorriso e il pianto, la mano che stringe la mano amica disperatamente o il silenzio che si fa ugualmente portatore di significati (talora insondabili e talora decifrabili con le antenne sismografiche dell'intuizione che, sola, può cogliere l'*altra* parte della realtà delle persone e delle cose).

Ma il linguaggio del corpo, e i modi di intenderlo e di decifrarlo, non hanno solo importanza nel contesto della psichiatria ma anche in quello della vita di ogni giorno: in quello tematizzato dalle relazioni umane (interpersonali) nelle quali si realizza il senso dell'esistenza di ciascuno di noi.

Il corpo vissuto nella sua fondazione fenomenologica

Alla filosofia fenomenologica, alla fenomenologia husserliana [114] [115] emblematicamente, non può non essere ancorata la trasformazione radicale del senso, e degli orizzonti di senso, del corpo.

Non c'è solo il corpo-*oggetto* (il corpo-*Körper*) ma c'è anche il corpo-*soggetto* (il corpo-*Leib*) che è il corpo vissuto (il corpo vivente): il corpo intenzionale che non ha nulla a che fare con il corpo ridotto a *cosa* delle scienze naturali.

Questa mia mano, questa mano che sta scrivendo, è contemporaneamente corpo-*oggetto* (corpo-*cosa*), quando sia considerata nel contesto di una osservazione naturalistica, che ne coglie la sola dimensione esteriore (cosale), *e* corpo-*soggetto* (corpo *vissuto*), quando sia considerata invece nella sua sorgente infinita di significati e nella sua donazione di senso: nella sua trascendenza e nei suoi rimandi a qualcosa che sta al di là della mano, nei suoi molteplici linguaggi e nelle sue radicali fondazioni intersoggettive.

Queste non sono distinzioni astratte e sofisticate ma distinzioni che hanno cambiato profondamente i modi di riflettere sulle ambivalenze e sulle significazioni del corpo. Il mio corpo-soggetto (il mio corpo *vissuto*) trascende continuamente i confini del mio corpo-oggetto; ed è anche *là*, nella lontananza vertiginosa delle montagne che illuminate dal tramonto si incendiano e si diafanizzano, *dove* arriva il mio sguardo, che non è se non corpo vissuto.

Il corpo-soggetto, il corpo vissuto, è *nel* mondo ma, in forma ancora più incisiva, *abita* il mondo: come dice nel suo libro [145] sulla fenomenologia della percezione, che non ha perduto nulla della sua inaudita attualità, Maurice Merleau-Ponty.

(Le cose che scrive [87] Umberto Galimberti: "Abitare non è conoscere, è sentirsi a casa, ospitati da uno spazio che non ci ignora, tra le cose che dicono il nostro vissuto, tra volti che non c'è bisogno di riconoscere perché nel loro sguardo ci sono le tracce dell'ultimo congedo. Abitare è sapere dove deporre l'abito, dove sedere alla mensa, dove dire è u-dire, rispondere è cor-rispondere".)

Ovviamente, parlare di un corpo che si apre al mondo e che abita il mondo significa sfondare il senso arcaico di un corpo chiuso, e murato, in se stesso e riportare il corpo alla categoria della intersoggettività. La soggettività si dischiude, così, alle *altre* soggettività non solo mediante la parola ma anche mediante il gesto: mediante i significati del corpo-soggetto che devono essere decifrati nella loro donazione di *senso*.

La fenomenologia ha indicato nella in-tenzionalità, nella trascendenza, la struttura portante del modo di essere del corpo (vissuto) *nel* mondo delle persone e delle cose; e ha, così, rimesso in radicale evidenza la possibilità di una diversa e rivoluzionaria decifrazione del *senso* del corpo: senso che non può essere afferrato se non in un intreccio chiasmatico nel quale *corpo* e *mondo* si collegano, si distaccano e si ricompongono in una spirale di rimandi infiniti.

Non è possibile, insomma, riconoscere la ragione d'essere del corpo (del corpo vissuto), e la sua ininterrotta fondazione intersoggettiva, senza una radicale riflessione conoscitiva: come quella alla quale è giunta la fenomenologia.

Nei seminari che Heidegger ha tenuto a Zollikon, in Svizzera, il problema del corpo è ampiamente dibattuto: cosa che non era accaduta in *Essere e tempo* [106].

(Nell'edizione italiana [109] dei seminari di Zollikon *Körper* è tradotto *non* con corpo-oggetto, con corpo-cosa, ma con corpo-inanimato, e *Leib* non con corpo-soggetto, con corpo vissuto o con corpo vivente, ma semplicemente con corpo.)

In ogni caso, sottolineando l'esigenza di distinguere il corpo-*oggetto* dal corpo-*soggetto*, Heidegger scrive: "Contro la distinzione di corpo-inanimato e corpo si sente spesso l'obiezione che qui ci possa essere qualcosa che non va, in quanto, per esempio, i Francesi non avrebbero in generale alcun termine per *Leib* (corpo), bensì solo un termine per il corpo-inanimato (*Körper*), cioè: *le corps*. Che significa, però, ciò? Significa che, in questo ambito, i Francesi sono determinati (*bestimmt*) solo a partire dal latino *corpus*; ciò significa che per essi si rende molto più difficile vedere l'autentica problematica della fenomenologia del corpo" [109].

Quello che in *Essere e tempo*, e cioè il senso del corpo-*Leib* e il suo fare-parte del mondo, veniva solo sfiorato, è invece *qui* esplicitamente risottolineato. Così egli dice: "L'esser-corpo appartiene (*gehört*) sempre insieme all'essere-nel-mondo. Esso condetermina sempre l'essere-nel-mondo, l'esser-aperto, l'avere il mondo". Il discorso heideggeriano sprofonda poi in abissi di vertiginosa riflessione quando inserisce il tema (il senso) del corpo-*Leib* nel tema (dell'area concettuale) dell'ascoltare. "Sono nel tema ascoltando. 'Sono tutto orecchi.' L'ascoltare è, dunque, il modo dell'esser-corpo, della partecipazione dell'esser-corpo al colloquio. Non solo ascolto, bensì anche parlo, eseguo anche io il colloquio"; e ancora: "L'ascoltare è riferito al divenir sonoramente-manifesto (*Lautwerden*) del tema nel colloquio. Parliamo perciò anche di una comunicazione fonetica (*Verlautbarung*)".

Il senso ultimo del discorso: "Ascoltare e parlare e perciò in generale il linguaggio sono sempre *anche* un fenomeno del corpo" [109].

Il cambiamento del corpo è il cambiamento del mondo

L'adolescenza è trascinata fatalmente dinanzi al vortice delle scelte possibili e delle scelte oltrepassate. Il confronto con le proprie personali esigenze e con quelle che l'ambiente e la società propongono (e impongono); il confronto con decisioni che implicano rinunce e maturazione; il confronto con la propria corporalità e con la propria sessualità: sono, questi, alcuni dei circoli problematici che nell'adolescenza insorgono con drastica pregnanza esistenziale e che confluiscono, in fondo, nell'interrogazione radicale sul *senso* della vita e sul *senso* dell'incontro, della relazione, con l'altro-da-sé.

Di questi, del resto molteplici (quelli connessi con il tema bruciante dell'educazione e della formazione), circoli problematici vorrei solo, qui, analizzare quello del corpo (della corporalità): che si trasforma (in questo passaggio "rivoluzionario" dalla preadolescenza all'adolescenza) nella sua realtà dilemmatica di corpo vivente e di corpo-cosa, di corpo sessuato nel senso di Maurice Merleau-Ponty [145] e di corpo come apertura *all'*altro nel senso di Gabriel Marcel [141].

Nelle situazioni (neurotiche o psicotiche) di crisi la disfatta nella percezione del proprio corpo si manifesta emblematicamente nell'adolescenza.

L'adolescenza è cambiamento: cambiamento del corpo e cambiamento del mondo in cui il corpo è immerso. Nell'adolescenza, più ancora che nell'età adulta, si è nel mondo attraverso, e mediante, il corpo; e il corpo si ammala nella misura in cui il cambiamento non abbia luogo: non sia adeguato. Nel cambiamento si lascia dietro di sé un corpo e ci si avvia ad assumerne un altro radicalmente diverso: nel cambiamento si realizza un modo diverso di *abitare* il mondo con il proprio corpo. L'adolescenza è l'epifania del cambiamento, e lo scacco (la disfatta) del cambiamento: il più profondo in cui si possa cadere nel cammino della vita. L'essere-nella-crisi significa non potere vivere con il corpo che si ha, e nondimeno non riuscire a entrare *nel* corpo che è *altro* da quello di prima.

(Certo [194], il corpo, e le sue modificazioni (le sue diverse espressioni vitali), costituiscono il tema elettivo con cui si confronta ogni psicoterapia quando si svolga nel contesto di forme di vita adolescenziale. L'immagine del corpo si può trasformare in una *Stimmung* di dilagante inquietudine, e può giungere fino alla perdita della propria identità personale. La tendenza (l'impulso) a guardarsi, a ri-guardarsi disperatamente nello specchio, nell'illusione di cancellare, di vedere dissolversi, ciò che è vissuto come difetto, testimonia di questo collasso (di questa disfatta) dell'identità storica (personale). Siamo nell'area dei disturbi della coscienza dell'io nel senso di Karl Jaspers [120].)

La contraddizione (il dilemma) fra il modo di essere del corpo pre-adolescenziale, che non si vuole perdere, e il modo di essere del corpo post-adolescenziale che incombe come realtà contestualmente ricercata e rifiutata, riconduce il discorso nel solco della crisi (di crescita e, cioè, di maturazione) nella quale l'adolescenza può franare. Si assiste, allora, all'insorgenza di una angosciata ambivalenza nei confronti della vita sessuale: del corpo che si apre alla vita sessuale; e alla conflittuale negazione della maturazione somatica e psichica connessa con la sessualità, e segnata dalla metamorfosi del corpo che si allontana vorticosamente dall'immagine preadolescenziale di figura fragile (eterea) e indifferenziata, che il passaggio all'adolescenza e alla postadolescenza tende fatalmente a travolgere.

La struttura dilemmatica, costitutiva dell'età adolescenziale, può infine radicalizzarsi: nel contesto di un'immagine corporea che si frantuma fino alla dissociazione fra il corpo slanciato ed etereo della preadolescenza e il corpo che cambia vertiginosamente: facendosi corpo sessuato. Quando la dissociazione è conseguenza di una radicale esperienza psicotica, il corpo si destituisce della sua unità e della sua identità: giungendo a essere il corpo che non ha più confini, sommerso dagli altri-da-sé.

Le cose si fanno, poi, ancora più complesse e ambigue: non solo il corpo è vissuto nella sua dissociazione e nella sua frantumazione ma non è più il "mio" corpo: divenendo, nella perdita dei confini che lo separano dal mondo-sociale e dal mondo-ambiente, il (possibile) corpo degli altri. Il corpo, insomma, non è più nemmeno qui portatore di soggettività e di intenzionalità ma viene risucchiato nel vortice della dissolvenza della coscienza dell'io e della coscienza del corpo: l'una e l'altra corrose dalla dissociazione e dallo sfaldamento.

(La scissione della coscienza del corpo, che si esprime nella radicalizzazione della dilemmatica struttura esistenziale dell'adolescenza, non può essere arginata, e non può essere compensata, in alcuni casi se non dall'emergenza del delirare che sembra nascere [194] nel contesto della scissione dell'io e del corpo. Ovviamente, suggestioni e ipotesi di lavoro che inducono a riflettere sulla possibile genesi multifattoriale delle esperienze deliranti.)

In ogni caso, nelle crisi di maturazione adolescenziale e in particolare nelle crisi adolescenziali psicotiche, il corpo non svolge più (non può più svolgere) la sua funzione di mediazione [179] fra l'io e il mondo; e si consuma (si annulla) nella sua alterità: nella sua trascendenza e nella sua costituzione intersoggettiva.

L'esperienza del corpo in psicopatologia

L'esperienza del corpo, i modi di vivere il corpo, sono ineliminabili da ogni psicopatologia che intenda cogliere il *senso* delle diverse forme, neurotiche e psicotiche, di sofferenza psichica. Così, la storia della vita di una paziente (di un paziente) non può essere decifrata fino in fondo se non ci si proponga di scandagliare e di valutare *come* il corpo vissuto (l'esperienza soggettiva del corpo) si sia articolato nel corso dell'esistenza: nel corso delle diverse età della vita; e *come* la comunicazione fra l'io e il corpo, fra il corpo e il mondo, si sia venuta sviluppando, o franando.

Al di là delle loro diverse connotazioni, neurotiche e psicotiche, in alcune esperienze psicopatologiche si constata come il corpo non sia più votato al mondo, non si apra più al mondo e divenga solo segno (controtestimonianza) di se stesso. In queste condizioni il corpo si fa oggetto: destituendosi, almeno in parte, di trascendenza e di intenzionalità; e trasformandosi in corpo non più capace di oscillare e di slittare fra corpo-*Leib* e corpo-*Körper* che, nell'esperienza normale della corporalità, si alternano e si intersecano continuamente e dialetticamente in una successione infinita. Il rischio estremo è, ovviamente, quello che non sopravviva se non il corpo tematizzato dalle scienze naturali.

Nulla è statico nella vita psichica, ogni esperienza si intreccia e si confonde con ogni *altra* esperienza, il contatto vitale con la realtà modifica (trasforma) i modi di fare-esperienza che cambiano a loro volta di situazione in situazione; e questo avviene anche nel contesto delle forme di vita psicopatologiche (neurotiche e psicotiche) nelle quali, almeno fino a quando non si giunga all'immobilità e alle pietrificazioni autistiche, non è possibile utilizzare rigidi schemi applicativi ed ermeneutici.

Certo, in alcune forme depressive (endogene), ad esempio, l'esperienza del corpo è profondamente modificata: questa, o quella, area corporea viene vissuta come stralciata dal flusso vitale, dal divenire (dal *Werden* in senso scheleriano [196]) vitale, e, cioè, come congelata e mummificata: diventata oggetto (corpo-oggetto) e immersa in distorte sensazioni somatiche. Il corpo vivente si trasforma in corpo-cosa; ma bisogna guardarsi dalle generalizzazioni astratte e dalle rigidità teoriche: nel senso che il corpo vivente e il corpo-cosa (il corpo-oggetto) non si costituiscono come due figure (due aree tematiche) drasticamente distinte ma come due orizzonti ideali ai quali l'esperienza del corpo "sano" e del corpo "malato" si avvicinano, o dai quali si allontanano.

Nelle esperienze psicopatologiche, neurotiche (in quella ossessiva, ad esempio e in quella isterica) e psicotiche (in quella depressiva e in quella schizofrenica), ma anche in alcune malattie somatiche, il corpo si trasforma da "soggetto di intenzioni a oggetto di attenzioni" [87]. Non solo nel contesto di un'esperienza psicopatologica, dunque, ma nel contesto di una condizione di sofferenza somatica, di una malattia *tout court* (ad esempio, in una sindrome parestesica e, cioè, in una sindrome contrassegnata da distorte sensazioni in parti del corpo, che sono percepite come "senza vita" e "in-sensibili"), l'esperienza soggettiva del corpo è risucchiata e divorata da quella del corpo-oggetto (del corpo estraniato e svuotato di intenzionalità). La parte del corpo, che diviene così deformata e disturbata nella sua risonanza soggettiva, si fa estranea e lontana: sottratta a ogni percezione vissuta. Non siamo più nella mano che significa qualcosa, e che rimanda a qualcosa (allude a qualcosa), ma abbiamo la mano-cosa: la mano oggettivata, trasformata in oggetto *senza* che si abbia di essa una percezione soggettiva (interiore), e cancellata in ogni sua dimensione intersoggettiva e intenzionale. La mano, ancora, non più sorgente di comunicazione e di dialogo ma la mano esposta, e devitalizzata, agli sguardi e alle influenze degli altri.

Sono solo carne e ossa: senza vita

La depressione, nella sua connotazione tematica più ampia e generale, comprende in sé forme cliniche diverse: la depressione motivata (quella neurotica), la depressione del fondo e quella dello sfondo [199], la distimia endoreattiva [235], la depressione endogena, o psicotica [34]; e la psicopatologia non considera in queste forme se non le modificazioni della vita emozionale (della vita affettiva).

L'impostazione schneideriana [200] del discorso, fortemente ispirata dalla fenomenologia scheleriana [196], ha articolato, e decostruito, la vita emozionale nelle depressioni in quattro categorie: nella misura in cui si abbia a che fare con sentimenti spirituali, con sentimenti psichici, con sentimenti vitali e con sentimenti sensoriali. Queste due ultime categorie intendono indicare la presenza contestuale di un'esperienza emozionale (affettiva) e di un'esperienza corporea che si definisce *vitale*, quando è estesa al corpo nella sua globalità, e *sensoriale* poi, quando è localizzata in aree corporee circoscritte. Si distingue una tristezza *psichica* da una tristezza *vitale* [34] [200]: *quella* indirizzata intenzionalmente a un oggetto (a un altro-da-sé), *questa* rivolta e bruciata nei confini della corporalità: nell'immanenza della corporalità. La tristezza vitale, in particolare, testimonia di un'esperienza emozionale alla quale non è estranea l'esperienza del corpo.

Mettendo-fra-parentesi ogni classificazione clinica delle depressioni, e tematizzando il modo di essere del corpo al di là delle distinzioni cliniche (senza dimenticare che l'esperienza distorta della corporalità si constata con l'evidenza più drastica nella depressione psicotica), vorrei fare solo qualche considerazione sull'esperienza (soggettiva) del corpo. Confrontarsi con il problema della depressione, in psichiatria, senza tenere presente *come* una paziente (un paziente) viva, o riviva, il proprio corpo, significa togliere alla clinica un elemento a volte essenziale di discorso, e non vedere nella condizione umana depressiva la difficoltà, o l'impossibilità, a entrare in relazione con il mondo.

Nella depressione lo sguardo (il tema dello sguardo, in filosofia e in psicopatologia, è inesauribile) è indirizzato all'interno: non c'è uno sguardo che ci porti fuori dai nostri confini monadici. Le mani non sono mani che consentano di afferrare le cose che sono al di fuori della immediata presenza del nostro corpo; e questo perché, appunto, il corpo non ha più la possibilità di trascendersi. (Le mani una volta erano ali, e per questo ora, mentre scriviamo, voliamo [221].) Nella tristezza, che cresca e salga nella sua incandescenza, non ci è più possibile sorridere e nemmeno piangere: non ci è più possibile esprimere, nel linguaggio del corpo, il tumulto assiderato dei nostri sentimenti e della nostra tristezza (della nostra disperazione).

Ci sono alcune esperienze del corpo, ci sono alcuni modi di sentire (di rivivere) il proprio corpo, che sono paradigmatici di ogni esperienza depressiva, e di quella psicotica in particolare.

Come li possiamo indicare e tematizzare? Non sono fuochi di artificio, non sono giochi d'acqua, queste indicazioni, ma sono espressione di una realtà emozionale concreta e lacerante. Non ci sono più sguardi che mi facciano essere *nel* mondo e *fra* la gente, e che mi consentano di dire agli altri quello che sento e provo nella mia anima; non ci sono più parole che abbia un senso pronunciare e dire agli altri; non ci sono più luci, non c'è più luce, sulle cose del mondo che si spengono e si oscurano in un silenzio disperato; non c'è più un cuore che risponda alle mie emozioni e alle sollecitazioni (alle interrogazioni) del mondo ma un cuore che si fa immobile e si pietrifica; non c'è più il mondo solcato da attese e da speranze, da intermittenze proustiane del cuore, ma il mondo delle ripetizioni e del silenzio.

Vorrei ora stralciare dal diario di una paziente, Anna, alcune emblematiche esperienze interiori. Se non si fanno parlare le pazienti (i pazienti), se non se ne fanno riemergere le ansie e le sofferenze, non si fa psicopatologia e non si fa psichiatria.

Il modo di vivere il proprio corpo, prima (certo) che non si abbia il solo linguaggio del corpo, è testimoniato dalle esperienze vissute di Anna [33] sommersa da una depressione che non le ha tolto la capacità di analizzarsi interiormente e di esprimersi: "Non si può neanche morire. Sono solo carne e ossa: senza vita. Non sono più un essere umano. Non so, sono un mucchio, sono diventata una cosa senza senso, un nulla. E non posso camminare. Un nulla può camminare? E pensare che, quando andavo a scuola, ero la prima della classe. In tutto il mondo sono solo io così. Se tutti fossero come me il mondo non andrebbe più avanti. Non sono più un essere umano. Sono un nulla. C'è qualcosa che non mi lascia più camminare, che mi tiene ferma. La mia mente è andata via. Ma è inutile dire che non c'è più: non c'è mai stato il cervello. Non lo sento più. Non mi sento più né viva né morta. Non sono un essere umano. Sono un niente. Il mio corpo non è né vivo né morto. Non so, non so, è un problema. Chi non ha cervello, come non l'abbiamo né io né i miei figli, non può capire nulla".

Solo ascoltando le pazienti (i pazienti), solo cercando di articolare un colloquio che non sia aridamente clinico ma che consenta alle due soggettività in gioco di confrontarsi in un contesto di apertura reciproca e di libertà (schegge di libertà non mancano nemmeno [35] nelle esperienze psicotiche), ci si avvicina alla vita interiore e alle regioni interiori della sofferenza

Cosa è il silenzio del corpo nella depressione, e come è possibile coglierlo nei suoi aspetti psicopatologici? Al di là dei diversi modi di essere nella depressione, e di vivere la depressione, in ciascuna di esse si intravede la crisi del linguaggio: del linguaggio mediato dalla parola e del linguaggio mediato dal corpo.

La tristezza, che è lo stato d'animo (la *Stimmung*) a cui si collega ogni depressione (neurotica, o psicotica), trascina con sé livelli diversi di sofferenza e di angoscia che, nella misura in cui dilagano e si accentuano, si accompagnano a una crescente compromissione del desiderio e della possibilità di una comunicazione con gli altri-da-sé e con il mondo. Nella tristezza, *già* nella tristezza-*stato d'animo* ma poi, con una escalation talora vertiginosa, *soprattutto* quando la tristezza costituisce il nocciolo segreto e doloroso della depressione come *malattia*, il linguaggio mediato dalla parola tende a inaridirsi e a svuotarsi. *Non* si ha più il de-siderio di partecipare alla vita (alla vita delle emozioni), e *non* si ha nemmeno più il de-siderio (l'impulso) di affidare alle parole l'espressione di emozioni e di attese, di speranze e di delusioni, di amarezze e di dolore.

Si sconfina, così, nel silenzio della parola: le parole trafitte dalla tristezza e dal *tædium vitæ* si accasciano morenti: risucchiate dal silenzio e dall'apparente indifferenza.

Al linguaggio delle parole si sostituisce il linguaggio del corpo: il volto, gli sguardi, i gesti, il pianto continuano a testimoniare di una vita interiore: benché torturata e scavata dall'angoscia e dalla disperazione. Ovviamente, fino a quando il linguaggio del corpo continua a testimoniare di sé, di una vita interiore che nonostante il silenzio della parola dice qualcosa di significativo (chiede disperatamente aiuto con il volto e lo sguardo, con il pianto e il sorriso spezzato nel quale si rispecchia nondimeno una speranza ferita e offesa), *non* si è ancora raggiunto il livello più profondo della sofferenza e della tristezza: sia come espressione emozionale sia come forma clinica. Il linguaggio del corpo, insomma, al di là delle sue ambiguità e delle sue apparenze sconvolte e indecifrabili, mantiene (tenta, e cerca, di mantenere) un dialogo, un colloquio, con gli *altri* e con il mondo; ed è necessario, per *chiunque* (non solo per chi si occupa di psichiatria e di psicologia), intravedere e cogliere cosa questo linguaggio intenda dire e cosa intenda significare. Il discorso dell'ermeneutica [9] [82] [85] è radicato, così, nella vita quotidiana: nelle molte forme possibili degli incontri con i quali ciascuno di noi si confronta.

Ovviamente, il linguaggio del corpo continua a vivere anche in situazioni psicologiche *altre* da quelle depressive: in quelle, ad esempio, contrassegnate da una malattia (somatica) che abbia a diminuire, o a togliere, l'espressività della parola (a cancellarne lo smalto, o la funzione). Nel silenzio della parola può sopravvivere il gesto (la cascata infranta delle allusioni e dei rimandi-a) del corpo: del corpo che si fa, e continua a essere, portatore di significati. (Non vorrei sottolineare, la cosa è banale, come siano necessarie intuizione e umiltà per cogliere il senso, nascosto e talora sfigurato, di un corpo che grida nel silenzio e di un'anima che solo mediante il corpo può esprimere i suoi desideri e le sue speranze, le sue angosce e le sue disillusioni. Cosa non facile e dolorosa: basta entrare in una qualche casa di riposo, e si è immediatamente feriti, non sempre per fortuna, da un'atmosfera di spaesamento e di indifferenza nella quale non c'è alcuna leggerezza, e non c'è alcuna dolcezza, capaci di con-rispondere alla solitudine e al silenzio di persone straziate che ai loro occhi, ai loro sguardi perduti e nostalgici, e ai loro gesti allusivi e cifrati assegnano ogni loro possibilità di comunicazione e di colloquio, di dialogo e di reciprocità di segni, e di simboli.)

Il corpo mondanizzato nella schizofrenia

Le modificazioni dell'esperienza del corpo nella schizofrenia sono più complesse e sconvolgenti ancora che non nelle depressioni.

Nel mondo-della-vita schizofrenico sono molte le (distorte) modalità di vivere, e ri-vivere, il corpo: la frantumazione, l'astrazione, l'etereità, la leggerezza scarnificante e la dissolvenza, la mineralizzazione e la corrosione dei confini del corpo, che non de-limitano più il corpo dal mondo ma che possono essere sommersi dalle cose del mondo, sono tra le più frequenti e le più emblematiche modalità di metamorfosi nella percezione del proprio corpo. (La perdita della possibilità di definire i confini del proprio corpo nei confronti di quelli del corpo degli *altri* e del mondo, in cui siamo immersi, è la premessa perché, come avviene in alcuni casi, le cose del mondo abbiano a essere vissute come dominatrici e come aggressive nella loro corsa sfrenata ad allagare e a sommergere il corpo: che *non* ci appartiene più allora: corpo mondanizzato: corpo che si fa cosa del mondo.)

Vorrei ora analizzare, e descrivere meglio, alcune delle possibili modificazioni del corpo vissuto nell'area delle schizofrenie.

Ci sono forme psicotiche contrassegnate dall'esperienza della etereità e della estraneità del proprio corpo. Cosa avviene in questi casi? Il corpo non si decompone, e non si frantuma, nel vissuto delle pazienti (dei pazienti) ma, mantenendo la sua unità e la sua compattezza, si oscura nondimeno nel suo significato: si fa lontano e inconoscibile, inafferrabile e ignoto. Il corpo è presente alla coscienza come dato di conoscenza (come realtà geometrizzata e articolata nei suoi elementi astratti e obiettivi) ma *non* è *più* presente come esperienza immediata e vissuta (come esperienza non concettuale e preriflessiva). È possibile, ad esempio, percepire (riconoscere) la propria voce ma *non* sentirla come appartenente al *proprio* corpo. Certo [35], diversamente da ciò che avviene nel contesto della forma "catatonica" di esperienza schizofrenica, nell'*estraneità* e nell'*etereità* i confini del corpo *non* si spalancano alle aggressioni degli altri: *non* si aprono, cioè, in una spirale di insostenibile permeabilizzazione all'irruzione e all'invasione degli *altri*. Il corpo continua ad appartenere all'io anche se circondato dalla penombra e dalle ombre significali. Si può anche dire che nella estraneità (schizofrenica) si prende commiato *dal* mondo ma si tende disperatamente *al* contatto con il mondo. Il dialogo fra il corpo e il mondo si interrompe: estraneità ed etereità interessano, del resto, non solo il corpo ma anche il mondo della intersoggettività [49].

Il corpo può essere vissuto non solo come etereo e straniero (estraneo) ma anche come decomposto e frantumato: prima che abbia, poi, a delinearsi come silenzio e immobilità (nell'esperienza catatonica).

Questo è Emanuele [33]: "Sono legato a varie persone in questo momento. Non riesco a stabilire una linea di difesa. Sembra che tutti vadano a gara a entrare in me. La gente attira la mia attenzione: la guardo. Sembra che la gente sia impregnata delle mie intenzioni. La gente mi rimanda i propri pensieri. Mi sento investito da forze sul lavoro. Va a finire che mi sezionano tutto. Mi si impedisce di lavorare tranquillo"; e ancora: "Al mare mi sembrava che il cuore e i polmoni (un centinaio di cuori, un ventre che mi sembrava impazzito) scoppiassero. Sembra che vengano a dormire dentro di me. Mi sono sentito strappare come una forza. In mia moglie risiedono delle persone. Non ho mai cercato di aspirare altre persone. Questa notte mi sono sentito collegato con una persona con la quale ho avuto a che fare due anni fa. Queste persone fanno già parte di me stesso. Il cervello registra le mie speranze; e l'altro che è in me mi sembra che ascolti. Sembra che io sia dentro tutti i miei fratelli e le mie sorelle. Vengono a fare un giretto da me. Mi sembra che il mio corpo sia diventato una trincea, un campo di battaglia, per battagliare con il mio corpo. La gente non riusciva a uscire da me. Essere in due: essere collegati".

Nell'esistenza straziata e lacerata di Antonin Artaud si sono manifestati, almeno nella parabola conclusiva della vita, segni clinicamente incontestabili [35] di un'esperienza psicotica: di un'esperienza schizofrenica. Al di là delle distorsioni del linguaggio, al di là delle sue frantumazioni e delle sue metamorfosi, nei suoi testi (in alcuni suoi testi) riemergono modi di vivere, e di ri-vivere, il proprio corpo che ne riflettono una radicale modificazione fenomenologica. Dal suo libro appassionato e scintillante [177] su Artaud attore, Carlo Pasi esprime, a questo riguardo, considerazioni molto belle: "Il corpo assurge in primo piano. Il corpo vissuto come dolore, come male. Il corpo martoriato dagli elettroshock, che si ribella e cerca di rovesciare la sua condizione lacerata dopo averla assunta fino in fondo come luogo di apertura, la ferita da cui protendersi nell'interazione verso l'altro. E il passaggio non avviene attraverso lo spirito ma nel rapporto dei corpi dolenti e ribelli che trovano in se stessi la spinta ad aggregarsi...”; e ancora: “Per comunicare con Artaud a livelli profondi bisogna aver provato le sue stesse sofferenze, colpiti nei punti nevralgici in cui gli organi stessi della comunicazione appaiono implicati: i denti e le gengive per la comunicazione orale, le ossa per il movimento, l’interazione gestuale”.

Recuperare gli orizzonti emozionali del corpo

Il corpo nelle diverse situazioni emozionali, in cui viviamo (“normali” o “patologiche”), entra in crisi nel suo dialogo (nel suo colloquio) con l’io e con il mondo. La distanza (la lontananza), che nasce nei confronti del mondo e degli altri-da-noi quando gli stati d’animo fermentano e si radicalizzano (incendiandosi), non consente più l’abituale reciprocità di rimandi che nella vita quotidiana (non di rado inaridita e disseccata) si svolge almeno apparentemente senza problemi.

Ovviamente (questa è la mia tesi), cercando di cogliere i modi con cui l’esperienza del corpo si realizza nei suoi vissuti (nella loro riuscita o nel loro scacco), *non* si enunciano tesi astratte e velleitarie ma si recuperano un’area e una regione del reale (della vita psichica) che sfuggono a ogni psichiatria che intenda essere solo descrittiva e obiettivante. La molteplicità insondabile dei significati, che si nascondono e si snodano nell’esperienza del corpo (fino a intravederne il silenzio), non può non sollecitare a questo ricercare in ogni esperienza psicologica, e *non* solo psicopatologica, *come* il corpo sia vissuto nel contesto di ogni soggettività.

Seguendo questo filo rosso (il goethiano filo rosso), che segna il *destino* di alcune esperienze psicopatologiche, è possibile misurarsi con gli enigmi e gli orizzonti di senso (così almeno mi illudo che sia) del corpo.

III. Le ombre ferite delle emozioni

"Souffrir pour quelque chose c'est lui avoir accordé une attention extrême." (Così Omero soffre per i Troiani, contemplando la morte di Ettore; così il maestro di spada giapponese non distingue tra la sua morte e quella dell'avversario.) E avere accordato a qualcosa un'attenzione estrema è avere accettato di soffrirla fino alla fine, e non soltanto di soffrirla ma di soffrire per essa, di porsi come uno schermo tra essa e tutto quanto può minacciarla, in noi e al di fuori di noi. E avere assunto sopra se stessi il peso di quelle oscure, incessanti minacce, che sono la condizione stessa della gioia. Qui l'attenzione raggiunge forse la sua più pura forma, il suo nome più esatto: è la responsabilità, la capacità di rispondere per qualcosa o qualcuno, che nutre in misura uguale la poesia, l'intesa fra gli esseri, l'opposizione al male.
Perché veramente ogni errore umano, poetico, spirituale, non è, in essenza, se non disattenzione.

CRISTINA CAMPO, *Gli imperdonabili* [51]

1. Le pietre del silenzio

Le parole, i linguaggi delle emozioni, il linguaggio del corpo, l'inquietudine, la memoria, gli stati d'animo, le increspature dell'anima, la malinconia, l'immaginazione, l'angoscia, la speranza, le sconfinate regioni del cuore costituiscono l'oggetto-soggetto (l'elettiva area tematica) della psichiatria.

Così i confini della psichiatria, della ricerca e della cura in psichiatria, si sono vertiginosamente dilatati: i suoi studi non si incentrano solo sui modi di essere clinici (sintomatologici) delle esperienze neurotiche e di quelle psicotiche; ma tendono a coglierne e a riconoscerne i contenuti psicologici e umani: emozionali e creativi [12] [13] [38] [41] [70] [163] [167] [168] [191] [212]. Si fa allora necessaria un'impostazione di discorso interdisciplinare che, senza rimuovere ovviamente la dimensione *anche* biologica della psichiatria, abbia ad ammettere l'importanza delle discipline letterarie e filosofiche nel delineare e nell'approfondire le ragioni d'essere di questa *altra* forma di vita, ma virtualmente presente in ciascuno di noi, che è la forma di vita psicotica: con le sue ombre e il suo mistero.

Non vorrei nondimeno, in questo capitolo, riflettere sul tema delle espressioni creative nel contesto di una esperienza psicotica; ma vorrei solo, seguendo del resto il solco del mio discorso sulle emozioni e sulla loro fenomenologia, confrontarmi con alcune emblematiche esperienze liriche (poetiche) che abbiano a testimoniare dei contenuti emozionali, delle ferite emozionali laceranti e brucianti, rintracciabili in figure creative segnate da una vita di dolore e di solitudine.

Le emozioni, dunque, quelle della tristezza e della disperazione, dell'angoscia e della nostalgia, della morte volontaria come ultima speranza di vita e della morte di una persona cara come irrevocabile frattura esistenziale, quali si riescono a cogliere in alcuni testi poetici diversi nella loro qualità espressiva e creativa ma accomunati da una analoga lacerazione psicologica e umana: ritrasfigurata e riaccesa da parole dicibili e indicibili che aiutano a intendere meglio i modi di essere di *ogni* umana sofferenza: psicotica e non-psicotica.

Così continua il mio discorso che, al di là dei sentieri talora interrotti e perduti, intende rimanere fedele in ogni caso al senso, e ai richiami, della mia esperienza clinica.

Morte chiamai più volte

Uno dei temi essenziali della psichiatria è quello della tristezza, della malinconia, della depressione. Il termine "depressione" è il meno felice anche se è quello più comune: ma non dovrebbe essere utilizzato se non nel momento in cui si fa una diagnosi: nel momento in cui i grovigli del cuore sono definiti e colti *non* nella loro dimensione umana e psicologica *ma* in quella psicopatologica e clinica. Tristezza e malinconia sono termini molto più pregnanti semanticamente ed esistenzialmente: la tristezza è l'anima della malinconia: il nocciolo segreto, essenziale, talora sfuggente e palpitante di ogni forma di malinconia: di ogni forma di depressione.

Cosa significa essere sommersi, o sfiorati, dalla tristezza? Questo innanzi tutto: vivere, e ri-vivere, il senso lacerante e profondo della solitudine. Tristezza e solitudine sono esperienze, modi di essere, l'una vicina all'altra: l'una sconfinante nell'altra. La tristezza, certo, è un'emozione, uno stato d'animo, un sentimento, che fa parte della vita di ciascuno di noi: è un'emozione che solo talora è espressione di una malattia: di una patologia. La tristezza è una delle emozioni più pure, indefinibili, fragili e struggenti della vita: non di rado banalizzata e reificata: svuotata di senso.

Quando la tristezza rinasce nel cuore e nella memoria, si incrinano (si oscurano) gli orizzonti mondani, e si indebolisce la speranza: quella speranza che fonda il futuro (l'avvenire) e che ci consente di resistere rilkianamente agli intralci e agli ostacoli della vita; ma *non* ogni tristezza è così crudele. Ci sono tristezze [102] che invitano alla riflessione e al distacco dalla banalità delle cose, e che inducono a scrostare la realtà dalle cose inutili che la circondano: cogliendone i nuclei profondi e temerari, emblematici e immutabili.

Fra le esperienze liriche più alte e più radicali della tristezza come emozione creativa e come emozione che riempie di sé una vita, non può non esserci la grande (indicibile) testimonianza leopardiana. La tristezza leopardiana, non è il caso che insista su questo, non ha nulla a che fare con la tristezza che chiamiamo *malata*: con la tristezza *vitale* [34] [74] [199] [200] [201] che è la tristezza psicotica. La tristezza leopardiana, dall'*Infinito* a *A Silvia* [127], non ha alcuna connotazione di malattia: è una *Stimmung* (uno stato d'animo) che fa della poesia leopardiana una testimonianza radicale a cui non è possibile non partecipare con commozione e con stupefazione ogni volta rinnovata.

(Ri-leggendo *A Silvia* non si può non rivivere il miracolo di un pensiero lirico nutrito di emozione (di tristezza accorata) e trasfigurato nell'orizzonte di una linea tematica, quella dello sguardo e del volto, del sorriso e degli occhi, che sfugge a ogni confronto. Il tempo, il tempo che trascorre vertiginoso e inafferrabile, e il tempo interiore che scandisce le sue sequenze nel mistero e nella luce dell'anima, si alleano al nascere e allo svanire delle cose; in una *Stimmung* di indicibile letizia e, insieme, di immemoriale riflessione che incrina la letizia di una invisibile ferita: inenarrabile e inguaribile, insanabile e crudele.

Come dice Francesco Flora: "Il pudico senso col quale la giovinetta schiva gli occhi di chi la guarda, e la balenante rapidità di quell'atto, si raccolgono in quell'aerea proporzione di luce ridente, di iridi fugaci, di palpebre che si abbassano. Il rapporto di quei due aggettivi, il particolare suono e accento della loro unione, generano l'immagine toccante di quel volto d'adolescente; ove il sorriso (che è un intimo moto dell'anima e quasi una interna luce che s'irradia in tutta la persona, sebbene più illumini l'arco delle labbra) va riferito allo splendore degli occhi, perché gli occhi sono la più viva bellezza di Silvia, e con essi ella sorride, e con più luce di quella che nasce nel sorriso delle labbra" [79].)

L'emozione lirica, che sta a fondamento di molta poesia leopardiana, è quella della malinconia [201]: come leitmotiv di ogni umana esperienza e di ogni umana vicenda.

Nelle *Ricordanze* [127] la malinconia, la tristezza, come emozione lacerante e indelebile della vita, si fa palpabile e dolorosa nel succedersi delle immagini luminose e umbratili: che di essa si nutrono e si accendono. L'infanzia e la memoria sono aree tematiche essenziali della parola elegiaca leopardiana: ricostruite e ferite dal dolore dello svanire tumultuoso e inarrestabile delle cose e delle speranze.

Come scrive Francesco Flora: "Nelle *Ricordanze* si aduna l'essenza prima di tutti i motivi leopardiani. Anche come durata questa è la lirica più vasta del poeta: vi si accolgono le fonti stesse di ogni poesia: i ricordi dell'infanzia, ch'egli ha sempre considerati come i germi nativi della poesia. Così questo non è soltanto un canto di ricordi, ma è il canto stesso della Memoria, madre della poesia. Quale accordo più profondo fu mai nell'anima del poeta, di questo in cui tutti i suoi affetti più segreti si conciliano con le teorie della sua mente operosa? L'elegia della propria vita è anche l'elegia del doloroso mondo, sul quale però la memoria e il canto fanno un eterno sereno" [79].

Qualche frammento dalla poesia:

Vaghe stelle dell'Orsa, io non credea
Tornare ancor per uso a contemplarvi
Sul paterno giardino scintillanti,
E ragionar con voi dalle finestre
Di questo albergo ove abitai fanciullo,
E delle gioie mie vidi la fine.

Il poeta evoca poi le sere passate

Mirando il cielo, ed ascoltando il canto
Della rana rimota alla campagna!
E la lucciola errava appo le siepi
E in su l'aiuole, susurrando al vento
I viali odorati, ed i cipressi
Là nella selva; e sotto al patrio tetto
Sonavan voci alterne, e le tranquille
Opre de' servi. E che pensieri immensi,
Che dolci sogni mi spirò la vista
Di quel lontano mar, quei monti azzurri,
Che di qua scopro, e che varcare un giorno
Io mi pensava, arcani mondi, arcana
Felicità fingendo al viver mio!
Ignaro del mio fato, e quante volte
Questa mia vita dolorosa e nuda
Volentier con la morte avrei cangiato.

Il tema della morte ritorna poi con più dolorosa confidenza:

E già nel primo giovanil tumulto
Di contenti, d'angosce e di desio,
Morte chiamai più volte, e lungamente
Mi sedetti colà su la fontana
Pensoso di cessar dentro quell'acque
La speme e il dolor mio.

Nella poesia si inserisce, infine, l'immagine sfolgorante e dolcissima di Nerina:

Ma rapida passasti; e come un sogno
Fu la tua vita. Ivi danzando; in fronte
La gioia ti splendea, splendea negli occhi
Quel confidente immaginar, quel lume
Di gioventù, quando spegneali il fato,
E giacevi.

Nerina muore ma la sua memoria non verrà mai meno nel cuore e nel pensiero di Giacomo Leopardi:

> Ahi tu passasti, eterno
> Sospiro mio: passasti: e fia compagna
> D'ogni mio vago immaginar, di tutti
> I miei teneri sensi, i tristi e cari
> Moti del cor, la rimembranza acerba.

Le parole leggere e luminose di Francesco Flora, al di là della scrittura (certo) datata, mi sembrano in ogni caso ancora splendidamente commentare quelle leopardiane.

"Una sovrumana armonia di trasparenze si fa in queste parole, che dicono già il tono fondamentale di questo canto delle memorie. E se la voce indugia sulle sillabe mimiche del verso della rana, sentiamo in esse diffuso quel notturno gracidare, e l'umido del limo su cui le piccole creature si posano, e una vaghezza di distanza che il ritmo delle sillabe crea. E se il gracidare è detto canto, ciò avviene per quel perenne tramutare dell'impressione in una parola ferma (il meno mimetica che sia possibile) in cui consiste tanta parte della virtù linguistica del Leopardi. E del resto, con procedimento non diverso, il poeta dice *suono* il rumore" [79].

Le parole di Flora ancora: "E quando il verso evoca la lucciola, quel fugace palpitare di lucciole sulla siepe risponde, come in un segreto rapporto, al brividante lume delle 'vaghe stelle'. Un'onda di quel vento che fa susurrare gli alberi gli reca il suono notturno dell'ora: e il rintocco che vibra sotto le vaghe stelle e fa palpitare il vivo silenzio della notte, ricerca improvviso e pur tenero la memoria del poeta, traendone i ricordi, richiamando gli anni passati".

L'emozione lirica, che la memoria ferita trascina con sé, è nutrita della nostalgia (del rimpianto) di una giovinezza che avrebbe voluto avere e che *non* ha avuto: la giovinezza che è presagita, e rivissuta prima di essere vissuta, nel fuoco inebriante dell'adolescenza: dei desideri dell'adolescenza.

In un suo libro [100], che intende ricondurre la genesi della grande poesia leopardiana alla malinconia (alla presenza della malinconia come struttura portante del discorso poetico e filosofico di Leopardi), Elio Gioanola mi sembra cogliere, con altro linguaggio da quello di Francesco Flora, alcuni aspetti radicali ed emblematici delle liriche leopardiane e, in particolare, delle *Ricordanze*: che egli definisce "il poema sinfonico" delle *Ricordanze*.

Così egli scrive: "I tempi di questo poema sinfonico sono proprio scanditi dall'alternanza, nell'identicità dei riferimenti ambientali, di struggente abbandono memoriale e di atroce consapevolezza del presente, secondo uno schema che è poi tipico di tutti gli idilli, ma che qui si distende in una struttura a cicli ritornanti, come se la forza dell'emozione suscitata da quei luoghi, rivisti dopo il risorgere della sensibilità 'antica', riprendesse slancio dopo ogni conferma del 'soggiorno disumano' nel presente ambientale ed esistenziale".

La malinconia non può, così, non essere considerata come emozione di radicale importanza nella fenomenologia e nella genesi della lirica leopardiana. La malinconia legata al trascorrere della giovinezza che non è solo *una* età della vita ma è *la* vita stessa; la malinconia legata al nascere, e al rapido sfiorire, degli ideali e delle speranze della vita. La malinconia che nutre di sé la nostalgia della morte e che si accompagna alle angosce, e al desiderio, della morte. Sono temi, questi, che nelle *Ricordanze* riemergono con dolorosa evidenza: come dimostrano già i frammenti che ho citato. La bellezza della natura, e soprattutto la bellezza dolcissima di Nerina, che il rapido passare degli anni e l'orizzonte della morte inaridiscono; e la disperazione che ne consegue: sono avvenimenti che fanno desiderare a Leopardi il silenzio delle cose e la morte. Non solo il desiderio della morte che giunge quando vuole, e che il poeta chiama più volte, ma anche il pensiero della morte volontaria (del suicidio) in cui annegare la speranza e il dolore: queste due antitetiche esperienze di vita ineliminabili da ogni esistenza.

Le illusioni, e le speranze, della vita hanno la breve durata di un sogno; e solo la morte, l'attesa della morte, può dare sollievo alla vita.

Il mistero del suicidio nella poesia di Antonia Pozzi

Alle parole scontate, scolorite, corrose dall'abitudine, con cui la psichiatria si confronta con l'esperienza della tristezza, della malinconia, vorrei sovrapporre quelle di Antonia Pozzi: le parole poetiche [181] di Antonia Pozzi con la loro scia labile e indelebile.

La malinconia, una malinconia lacerante e inavvertita, ha trascinato Antonia Pozzi, a soli ventisei anni, alla morte. Nelle sue poesie si rintraccia immediatamente la linea ombrosa e inafferrabile della tristezza: di una tristezza elegiaca che lascia intravedere in sé il nocciolo duro e deliberato della disperazione come scelta di vita, e della morte volontaria come orizzonte fatale.

Se *non* riusciamo ad accogliere nella loro profondità dolorosa e nella loro stupefatta friabilità emozioni, come quelle testimoniate dalla parola di Antonia Pozzi, e se *non* riusciamo a sentirle come umana possibilità, mai estranea alla coscienza e all'esperienza quotidiana, allora la dilemmatica immagine della malinconia, il suo oscillare vertiginoso dallo stato d'animo alla malattia, ci rimarrà estranea.

A diciott'anni Antonia Pozzi è già immersa in una *Stimmung* di tristezza dolente e assorta: come rivela questa poesia [181]:

E poi – se accadrà che io me ne vada –
resterà qualche cosa
di me
nel mio mondo –
resterà un'esile scia di silenzio
in mezzo alle voci –
un tenue fiato di bianco
in cuore all'azzurro –

Ed una sera di novembre
una bambina gracile
all'angolo della strada
venderà tanti crisantemi
e ci saranno le stelle
gelide verdi remote –
Qualcuno piangerà
chissà dove – chissà dove –
Qualcuno cercherà i crisantemi
per me
nel mondo
quando accadrà che senza ritorno
io me ne debba andare.

Il tema della morte è drasticamente evidente in questa poesia ferita: così adolescenziale e così narrativa. Il desiderio della morte si accompagna in essa alla nostalgia della vita e al pensiero che alla morte non abbia a seguire se non una scia di silenzio fragile ed effimero. Non so se le persone vicine ad Antonia Pozzi abbiano potuto presagire la presenza in lei di malinconie e di tristezze, di silenzi e di disperazioni, dalle quali la sua vita non poteva non essere sommersa: come le sue poesie rivelano. Ma ancora una volta, forse, ne è testimonianza la parola sfolgorante di Simone Weil [226], ogni creatura umana grida in silenzio per essere decifrata diversamente da come appare e da come si comporta; e la cifra segreta di questo silenzio non viene nemmeno sfiorata.

Certo, il mistero di un suicidio, del suicidio almeno apparentemente motivato e del suicidio che scaturisce dagli abissi della inconoscibilità psicologica e umana, sfida ogni possibile comprensione; e anche la parola poetica di Antonia Pozzi consente solo di intravedere come possa essere vissuta, e come possa prepararsi nel cuore di un'adolescenza apparentemente improblematica e felice, l'aspirazione alla morte volontaria. Così dolorosamente fatta balenare a otto anni dalla sua realizzazione in queste parole riempite di straziante dolcezza.

In un'altra poesia (*Riflessi*), composta a ventun anni, il *tædium vitæ* si nasconde, e forse si metaforizza, in questo frantumarsi delle parole e dei vetri:

Parole – vetri
che infedelmente
rispecchiate il mio cielo –

di voi pensai
dopo il tramonto
in una oscura strada
quando sui ciotoli una vetrata cadde
ed i frantumi a lungo
sparsero in terra lume.

Le parole come vetri che si frantumano e, frantumi di stelle, rimandano a lungo qualche immagine di luce sulla terra dove sono caduti. Le parole come vetri scheggiati che riflettono l'azzurro del cielo e che lasciano nella memoria una scia lieve che resiste alla fatale corrosione e alla ruggine dei segni.

La celebre prefazione di Eugenio Montale [156] alle poesie di Antonia Pozzi ha consegnato ad esse, una volta per tutte, il sigillo della loro radicale fondazione lirica ed esistenziale. (Ovviamente, ciascuno di noi sente più vicina, e più attuale, questa, o quella, poesia.)

La poesia (forse) più bella e struggente è *Lieve offerta* scritta a ventidue anni. In essa i temi si fanno più complessi: accompagnati sempre, in ogni caso, dall'ombra della tristezza e della nostalgia accorata: dalla percezione accesa del fluire ininterrotto e inarrestabile delle esperienze e delle cose. Ma queste riflessioni non hanno nulla di astratto e di concettuale: esse si risolvono in immagini bellissime e appena sfiorate da una qualche striatura tematica: da una qualche insistenza tematica. Fra queste immagini ne risalta una inattesa e fulminante: nel contesto della poesia ci sono diverse *lievi offerte*: quella, in particolare, che la poesia sia *un ponte*: un ponte che la cascata di aggettivi (sottile e saldo ma poi anche *bianco*) rende così intenso e suggestivo. (Senza proporre analogie insostenibili vorrei ricordare come, in uno dei testi nietzscheani più sconvolgenti [173], si dice che la grandezza dell'uomo è di essere un ponte.) Certo, questo essere un ponte (metafora magari arida ma immersa nel senso) rimanda alla disperata esigenza di intersoggettività, di contatto umano, che dissolva i confini dell'io e che faccia del *noi* [45] la struttura portante della condizione umana. In ogni caso la climax della poesia è intrisa di finitudine e di angoscia: la poesia come ponte che oltrepassi le oscure voragini della terra.

Ma ecco la poesia:

Vorrei che la mia anima ti fosse
leggera
come le estreme foglie
dei pioppi, che s'accendono di sole
in cima ai tronchi fasciati
di nebbia –

Vorrei condurti con le mie parole
per un deserto viale, segnato
d'esili ombre –
fino a una valle d'erboso silenzio,
al lago –
ove tinnisce per un fiato d'aria
il canneto
e le libellule si trastullano
con l'acqua non profonda –

Vorrei che la mia anima ti fosse
leggera,
che la mia poesia ti fosse un ponte,
sottile e saldo,
bianco –
sulle oscure voragini
della terra.

Vorrei infine ritrascrivere due delle sue ultime poesie scritte alcuni mesi prima che il suicidio la richiamasse nel suo gorgo immobile e definitivo. La prima (*Capodanno*) è questa:

Se le parole sapessero di neve
stasera, che canti –
e le stelle
che non potrò mai dire...

Volti immoti s'intrecciano tra i rami
nel mio turchino nero:
osano ancora,
morti ai lumi di case lontane,
l'indistrutto sorriso dei miei anni.

La seconda, e ultima (datata 7 agosto 1938: *per Emilio Comici*), è invece questa:

Si spalancano laghi di stupore
a sera nei tuoi occhi
fra lumi e suoni:

s'aprono lenti fiori di follia
sull'acqua dell'anima, a specchio
della gran cima coronata di nuvole...

Il tuo sangue che sogna le pietre
è nella stanza un favoloso silenzio.

Il tema del silenzio e il tema dello sfiorire delle cose

Al di là degli eventi della vita, che ciascuno di noi rivive seguendo la propria segreta linfa interiore, e che possono trascinare con sé le decisioni ultime di una vita, in Antonia Pozzi l'ombra della morte volontaria si intravede nello snodarsi delle sue poesie: da quelle scritte a diciott'anni a quelle scritte negli ultimi mesi di vita.

Nelle due ultime poesie, che ho ritrascritto ora, il linguaggio si fa a volte enigmatico e oscuro ma con improvvise laceranti accensioni tematiche. Così, ai laghi di stupore si accompagnano questi lenti fiori di follia sull'acqua dell'anima: immagini ofeliche, direi, che denotano fino alle ultime ore la presenza di emozioni intense talora ai confini della dissociazione. La scia di silenzio si è trasformata in favoloso silenzio; e il resto è davvero shakespearianamente silenzio.

Il tema del silenzio (le pietre del silenzio), e il tema dello svanire e dello sfiorire delle cose (il tema del morire che è sempre all'opera nella vita), si ripetono ossessivamente nel contesto delle poesie, anche delle prime poesie, di Antonia Pozzi; e queste poesie scandiscono un lento e doloroso cammino verso il raggiungimento di una vita troncata.

Non so, certo, se il fascino stregato della morte sia stato realmente in lei intravisto e presagito dagli anni dell'adolescenza. Il segreto di questo gesto è inviolabile: sigillato nella coscienza e nel cuore di una Antonia Pozzi e di una Virginia Woolf, di una Ingeborg Bachmann e di una Marina Cvetaeva. Non so nemmeno se, nell'indicare (nel cercare di tematizzare) l'alta incandescente tonalità emozionale delle poesie di Antonia Pozzi e nel sottolinearne il fascino misterioso (per nulla incrinato dal trascorrere del tempo), sia stato in fondo suggestionato e trascinato proprio dal destino (dalla fatale conclusione) di una vita aperta a molte speranze bruciate.

In ogni caso, in una sua bellissima riflessione critica sull'opera di Antonia Pozzi, Stefano Crespi [62] dice cose definitive sulla sua parola poetica: così cogliendone la cifra emblematica: "la 'tragica grazia', le lacrime, le ombre, le voci delle cose, il destino di narrazione di ciò che non è accaduto, di ciò che ci manca"; e così sigillandone il senso ultimo: "Una parola poetica spinta al suo punto di rottura di acuto disagio, di inadeguatezza, per restituirsi alle ragioni dell'incanto, dello stupore, dello 'sguardo', dell'"infanzia rinata', del dolore, del mistero".

In una sua altra riflessione [65] Stefano Crespi coglie altri aspetti essenziali del discorso poetico di Antonia Pozzi.

"C'è nella poesia della Pozzi questa sorta di fragilità, come volto umano, come corruttibile evento, come bellezza esistenziale rispetto alla cifra di una bellezza essenziale"; e ancora: "La sua poesia, non tecnicamente formalizzata, sembra avere in proprio il punto di rottura, di inadattabilità, di confessione, rispetto alla generalizzazione simbolica. Ne ha oscuramente coscienza quando in una lirica scrive di essere come l'erba dei prati che sente sopra sé passare il vento e tutta passa nel vento senza balzare dalla terra al 'volo supremo'."

Un'ultima citazione da questo testo di Stefano Crespi: "Un segnale di un'oltranza sottile lo possiamo trovare nel bianco che è il colore grammaticale di queste liriche: l'anima bianca della notte, la luce, la luna, il bianco d'inverno. Resiste certo la vibrazione psicologica, la dolce carità delle apparenze. Ma quel bianco è il punto di negazione della realtà, della chiarità cosciente, della radicale penombra, della scia di silenzio" [65].

Il linguaggio critico si fa, qui, linguaggio poetico e solo in questo modo ci fa sentire la bellezza sfatta e iridescente di Antonia Pozzi.

Dove risuonano azzurre campane

Nelle poesie di Georg Trakl si rispecchiano nella loro fulgida e tragica bellezza i dolori laceranti dell'esistenza: le nostalgie e i rimpianti, la tristezza e l'infinitudine dell'angoscia senza nome, le speranze infrante e le rimembranze crudeli, e inenarrabili, il fascino stregato della morte e del suicidio.

Come dice Ida Porena: "Le immagini evocate da Trakl nelle sue liriche si impongono alla nostra attenzione con un particolare carico di autonomia, ricche di senso eppure inspiegabili. Vivono di vita propria, si abbarbicano a noi per non più lasciarci, ombre fatte tangibili, venute da un mondo ignoto, che si intuisce di insondabile profondità, da una zona archetipica della psiche catturata dalla capacità ordinante della scrittura" [180]. Da questo libro [180] di Ida Porena, radicale e profondo, che fa riemergere dal mondo lirico e psicologico di Georg Trakl strutture di significato inattese e inquietanti, vorrei stralciare qualche altro brano: che mi consenta di inserire le mie riflessioni nel contesto di un discorso rigoroso e sensibile come è quello di Ida Porena.

Il destino umano e poetico di Trakl: "Quello di Trakl è un destino chiuso e solitario, ripiegato su un ossessivo autoascolto, un esistere introvertito e patologico, che va certo tenuto sotterraneamente presente da parte nostra, anche se non dobbiamo cadere nella trappola di decifrarlo traducendo *tout court* la simbolizzazione del suo linguaggio poetico. Se mettiamo per ora tra parentesi qualsiasi riferimento biografico, per non farci trascinare dalla sua obiettiva tragicità, e ci poniamo in ascolto del testo, la prima cosa che ci colpisce è il silenzio che compenetra questi versi e li struttura. Le immagini trakliane emergono dal silenzio e noi le incontriamo a nostra volta in silenzioso ascolto"; e ancora: "Solo muovendosi nel folto del *Gedicht* trakliano possiamo avvertire la concretezza delle figure che lo costellano. Sono figure di un'umanità dolente, visi divorati da lebbra e putredine, angeli lividi, madri, figli, sorelle, figure incerte di adolescenti. Avvertiamo la concretezza della loro epifania, ritagliata in una natura che è sempre testimone del loro apparire. La concretezza, per esempio, di musi immobili di animali, 'occhieggianti nel verde' o sanguinanti tra i cespugli, che guardano con infinita mestizia, mentre sul loro sguardo cadono palpebre pesanti. Cosa chiede questo sguardo muto? A chi si indirizza il loro cenno?".

Fra le poesie di Georg Trakl, segnate (tutte) da una emozionalità sconvolgente e trasfigurata, da un'angoscia lancinante e devastante che sale ad altezze vertiginose e inenarrabili (e che talora precipita in abissi di disperazione salvati sempre da una tenuta formale (stilistica) rigorosissima), vorrei solo indicarne alcune incise *non* da questi roveti ardenti e fiammeggianti *ma* da una condizione malinconica, da una tristezza esistenziale stremata e indifesa.

Sono poesie, queste, nelle quali il background emozionale rimane la premessa essenziale alla loro insorgenza e alla loro evoluzione tematica; ma al di fuori delle accensioni più alte che tagliano il respiro e che si colgono in altri testi trakliani. Sono poesie incrinate da una dolcezza e da una amarezza palpitanti: che sembrano mettere in evidenza le ambivalenze emozionali ed esistenziali di Georg Trakl: la sua anima folgorata e scissa.

Non intendo se non riflettere sulle strutture di significato, decifrate fenomenologicamente (astraendo, così, da elementi biografici e sintomatologici), che una lettura immediata e scevra di pregiudizi teorici, e clinici, consenta di fare riemergere. Non mi sembra di allontanarmi dal solco del mio lavoro nemmeno in queste pagine: incentrate sui modi possibili con cui le grandi ali delle emozioni scendono sulla trakliana fantasia creatrice.

La prima poesia che vorrei citare (questa e le altre sempre nella bellissima traduzione di Ida Porena [214]) è *Sonja*.

Torna la sera nel vecchio giardino;
Vita di Sonja, azzurra quiete.
Voli d'uccelli in lunghe schiere;
Albero spoglio in autunnale quiete.

Girasole che mite ricopre
Di Sonja la bianca vita.
Piaga rossa, mai mostrata,
In stanze buie costringe la vita,

Dove risuonano azzurre campane;
Passi di Sonja e dolce quiete.
Morente animale saluta e scompare,
Albero spoglio in autunnale quiete.

Sole d'altri giorni rischiara
A Sonja le bianche ciglia,
Neve inumidisce le sue gote
E il groviglio delle sue ciglia.

L'atmosfera è, qui, intessuta di una malinconia e di una grazia indicibili: qualità liriche e umane nascoste, ma vibranti e palpabili, nel mondo poetico di Georg Trakl.

Una poesia segnata da una climax (quasi) serena e immateriale è *Canto della Sera* (*Abendlied*):

Se andiamo a sera per sentieri oscuri
Smorti ci appaiono i nostri volti.

Se abbiamo sete,
Beviamo l'acque bianche dello stagno,
Dolcezza della nostra infanzia triste.

Ombre, riposiamo sotto i sambuchi
Mirando i grigi gabbiani.

Nubi di primavera incombono sulla città buia
Che tace più nobile èra di chiostri.

Quando presi le tue mani scarne,
Levasti piano gli occhi tondi,
Molto tempo fa.

Ma quando oscura armonia visita l'anima,
Appari tu, bianca, nel paesaggio autunnale dell'amico.

Le parole tematiche di questa poesia (i volti, l'infanzia, gli occhi, il bianco come colore dell'infanzia) ne scandiscono la musica interiore: la musica del silenzio e le ombre della vita. La malinconia si fa, ora, sottile e sotterranea ma resta la sorgente indelebile di questa poesia: fra le più eteree e le più sfrangiate che Georg Trakl abbia scritto.

Un'altra poesia, immersa in una *Stimmung* elegiaca e sognante, è *Estate al declino* (*Sommersneige*).

La verde estate è così lieve
Ormai, il tuo volto cristallino.
Sono morti a sera i fiori dello stagno.
Il grido atterrito di un merlo.

Vana speranza della vita. Nella casa
Prepara già la rondine il suo viaggio
E il sole affonda dietro il colle;
Già invita la notte al corso delle stelle.

Calma di villaggi; risuonano intorno
I boschi deserti. Cuore,
Chinati ora innamorato
Su lei che quieta dorme.

La verde estate è così lieve
Ormai e rintocca il passo
Dello straniero nell'argentea notte.
Oh ricordasse un azzurro animale il suo sentiero,

L'armonia dei suoi anni puri!

Cosa ci possono dire queste poesie sul modo di essere esistenziale ed emozionale, così conflittuale e così discordante, di Georg Trakl?

Il verso iniziale della poesia è, in tedesco, questo: *Der grüne Sommer ist so leise* (La verde estate è così *lieve*), e questo *leise* si ripete all'inizio della quarta strofa. Nelle poesie trakliane ci sono alcune parole tematiche che, l'*azzurro* (certo) in maniera emblematica, si ripetono con una scia di suggestioni stremate e abbaglianti.

Nel suo splendido discorso sulla poesia di Trakl, recuperato nella sua dimensione non solo lirica ma anche esistenziale e ontologica, Martin Heidegger dice: "Nella poesia di Trakl ritorna continuamente quel '*so leise*'. Noi pensiamo che il termine *leise* significhi soltanto: appena percepibile all'orecchio. E in tale accezione si rapporta alla nostra capacità immaginativa. Ma *leise* significa 'lentamente': *gelisian* significa 'scivolare'. *Leise* è ciò che scivola via. L'estate scivola via nell'autunno, nella sera dell'anno" [107].

Non si può non essere affascinati dalla radicalità con cui il grande filosofo tedesco sa fare riemergere da una sola parola risonanze inattese e impensate che dilatano i confini della comprensione, e della decifrazione, dell'immaginazione creativa del poeta.

Ma vorrei ora citare una breve e luminosa poesia, *Nel parco* (*In Park*), della quale ha scritto cose bellissime Ladislao Mittner [155]: cogliendone, in particolare, la dolcezza e la malinconia.

> Vagando ancora per l'antico parco.
> Oh, silenzio di fiori gialli e rossi!
> Voi pure v'attristate, miti divinità
> E l'oro autunnale dell'olmo.
> Immota s'erge sullo stagno azzurrino
> La canna, a sera ammutolisce il tordo
> Oh, china tu pure la fronte
> Al marmo consunto degli avi.

Queste le parole di Mittner: "Trakl offre un esempio, forse non più raggiunto altrove, della sua arte armoniosa, delicata, alta e pura nella prima descrizione del 'suo' parco, nella poesia *In Park*. Manca in esso ogni elemento patologico o comunque ambiguo: il poeta vaga trasognato nel parco antico e china commosso il capo davanti al marmo consunto degli avi, davanti a marmi – così il lettore crede di dover questa volta comprendere – celebranti la nobiltà e la gloria degli antichi padroni del parco"; ma ci sono altre splendide immagini nel discorso di Mittner. "Il ritmo è di una dolce lentezza, con evidenti pause fra le singole immagini tutte ben staccate; il poeta capta il silenzio del parco e con esso la magica immobilità dello spazio del parco, traendo – alla maniera di Webern – dall'arte delle pause un vero elemento costruttivo..."; e ancora: "È un momento di felice e armoniosa purezza e sicurezza; i motivi più caratteristici di Trakl, essenzializzati, perdono la loro consueta drammaticità intensa e multiforme e si uniscono spontaneamente in un quadro perfetto nell'insieme e nelle parti."

Sottolineando la radicale importanza che la malinconia assume nell'articolazione tematica del pensiero poetante di Georg Trakl, Ladislao Mittner scrive poi che tristezza (*Schwermut*) "è forse la parola più trakliana di Trakl, suscettibile di essere unita a ogni possibile aggettivazione: nella tristezza il poeta si purifica, trasformando la propria empia violenza in una dolce, ma non meno empia mitezza" [155].

Una sua ultima considerazione: "Tutto si fonde e si risolve infatti in un solo sentimento, quello fondamentale di Trakl, nell''ardente tristezza', che è un ebro e lento scivolare nell'incoscienza o in una superiore coscienza, ed è raffigurato dall'immagine, rappresentata con ossessiva frequenza, della barca che, staccata dalla riva del lago e abbandonata a sé, si dondola dolcemente nello stagno azzurro e quindi anche nel cielo, che nello stagno si rispecchia".

In *altre* poesie trakliane la sorgente emozionale, che sta a loro fondamento, non è tanto la malinconia quanto invece l'*angoscia*: l'angoscia della morte. Sono poesie che testimoniano di una radicale disperazione, di un *destino* [15] di radicale disperazione, che si leggono con il batticuore e che ci confrontano davvero con i confini ultimi dell'umana sofferenza. Sfioriamo gli abissi dell'esperienza psicotica, o forse (direi) precipitiamo in essi; e i fantasmi, che cogliamo in alcune emblematiche esistenze psicotiche divorate dall'angoscia e dalla desolazione, riemergono luminosi e tenebrali in queste poesie. L'angoscia della morte dilaga in esse; trascinando con sé esperienze di dissociazione e di frantumazione dell'io.

(Nel contesto della cartella clinica dell'ospedale militare di Cracovia, dove Georg Trakl moriva nel 1914, è stata formulata la diagnosi di "Dementia præcox", che oggi corrisponde a quella di schizofrenia, e in essa si affermava [15] che il poeta si spegneva il 2 di novembre a causa di un tentativo di suicidio mediante cocaina, e nonostante ogni possibile prestazione medica.)

Fra le poesie divorate da una angoscia psicotica e da una tristezza non più mite, ma lacerante e oscura, vorrei ricordare *Tristezza* (*Die Schwermut*): dai colori spettrali e dalle alte inquietudini emozionali.

Sei potente, bocca oscura
Nel tuo interno, forma plasmata
Da nubi autunnali,
Di aurea quiete serale:
Torrente che livido si abbuia
Nella cerchia ombrosa
Dei pini spezzati;
Un villaggio
Che casto si spegne in immagini brune.

Ecco balzare i neri cavalli
Sul prato nebbioso.
Soldati!
Dal colle dove rotola il sole morente
Precipita ilare il sangue –
Sotto le querce
Mute! Oh, sdegnata tristezza
Dell'esercito; un elmo lucente
Cadde stridendo da fronte purpurea.

Notte d'autunno così fresca viene,
Con le stelle risplende

Sulle ossa spezzate degli uomini,
Monaca silenziosa [214].

Questi colori accesi, queste immagini segnate da associazioni inattese e folgoranti, queste figure portatrici di morte e di distruzione, questo sangue che scorre (ilare) mentre il sole sta morendo, questa tristezza ricolma di sdegno, si incidono nella memoria e nel cuore: rabbrividendoli.

La poesia di Trakl sembra davvero scaturire, come quella di Friedrich Hölderlin, da una radicale lacerazione dell'io e da una divorante nostalgia di ideali irraggiungibili; dalla disperata percezione di una realtà che ha in sé, *solo*, dolore, angoscia, tristezza, disperazione e fatica di vivere: nel contesto di crudeli ambivalenze.

Le emozioni si fanno, così, struttura portante dei modi di essere e di svolgersi tematico della poesia, del fare-poesia, di Georg Trakl: una poesia straziata e scarnificante, inebriante e disincarnata. Il suo linguaggio, ermetico e complesso, ha questo andamento zigzagante e singhiozzante nel quale si inseriscono immagini di una abbagliante profondità. Sono poesie che si leggono (si rileggono) senza fine: lasciando nel cuore controrisonanze emozionali indicibili e mai esauribili nelle loro scie.

Una comune sorgente del dolore di vivere

Questo mio discorso sulle emozioni, sul valore delle emozioni nella vita umana, si è venuto così fondando sulla parola poetica di Giacomo Leopardi, di Antonia Pozzi e di Georg Trakl. Altre voci poetiche avrei potuto indicare fra la grande poesia segnata dalla luce smagliante delle emozioni e delle intuizioni; ma, forse, in Leopardi, in Antonia Pozzi e in Trakl è possibile cogliere fino in fondo, nella sua stupefatta (dolorosa) concretezza, la presenza della tristezza e dell'angoscia, del dolore di vivere e dello sfiorire delle cose: la presenza dell'angoscia, e della fascinazione, della morte.

Senza la presenza di queste emozioni, trasfigurate dalla fiamma della creatività assoluta, *non* avrei potuto citare contestualmente queste esperienze poetiche, così diverse e così asimmetriche (come si fa, mi si chiederà, ad accostare alla suprema espressione lirica leopardiana e trakliana la voce esile e sommessa di Antonia Pozzi?), ma unificate da una *comune* sorgente di tristezza e di nostalgia, di disperazione e di dolore (di *tædium vitæ*), di angoscia della morte e di stupefazione esistenziale.

2. Sottrarre il dolore alla sua solitudine

La psichiatria, scienza umana dilemmatica e ambigua, sfuggente e ostinatamente ribelle a ogni rigida assolutizzazione naturalistica, si confronta con esperienze psicologiche e umane nelle quali siamo, tutti, imbarcati: al di là, e al di fuori, di ogni condizione di malattia e di ogni categoria clinica.

Una delle esperienze umane più significative e più laceranti, con cui ha a che fare la psichiatria, è quella del dolore e della sofferenza. Certo, dolore e sofferenza sono parole tematiche che sconfinano l'una nell'altra nella loro apparente equivalenza semantica ed esistenziale; ma, in ogni caso, non è possibile non distinguere l'esperienza del dolore da quella della sofferenza: come ha scritto in pagine bellissime [150] Eugène Minkowski.

L'esperienza del dolore è un'esperienza somatica: che nasce dal corpo, dal corpo-cosa (dal corpo-oggetto: dal corpo-*Körper*), ma anche dal corpo vissuto (dal corpo-soggetto: dal corpo-*Leib*). La risonanza psichica e umana nasce, dopo, sulla scia degli artigli che graffiano e fanno soffrire il corpo.

Non solo: ovviamente, il dolore, come ferita del corpo, è influenzabile e modificabile (è curabile) con la somministrazione di farmaci che ne possono smorzare, e spegnere, le risonanze soggettive (interiori); mentre la sofferenza, che si inabissa negli scogli segreti e profondi della condizione umana, non è sempre modificabile (non è sempre curabile): benché, certo, esistano forme diverse, e modi diversi, di vivere la sofferenza e di vederla crescere.

Gli slittamenti psicologici e umani dal dolore alla sofferenza, e da questa a quello, sono nondimeno inevitabili: quando, ad esempio, si parla di dolore *morale*, di dolore dell'anima, ci si avvicina immediatamente all'esperienza umana, al nocciolo tematico, della sofferenza. Come dice Minkowski [150], *anche* la malattia può essere una delle sorgenti della sofferenza: quando la malattia (il dolore che ad essa si accompagna) *non* sia un evento contingente ed effimero, e sia invece nella sua durata, e nella sua asprezza, qualcosa che afferri, e torturi, profondamente le radici stesse della vita umana: trascinando con sé, del resto, le ombre crepuscolari e singhiozzanti della morte: della morte possibile e, talora, della morte volontaria che è in agguato in ogni condizione di dolore lacerante e insostenibile, e di sofferenza umana che sia sigillata, in particolare, dalla solitudine e dalla perdita di umane relazioni.

La sofferenza e le sofferenze

La sofferenza (il *senso* della sofferenza) *non* si identifica, dunque, con il dolore (con il *senso* del dolore che nasce dalle ferite del corpo); benché ci siano oscillazioni e transizioni fra l'una e l'altra esperienza.

La sofferenz*a* e le sofferenz*e*: la sofferenza come l'esperienza categoriale, come la matrice esistenziale, delle diverse forme (delle diverse figure) della sofferenza: delle alte e delle basse maree da cui nascono le lacerazioni dell'anima. La sofferenza, certo, si radica nelle regioni sconfinate del cuore [1] [105] [176] [245], e solo *dopo* può trascinare con sé risonanze somatiche: dotate in ogni caso di senso, e *non* sottratte al senso, come avviene invece nel contesto di un'esperienza di dolore.

Le distinzioni sono necessarie, direi, se si intende sfuggire al rischio fatale della omogeneizzazione e della serialità, delle generalizzazioni, nella riflessione sulle cose e sulle situazioni.

La sofferenza, la possibilità della sofferenza, è costitutiva della condizione umana; e, come dice ancora Eugène Minkowski [151], è possibile che un'esistenza si snodi e scorra al di fuori di ogni esperienza di *malattia*; ma non è possibile che a un'esistenza umana sia sottratta l'esperienza della sofferenza, come dolore *morale* che nasca dalla perdita e dalla dissolvenza degli orizzonti di senso su cui si fondi il divenire bergsoniano della vita.

Se la sofferenza è un'esperienza *comune* a ciascuno di noi come *umana* possibilità, le forme concrete con cui la sofferenza viene vissuta, nei suoi aspetti psicologici e nei suoi aspetti somato-psichici, cambiano in ciascuno di noi sulla scia delle nostre personali attitudini ad accettare e a elaborare l'esperienza del dolore morale e della sofferenza.

Sulle diverse espressioni della sofferenza, e sulla impossibilità di "registrarle" con i gelidi strumenti dei questionari e delle "scale psicometriche", ha scritto cose decisive Bruno Callieri.

"È evidente l'impossibilità di obiettivare mediante scale psicometriche, biochimiche, statistiche, la sofferenza nelle sue molteplici espressioni e modalità, intime e sociali: dalla morte di un figlio, improvvisa o a lungo prevista e 'vissuta', alla delusione d'amore, dal crollo di un ideale (politico, religioso, familiare) al martirio quotidiano di fronte a una insostenibile situazione sociale, economica, affettiva, professionale, lavorativa, dal morso e rimorso per una colpa vergognosa all'assillo inquietante di fronte alla rovina della propria casa o a un fallimento esistenziale. Da tutte queste condizioni e ancora da un'innumerevole gamma di situazioni di smarrimento, di solitudine, di disperazione, di condanna, di rifiuto, di chiusura, si delinea nella sua soggettività e singolarità l'arco della sofferenza incombente sulla condizione umana o addirittura di essa costitutiva" [50].

Quando la sofferenza scende nella nostra anima (nei nostri cuori), e ci tortura nelle nostre fibre più nascoste e segrete, lacerandole e spezzandole, essa tende a separarci dal mondo delle persone e dal mondo delle cose; isolandoci e incrinando, in misura più o meno intensa e radicale, la nostra relazione con gli *altri*: quella che è, cioè, la intersoggettività come struttura portante della condizione umana. Ogni esperienza di sofferenza e di dolore morale si accompagna, così, al distacco dalle cose e alla ricerca di solitudine: che può essere la grande (rilkiana) solitudine interiore, o la più arida e sconsolata solitudine, meglio definita come isolamento, che la psichiatria clinica chiama, seguendo la geniale designazione proposta da Eugen Bleuler [27], *autistica*.

La solitudine non è l'isolamento, certo, anche se i confini, che separano l'una situazione dall'altra, sono confini permeabili e osmotici. Ci sono, in ogni caso, sofferenze che trascinano con sé isolamento (distacco dal mondo e frattura della intersoggettività), e ci sono sofferenze che sfuggono a una separazione così drastica e sono solo sigillate dalla solitudine: situazione, nonostante tutto, diastolica: di apertura, cioè, anche se crepuscolare e infranta, agli altri e alle cose.

Sottrarre, quando sia possibile, la sofferenza (il dolore) alla solitudine e all'isolamento è cosa che ha una radicale significazione psicologica e umana: terapeutica.

(Non ci sono farmaci che possano lenire, o addirittura abrogare, un'esperienza di sofferenza: quando questa sia legata a evenienze umane che, al di là di ogni malattia, ci facciano precipitare nel nonsenso della vita: nella disperazione kierkegaardiana [122]. Quando la sofferenza sia legata, invece, alla presenza di un'esperienza psicotica, ad esempio di una malinconia *clinica* (di una depressione come *Gestalt* clinica), le cose sono più complesse: nel senso che la dimensione *clinica*, la dimensione *malata*, della sofferenza (quella legata alla malinconia) è curabile e modificabile, anche radicalmente, con la somministrazione farmacologica antidepressiva; mentre la dimensione psicologica e *umana* della sofferenza, la risonanza interiore alle lacerazioni interiori (alle angosce dell'anima) che si possono estendere al di là della malinconia come malattia, si costituisce come una traccia indelebile nella memoria vissuta: ferita viva e ribelle a ogni medicazione. La sofferenza, allora, come ogni figura della sofferenza, fonda la serietà e la gravità della vita, e in questa gravità e in questa serietà la condizione umana ritrova la sua ragione d'essere: scendendo, così, in profondità: nella profondità bruciante e inesauribile delle emozioni, la sofferenza deve essere presa sul serio, molto sul serio; ed essa si presenta come un fenomeno costitutivo dell'esistenza: è là davanti a noi e in noi, in me e nel mio prossimo.)

La sofferenza inutile

Il *senso* della sofferenza non è facile da rintracciare: c'è una sofferenza inevitabile e c'è una sofferenza evitabile; c'è una sofferenza che testimonia della grandezza, e della fragilità, della condizione umana, e c'è una sofferenza che sfugge, o sembra sfuggire, a ogni significato; c'è una sofferenza che nasce dal cuore di un'esperienza psicotica, e che si attenua e guarisce quando questa si dissolve, e c'è una sofferenza che è radicata leopardianamente nella condizione umana: nella riflessione sulle antinomie e sulle lacerazioni dell'esistenza; c'è una sofferenza visibile e c'è una sofferenza invisibile; c'è una sofferenza del cuore, e [171] dell'anima, e c'è una sofferenza del corpo.

Dalla sofferenza, ancora una volta, sgorgano forme (figure) diverse di sofferenza, e conoscerle (ri-conoscerle) aiuta a comprenderne meglio la fenomenologia e la profondità, la dimensione di senso e quella di nonsenso, la recuperabilità umana e la faticosa inerzialità, gli orizzonti di speranza che sono in esse e la disperazione che li oscura, le ragioni psicologiche e umane che le trascinano con sé e l'assenza, almeno apparente, di ragioni.

Non sono possibili generalizzazioni, certo, e sono possibili, solo, riflessioni differenziate e dialettiche.

I bellissimi testi di Emmanuel Lévinas [132] [133] [134] [135] ci fanno intravedere, e ci fanno cogliere, la luce e l'ombra dei volti e degli sguardi, gli enigmi e il mistero dell'esistenza ri-cercata e ri-fondata fenomenologicamente nella sua realtà palpitante e immediata, la dimensione problematica e vertiginosa del tempo, le immagini inquietanti del vivere e del morire, la fatica della comunicazione e della relazione interpersonale, la fatica della conoscenza emozionale dell'*altro* e dell'immedesimazione nella vita interiore dell'*altro*: nella sua vicinanza e nella sua lontananza, nella sua familiarità e nella sua estraneità; ma, fra questi suoi testi, vorrei ora richiamarmi a quello [135] nel quale il pensare all'altro sconfina nel pensare alla *sofferenza* dell'altro. Sono pagine intense e inquietanti che lasciano un segno, nella memoria e nel cuore, e che nascono del resto dall'esperienza psicologica e umana, dal destino di vita, di Emmanuel Lévinas.

Le sue parole sono dure e taglienti: "Ogni male si riferisce alla sofferenza. Essa è il vicolo cieco della vita e dell'essere, la loro assurdità in cui il dolore non si 'colora' di affettività, e in qualche modo innocentemente, la coscienza. Il male del dolore, la nocività stessa, è l'esplosione e come l'articolazione più profonda dell'assurdità".

Ci sono, poi, altre cose che egli dice con un'alta tensione emozionale.

"In questa prospettiva c'è una differenza radicale tra la *sofferenza in altri* in cui essa è, per *me*, imperdonabile e mi sollecita e mi invoca e la sofferenza *in me*, la mia propria avventura della sofferenza la cui inutilità costitutiva o congenita può acquistare un senso, il solo di cui la sofferenza sia suscettibile, divenendo una sofferenza per la sofferenza, fosse anche inesorabile, di qualcun altro."

Contestando le tesi sulla finalità biologica, o sociale, della sofferenza (sulla sua "teleologia politica"), Lévinas radicalizza con parole alte e commosse la sua riflessione sulla sofferenza "inutile".

"Ma il non senso cattivo e gratuito del dolore filtra già sotto le forme ragionevoli che prendono gli 'usi' sociali della sofferenza, che, in ogni caso, non rendono meno scandalosa la tortura che colpisce e isola nel dolore gli handicappati psichici. Ma dietro l'amministrazione razionale del dolore nelle sanzioni, disposta dai tribunali umani, che riveste subito le apparenze dubbiose della repressione, l'arbitrarietà e lo strano scacco della giustizia in mezzo alle guerre, ai crimini e all'oppressione dei deboli da parte dei forti, raggiunge in una specie di fatalità le sofferenze inutili che derivano dalle calamità naturali come effetti di una perversione ontologica."

Nel contesto della fedeltà all'ebraismo, nel quale è radicalmente inserito, Emmanuel Lévinas si propone di considerare la sofferenza in quella che egli chiama una *prospettiva interumana* e che così definisce: "L'interumano propriamente detto consiste in una non-indifferenza degli uni verso gli altri, in una responsabilità degli uni per gli altri, ma prima che la reciprocità di questa responsabilità che si inscriverà nelle leggi impersonali venga a sovrapporsi all'altruismo puro di questa responsabilità inscritto nella posizione etica dell'io come io: prima di ogni contratto che significherebbe appunto il momento di reciprocità dove, certo, può continuare, ma dove può anche attenuarsi o svanire l'altruismo e il dis-interesse".

Testo complesso e cifrato, questo, e nondimeno aperto a una rivalutazione indicibile e allusiva della sofferenza: nell'area di una difficile intersoggettività che sfida le definizioni e le enunciazioni, e che, divenendo storia, "si affida di più alle risorse dell'*io* in ciascuno e alla sua sofferenza ispirata dalla sofferenza dell'altro uomo, alla sua compassione che è una sofferenza non-inutile (o amore), che non è più sofferenza 'per nulla'": riassumendo immediatamente una dimensione di senso.

La conclusione rovente e limpida: "Noi abbiamo cercato di analizzare il fenomeno del dolore inutile nella prospettiva interumana della *mia* responsabilità per l'altro uomo, senza preoccupazione di reciprocità, nella mia chiamata al suo aiuto gratuito, nell'asimmetria dell'*uno* per l'altro" [135].

La dimensione esistenziale della sofferenza

La dimensione esistenziale della sofferenza, la sua significazione psicologica e umana, cambia nella misura in cui essa sia un'esperienza *psichica*, o un'esperienza che trascini con sé la lacerazione, il dolore nelle sue diverse forme, del corpo, o ancora una ferita (una malattia) del corpo che si accompagni a una risonanza interiore nutrita di sofferenza e disperazione.

Quando la sofferenza scende nella nostra anima, gli orizzonti della speranza e del futuro si oscurano. Le spine crudeli del presente, di un presente che si estende come un fiume in piena in un tempo eternizzato, non lasciano sopravvivere se non schegge di speranza e di avvenire. Il *senso* della vita, le cose che davano un senso alla vita, si incrina e la fatica di vivere, di vivere *con* gli altri e di ri-vivere le esperienze del passato nel segno di una storia della vita dotata di senso, cresce crudelmente. Cambia radicalmente il modo di essere *nel* mondo, e si inaspriscono gli elementi costitutivi del carattere.

Non è stato così, certo, nel modo di vivere la sofferenza estrema in Teresa di Lisieux che, negli ultimi colloqui [213], riesce a trasfigurare il dolore e il morire in un orizzonte di speranza ancora presente.

La radicalità, e la profondità, di una condizione di sofferenza, come quella vissuta da Teresa di Lisieux, sono espressione di una forma di vita bruciata e redenta da una speranza e da una fede che non possono essere confrontate con la vita di ciascuno di noi. Ne sto accennando solo perché vorrei indicare come, fra le molteplici dimensioni esistenziali della sofferenza, ci sia *anche* questa dimensione: così misteriosa e così invisibile agli occhi delle nostre comuni forme di vita. ("Non ne posso più... non ne posso più! e tuttavia bisogna che continui... Sono... sono ridotta... No, non avrei mai creduto che si potesse soffrire tanto... mai, mai! O Madre mia, non credo più alla morte, per me... non credo più che alla sofferenza! Domani sarà ancora peggio! Infine, tanto meglio!" [213].)

Quando il dolore, quando la sofferenza, scende in noi con i suoi artigli crudeli, ogni contatto psicologico e umano con gli *altri*-da-noi si fa difficile e talora impossibile. Anche le parole degli altri, delle persone vicine e delle persone lontane, le parole di solidarietà e di affetto, si indeboliscono e si fanno fragili; nella misura in cui il dolore sia molto intenso e inarrestabile. Non è solo l'anima ma anche il corpo a essere trafitto dalla sofferenza.

Dal diario [136] di un dolore, desolata testimonianza di un'esperienza di perdita di una persona cara, di C.S. Lewis, grande studioso dell'amor cortese, riemergono gli aspetti di una sofferenza sconvolgente che si riflette, trasformandosi, in una condizione di crudele corrosione del corpo.

"Nessuno mi aveva mai detto che il dolore assomiglia tanto alla paura. Non che io abbia paura: la somiglianza è fisica. Gli stessi sobbalzi dello stomaco, la stessa irrequietezza, gli sbadigli"; e poi: "Altre volte è come un'ubriacatura leggera, o come quando si batte la testa e ci si sente rintronati. Tra me e il mondo c'è una sorta di cortina invisibile. Fatico a capire il senso di quello che mi dicono gli altri. O forse, fatico a trovare la voglia di capire" [136].

Gli sconfinamenti tra la sofferenza dell'anima e il dolore del corpo non sono mai evitabili, certo, ma (qui) sembra sopravvivere solo una lacerante compromissione del corpo.

"Che cos'è il dolore della mente di fronte a quello del corpo? Checché ne dicano gli sciocchi, il corpo può soffrire venti volte più della mente. La mente ha sempre qualche via di fuga. Nel peggiore dei casi, il pensiero intollerabile ritorna continuamente, ma il dolore fisico può essere letteralmente ininterrotto" [136].

Ma, allora, c'è un senso nella malattia e nel dolore? Cosa può fare di ciascuno di noi la malattia, e la sofferenza che ad essa si accompagna, o che da essa scaturisce? È possibile recuperare il senso trascendente e metafisico del dolore e della sofferenza al di fuori di una *Weltanschauung* religiosa? Solo nel mistero è possibile intravedere il senso, e il *non*senso, della sofferenza?

Le scelte sono difficili, e solo il rispetto dinanzi alle scelte di ciascuno di noi sembra essere una soluzione possibile.

In questo suo libro [95] Gargani delinea bellissime riflessioni sui significati del dolore e della malattia: che egli riconosce *anche* al di là di orizzonti di senso religiosi.

"Ciò che la cultura, la letteratura, la scienza devono realizzare è un diverso atteggiamento verso il dolore, la malattia e verso il soggetto della sofferenza. Non si tratta di costruire edifici oratori che debbano redimere il dolore, l'infelicità, la malattia come tale o sermoni retorici edificanti e consolatori. Si tratta di trasmettere la consapevolezza che la sofferenza, per esempio la malattia, non è un mero incidente, ma è in ogni caso la via di una trasformazione, l'accesso a un nuovo percorso interiore. Dunque la sofferenza come iniziazione a un processo interiore, e non solo come vita non vissuta, avvilita, perduta, di cui si può solo morire" [95].

La tesi di Gargani è una tesi coraggiosa e forte; e con essa, nella misura in cui ci sia in ciascuno di noi questo slancio vitale (questa fatica di essere se stessi recuperata nei suoi orizzonti di senso), non si può non concordare: anche se non è facile realizzarla.

In ogni caso, la sofferenza cambia il nostro modo di essere, di vivere e di morire, ma cambia contestualmente il mondo in cui siamo immersi; e, solo se sorge in noi la consapevolezza di dovere accettare la nostra esistenza quanto più ampiamente sia a noi possibile [95], riusciamo a intendere il senso della sofferenza, e la sua dimensione psicologica e umana.

Ogni dolore, ogni sofferenza, interrompono la continuità della vita: determinando in essa una discontinuità, un intervallo, una sospensione, che ci distaccano (ci allontanano) dalle sequenze quotidiane e non di rado banali dell'esistenza, e che trascinano con sé una più alta disponibilità a intravedere il *senso* profondo e autentico delle cose. La malattia, la sofferenza, la tristezza, l'angoscia, la percezione delle dimensioni emozionali della vita, allora, come colpi di sonda che rimuovono, che possono rimuovere, le nebbie dell'indifferenza e della noncuranza; ridestandoci, come diceva Rilke [185], a una conoscenza diversa di sé e degli altri, e trasformandoci nei nostri modi di essere con gli altri.

La malattia, la sofferenza, certo, ma anche la tristezza. La tristezza che ci trasforma come si trasforma una casa nella quale sia entrato un ospite: nella magica girandola di immagini e di metafore, che ogni pagina rilkiana trascina con sé, la dimensione di senso della tristezza (della sofferenza) rinasce e si ridefinisce nei suoi orizzonti; colta e descritta come matrice di riflessione e di crescita emozionale: al di là della sua apparente in-consistenza esistenziale, e al di là di ogni sua "riduzione" clinica e psicopatologica.

Ci sono molti testi letterari, narrativi e lirici, che si confrontano con il circolo tematico del dolore e della sofferenza; ma, fra questi, sono rimasto da sempre affascinato dalle cose che ha scritto Georges Bernanos: con il suo linguaggio intenso e smagliante, rovente e a volte smarrito, e comunque fortemente intriso di lirica trasfigurazione. Qualche citazione dai suoi due romanzi più belli (*La joie* e *Journal d'un curé de campagne*) mi consentirà di indicare a quali profondità emozionali, e a quali vertiginose dimensioni psicologiche e umane della sofferenza, giunga il discorso narrativo e poetico di Bernanos.

Così, dell'angoscia (della sofferenza) di Chantal de Clergerie (la protagonista del romanzo *La joie*) egli dice con una splendida immagine: "L'angoscia, con il suo volto senza occhi, sconvolge ogni sua fibra senza riuscire nondimeno a dominare il suo coraggio e nemmeno a cancellare quel nulla di fierezza maliziosa che è il fiorire della sua giovane saggezza" [16]; ma poi, con una svolta narrativa che mette ora in evidenza la dolcezza stremata e le ferite dell'anima di Chantal, il testo ci presenta una figura femminile solcata da una sofferenza riscattata e trasfigurata.

"Quale è questo solco leggero, sempre così giovane e infantile, che su ogni guancia finisce in una impercettibile fossetta, segnata da un'ombra mobile e vivente, e che il dolore, o il piacere, uno shock dell'anima, di volta in volta cancella e approfondisce?" [16].

Nel *Journal d'un curé de campagne* la tristezza, come segno di una umana indicibile sofferenza, è descritta con una dolorosa (fuggitiva) leggerezza: "Era il volto stesso della tristezza, ma di una tristezza che non conoscevo, alla quale non potevo avere parte: così vicina al mio cuore, al mio sventurato cuore di uomo, e nondimeno inaccessibile. Non c'è tristezza umana senza amarezza, e quella non era che soavità, senza rivolta, e quella non era che accettazione. Faceva pensare a non so quale notte profonda: dolce e infinita. La nostra tristezza nasce, infine, dalla esperienza delle nostre miserie, esperienza sempre impura, e quella era innocente. Era l'innocenza" [17].

Come cambiano i volti, come si oscurano gli sguardi, quando la tristezza e la sofferenza scendono nella nostra anima, e ogni cosa (ogni esperienza) si svuota di luce: sommersa dal velo della estraneità e della lontananza, della inconoscibilità e della non-familiarità. Il discorso lacerato di Bernanos fa rinascere queste (diverse) forme di comunicare con il mondo delle persone e con il mondo delle cose: di comunicare nel dolore e nel silenzio.

Nel volto di Chantal, ancora questo nome strisciante e luminoso, il protagonista del romanzo coglie lo snodarsi di metamorfosi inattese: "Invece ora avevo dinanzi a me un volto strano, sfigurato non dalla paura ma da un panico più profondo: più interiore. Sì, avevo già sperimentata una simile alterazione dei lineamenti; ma non l'avevo osservata fino ad allora se non sui volti di agonizzanti, e l'avevo naturalmente attribuita a una causa banale (fisica). I medici parlano volentieri della 'maschera dell'agonia'. I medici si ingannano di sovente" [17].

Le stigmate incancellabili e inconfondibili della sofferenza interiore, del dolore dell'anima, si colgono graffianti e laceranti in queste splendide analisi di una vita interiore, di una interiorità, ferita dall'angoscia e dal presentimento della morte.

"Cosa dire, cosa fare, per aiutare questa creatura ferita la cui vita sembrava scorrere a fiotti da qualche invisibile mutilazione? E nonostante tutto mi sembrava di dovere mantenere il silenzio ancora per qualche istante: di correre questo rischio. Avevo, d'altronde, ritrovato un po' di coraggio per pregare. Anche lei taceva."

Questo silenzio, divorato e nutrito di angoscia e di sofferenza, si riempie poi di un'esperienza francamente allucinatoria: che fa rivivere il volto di Chantal nell'ombra oscura e impassibile: "L'immagine stava là, sotto i miei occhi, in una sorta di meravigliosa instabilità, e io stavo immobile come se il minimo gesto la dovesse cancellare" [17].

L'angoscia, allora, come compagna di ogni sofferenza, dell'anima e del corpo, che testimonia di radici *diverse* da quelle che le sono in genere assegnate. L'angoscia come metafora di una realtà più profonda e nascosta.

"Sempre più sono persuaso che ciò che chiamiamo tristezza, angoscia, disperazione, come per inclinarci a credere che si tratti di certi movimenti dell'anima, sia invece questa anima stessa, e che, dopo la caduta, la condizione dell'uomo sia tale che egli non sappia percepire più nulla, in sé, e fuori di sé, se non sotto forma di angoscia" [17].

Squarci lirici, dolorosi e in-quietanti, ma aperti nondimeno a una speranza e a una nostalgia acri e ostinate, interrompono la tonalità accorata e bruciante del romanzo: come in queste pagine indimenticabili.

"Ero solo, indicibilmente solo, di fronte alla mia morte, e questa morte non era se non la privazione dell'essere – niente di più. Il mondo visibile sembrava scorrere lontano da me a una velocità terrificante e in una girandola di immagini non funebri ma insolitamente luminose e abbaglianti. 'È possibile? L'ho, dunque, tanto amato?' mi dicevo. Questi mattini, queste sere, queste strade. Queste strade cangianti, misteriose, queste strade ricolme dei passi degli uomini. Le ho davvero tanto amate le strade, le nostre strade, le strade del mondo?" [17].

Le immagini splendenti e chiaroscurali si succedono le une alle altre: nel contesto di una lancinante condizione psicologica e umana.

"Quale bambino povero, venuto su nella loro polvere, non ha consegnato loro i suoi sogni? Sogni che esse portano lentamente, maestosamente, verso non si sa quali mari sconosciuti: oh grandi fiumi di luci e di ombre che portate il sogno dei poveri!" [17].

Il leitmotiv della sofferenza e della solitudine si ripete, così, ma rinnovandosi nei suoi contenuti e nei modi di riviverli, lungo l'intero circolo narrativo del romanzo. Sofferenza psicologica e umana, certo, e non solo sofferenza spirituale: che crescono, e si dilatano, a mano a mano che il romanzo si stratifica e muove verso la conclusione: presagita e scandita dagli eventi tematici che si svolgono nello sfondo del dolore e della solitudine, del mistero della sofferenza e degli enigmi della solitudine.

Ciascuno di noi, al di là della sua fede e dei suoi orientamenti ideali, non può non rispecchiarsi, direi, in questo romanzo: nel quale le grandi (inesauribili) domande sul *senso* della vita e della morte, sulle schegge del dolore e dell'angoscia umana, si susseguono nel contesto di una ispirazione (creativa) alta e luminosa: che lascia tracce indelebili nella memoria.

L'epifania, e l'archeologia, della sofferenza (della sofferenza che nasce dall'avvicinarsi della morte e dalla solitudine disperata con cui, nell'indifferenza desertica del mondo, ci si avvia alla morte: alla morte imposta dalla violenza rivoluzionaria) rinascono nella loro dimensione più vertiginosa e sconvolgente nei *Dialogues des Carmélites* [18]: il testo che segna il momento più alto dell'opera creativa di Georges Bernanos. Ne ho parlato in un mio libro [39].

La sofferenza come sorgente di conoscenza

Cose straordinarie sulla sofferenza, sulle sue radici esistenziali e spirituali, sono state scritte da Simone Weil; e nel contesto di un discorso [229] che illumina anche la significazione psicologica e umana della sofferenza psicotica.

Così Simone Weil definisce il carattere indicibile della sofferenza: "Il carattere *irriducibile* della sofferenza, così che non se ne può non avere orrore nel momento in cui si subisce, ha come esito finale quello d'arrestare la volontà, come l'assurdità arresta l'intelligenza, come l'assenza, la non-esistenza arresta l'amore. Affinché, giunto al limite delle facoltà umane, l'uomo tenda le braccia, s'arresti, fissi lo sguardo e attenda" [229].

Sondando gli abissi di radicali sfondamenti semantici ed esistenziali, che si nascondono nell'idea di *sventura* nella quale Simone Weil inserisce la sofferenza nella sua ulteriorità metafisica, Maurice Blanchot giunge a dire cose inaudite: "La sventura è un 'enigma'? Ha essa in sé l'essenza stessa della sofferenza fisica dalla quale è inseparabile. La sofferenza fisica: quando è tale che non si possa né soffrirla né cessare di soffrirla, quando è tale cioè da arrestare il tempo e da fare del tempo un presente senza avvenire: del resto impossibile come presente. Non si può raggiungere: l'istante seguente è separato dall'istante presente da un infinito insormontabile, l'infinito della sofferenza, ma il presente della sofferenza è impossibile: è l'abisso del presente. La sventura ci fa perdere il tempo, ci fa perdere il mondo" [26].

Nella sua vertiginosa riflessione sulla sofferenza Simone Weil le attribuisce (anche) una radicale significazione conoscitiva: nel contesto di un linguaggio che coglie la ragione d'essere umbratile e misteriosa, enigmatica ed emblematica, della sofferenza: di *ogni* sofferenza.

"Il pensiero della sofferenza non è discorsivo. Il pensiero urta contro il dolore fisico, contro la sventura, come la mosca contro il vetro, senza poter progredire in alcun modo né scoprirvi nulla di nuovo, e senza potersi impedire di tornarvi" [229].

Richiamandosi a Eschilo, l'area conoscitiva della sofferenza è ulteriormente delineata da Simone Weil: "Eschilo: 'Mediante la sofferenza la conoscenza'. Fare della sofferenza un'offerta è una consolazione, e quindi un velo gettato sulla realtà della sofferenza. Ma lo è anche considerare la sofferenza come una punizione. La sofferenza non ha significato. È questa l'essenza stessa della sua realtà. Occorre amarla nella sua realtà, che è assenza di significato. Altrimenti non si ama Dio" [229].

Non si può affrontare la questione del *senso* della sofferenza, anche in psichiatria, senza riflettere su queste sfolgoranti considerazioni di Simone Weil.

Sulla sua scia vorrei dire che la malinconia clinica, la depressione come malattia, può sfidare e sollecitare un'esistenza banale e quotidiana, come quella che è in noi, fino a farne riemergere strutture di significato e aree di riflessione, e di introspezione, nascoste e silenziose, e sommerse poi dalla restaurazione della "normalità" psicologica (dalla guarigione clinica). *Non* la malattia, *non* la malinconia (la depressione), *ma* la sofferenza (l'angoscia divorante) che si accompagna all'esperienza interiore (al *vissuto*) della malattia sembra dilatare questa conoscenza della propria soggettività e della propria esistenza: questa intuizione, talora, creativa di realtà psicologiche e umane altrimenti inafferrabili e in-toccabili.

La sofferenza, la diversa incendiabilità della sofferenza, e i suoi diversi modi di riflettersi nell'interiorità (nella soggettività), si costituisce, così, come l'addentellato possibile fra esperienza depressiva ed esperienza virtualmente creativa. La sofferenza, il modo di rivivere l'oscura parabola di una condizione depressiva, appartiene agli stati di cose fondamentali dell'esistenza, e non c'è (forse) immaginazione creatrice che non oscilli, nel suo farsi e nel suo divenire, fra le alte e basse maree della sofferenza (dell'angoscia e dell'alta tensione emozionale).

La malattia come sofferenza che si trasforma in sensibilizzazione umana e creativa; e la malattia, ancora, come esperienza che lacera le sicurezze e le ovvietà della vita.

Non c'è una sofferenza in sé patologica

Ci sono alcune esperienze psicopatologiche e cliniche, quella depressiva (quella della malinconia) in particolare, nelle quali il tema della sofferenza, nutrita di angoscia e disperazione, si viene delineando come leitmotiv della vita interiore: con il suo timbro, lacerante e straziante, che le autoespressioni delle pazienti e dei pazienti rivelano immediatamente.

Di quale natura è la sofferenza depressiva, e quali ne sono le connotazioni tematiche e formali che la avvicinano, o la allontanano, alla sofferenza che nasce in ciascuno di noi: al di fuori di ogni condizione di malattia?

Sono domande, queste, che non hanno una semplice significazione teorica, o astratta, ma che si inseriscono nel cuore di ogni discorso psicopatologico e fenomenologico, e anche diagnostico e psicoterapeutico, sull'esperienza depressiva (malinconia: le definizioni di malinconia e di depressione sono interscambiabili nel contesto di una psichiatria clinica dialettica [35]): sulle sue dimensioni strutturali e sulle sue articolazioni tematiche. (Ci sono, ovviamente, diverse possibili interpretazioni della natura, e dell'origine, della sofferenza che nasce così dolorosa e così indicibile nel contesto di una malinconia clinica, di una depressione, e vorrei ora indicarne quelle essenziali.)

Del fenomeno (dell'essenza) della sofferenza depressiva si sono occupati grandi psichiatri [24] [46] [50] [210] [212], cercando di coglierne, e di definirne, i modi di essere. Comune ad alcuni di essi [24] [210] [212] è la tesi che l'esperienza psicotica della sofferenza *non* sia uguale a quella che si ha nella vita non-psicotica: essendo una forma di sofferenza, quella psicotica, sfigurata e distorta. La sofferenza, che si anima in una condizione psicotica (depressiva), è considerata in questo orizzonte ermeneutico come qualcosa di immobile e di magmatico, di rigido e di bloccato, di estraneo al divenire e alla storia emozionali.

Certo, la sofferenza depressiva sgorga dal fondo immotivato

della vita emozionale, dalle regioni profonde e oscure della vita; ma questo basta per considerare come a noi *estranea* una modalità di sofferenza che nasca nel contesto di una *Lebenswelt* psicotica?

Non posso non concordare invece con tesi radicalmente diverse [46] [50] da quelle ora indicate: il senso della sofferenza, la sua radicale dimensione *umana* e metafisica (nel senso di Nicolai Hartmann, certo), sopravvive anche fra le spine dolorose e pungenti di un'esperienza psicotica segnata dalla presenza della depressione: della malinconia *clinica* con le speranze tagliate e i deserti che la sigillano; ma nel contesto di modi di vivere e di morire che continuano a testimoniare della dignità e della nobiltà della condizione umana.

Fra le cose che Bruno Callieri ha scritto in questo lavoro [50] sulla sofferenza, vorrei ancora sottolineare quello che egli dice sul *senso* della sofferenza psicotica; affermando in particolare che "non si può parlare di 'sofferenza in sé patologica'; in altri termini, per quanto profondamente abnormi possano essere le motivazioni che inducono alla sofferenza (da quelle deliranti fino a quelle più depressive o ossessionanti), la struttura intrinseca, formale, di tale esperienza del soffrire permane sempre integra, cioè rappresenta un modo generalumano non deformabile da nessun accadere psicopatologico". Altre sue splendide considerazioni vorrei, infine, citare: "Forse si potrebbe qui parlare di un vero e proprio aspetto categoriale (in senso kantiano) della sofferenza? Vorrei cioè dire ai lettori che la sofferenza, in quanto esperienza modale umana, trascende l'ambito psicopatologico *sensu stricto* e anche un contesto molto alienato. La sofferenza riduce le nostre illusioni perché ne mostra la vanità e sovente l'inconsistenza; ma dà loro anche un rilancio di vigore, perché si nutre della nostra coraggiosa assunzione" [50].

Insomma, come ho insistito e riaffermato in un mio lavoro [34], solo seguendo *questo* cammino interpretativo si giunge a riconoscere la dimensione radicale e autentica della sofferenza psicotica: della sofferenza che si manifesta in una malinconia clinica ma, in fondo, anche in un'esperienza schizofrenica.

Stralci da un'esperienza clinica

Dalle esperienze vissute di una paziente, che ha attraversato le penombre dolorose e strazianti di un'esperienza depressiva (di una malinconia clinica), vorrei stralciare alcuni frammenti discorsivi che abbiano a indicare i modi e i contenuti della sofferenza: di una sofferenza che nasca nel contesto di una *Lebenswelt* psicotica.

Siamo, qui, nel cuore di un'esperienza depressiva che rientra nel circolo delle depressioni unipolari [126]; ed ecco alcuni stralci tematici che sono riemersi da una corrente di esperienze psicologiche e umane segnate dall'angoscia e dalla disperazione.

"La sofferenza che ho è tremenda. Sono irrigidita nello sforzo di rimanere calma e di controllarmi. Il momento più tragico è il risveglio. Non vorrei mai addormentarmi per non avere questo risveglio. Non riesco a controllarmi, d'altra parte. Mi sento imbevuta di sofferenza. Inumana. Una persona non dovrebbe potere soffrire così."

Una straordinaria (dolente) fenomenologia della sofferenza e del dolore riemerge da queste e da ulteriori esperienze vissute che vorrei ancora ritrascrivere con timore e tremore; testimoniando esse di un'angoscia e di una torturazione dell'anima che rispecchiano fino in fondo la profondità del dolore e della sofferenza nella malinconia clinica: nella depressione come realtà psicopatologica e clinica.

"Fino a quando riuscirò a portare avanti questa sofferenza? Ci sono depressioni che durano eternamente, e la mia è una di queste. Sono talmente invischiata in questo dolore che mi pare impossibile che possa togliermi questo peso dallo stomaco. Ci si sente come costretti a camminare su due gambe rotte. Mi sento tutta a pezzi. Si prova una sofferenza tremenda. Come ricercare qualcosa che non si raggiunge mai. Mi chiedo spesso come un organismo possa superare tutto questo. Possibile che non ci si consumi con tutto questo? Nonostante tutto questo stillicidio l'organismo resiste."

Nel modo di vivere ogni forma di sofferenza, ma in particolare nel vivere quella depressiva, si inserisce una modificata esperienza (soggettiva) del tempo: che si frantuma nelle sue sequenze vissute, nelle sue continue connessioni tematiche e formali fra presente, passato e futuro (nel senso delle sfolgoranti intuizioni agostiniane e pascaliane, e scheleriane del resto); e che si svuota, in particolare, della dimensione del futuro: come matrice di una speranza che, venendo meno il futuro, tende a dissolversi e a perdersi [40] [46] [48] [153] [209] in ogni suo slancio vitale.

Nell'esperienza di vita depressiva, che sto descrivendo, la sofferenza si costituisce e si estende dolorosamente nell'orizzonte di un tempo, che diviene *solo* passato e presente, e che rende il vissuto della sofferenza ancora più interminabile e inarrestabile.

"Il tempo: quasi un fermarsi; un tempo che si fa eterno. La mia sofferenza è l'unica cosa che sento. La casa e la scuola sono motivo di angoscia. Sono terrorizzata allo stesso modo di ieri: è la stessa cosa. Mi sentivo morire. Mi sento in un clima di tragedia. Le vivo veramente queste punte di ansia."

L'angoscia e la sofferenza si intrecciano l'una con l'altra: nella desertitudine della speranza; e il tema della morte volontaria riemerge all'orizzonte ma come esperienza vuota di senso e, soprattutto, come esperienza irrealizzabile e irraggiungibile.

"Sento che non riuscirei a suicidarmi, ma è questo a rendere ancora più profonda e più dolorosa la mia sofferenza e la mia angoscia. Se potessi sperare nel suicidio, se potessi contare su di una morte così vicina, se potessi scegliere la mia morte, sopporterei meglio questa sofferenza tremenda: perché ne conoscerei la fine. Non ho la speranza della morte. Non ho questa speranza. Non ho più alcuna speranza."

Non c'è più nemmeno la speranza della morte, e nemmeno quella della morte volontaria (del suicidio). Non c'è se non una sofferenza senza confini e una sequenza di interrogazioni rapaci e oscure a cui non è possibile consegnare alcuna risposta. Sono interrogazioni, sono domande, che rodono e lacerano la coscienza nella ricerca disperata, e inutile, di una soluzione alla propria angoscia e alla propria sofferenza.

"Devo continuare a soffrire? Avverto una sofferenza, e questo è fuori discussione. Di che cosa è fatta questa sofferenza? Il dolore fisico, al confronto, non è niente. La musica mi procura una sofferenza acutissima probabilmente perché rievoca una sensazione di benessere e di serenità che ora non posso provare. Il rimpianto per i momenti migliori provoca la sofferenza. Sono molti i momenti in cui credo che il dolore non mi consenta di resistere, qualche volta ho paura di morire, molto più spesso temo che la mia angoscia finisca con l'essere permanente."

Nel cammino misterioso, che porta agli abissi dell'anima e alla conoscenza delle emozioni che in essa si agitano, Maria Teresa (questo è il nome della paziente) coglie così la significazione dolorosa e straziante della musica: la nostalgia della tristezza che è in ogni musica, come dice Thomas Mann [138], e che non ha le dimensioni insostenibili della tristezza che è, invece, in lei, in Maria Teresa, in queste ore e in queste settimane di desolazione e di silenzio scarnificante.

"Sono esasperata da questa sofferenza. Mi faccio anche rabbia ma non riesco a uscirne. Non ne posso più. Non ce la faccio più a vivere così. Che cosa posso fare? Mi rendo conto dell'assurdità del mio comportamento. Non riesco nemmeno a dire che tipo di sofferenza sia: è qualcosa di quasi fisico."

Il tema della sofferenza, dell'angoscia che ad essa si accompagna, si costituisce, così, come leitmotiv dell'esperienza depressiva nella quale è imprigionata, sia pure temporaneamente, l'esistenza di Maria Teresa. Le autoespressioni, che sono venuto descrivendo, testimoniano della radicalità e della profondità di una sofferenza che nasca all'interno di una condizione depressiva;

ma vorrei sottolineare un *altro* aspetto del modo di vivere la sofferenza che il discorso emozionale della paziente fa riemergere con drastica evidenza: quello che riguarda la dolorosa coscienza della crisi e, anzi, della perdita delle relazioni interpersonali. Le parole emblematiche di Maria Teresa sono queste: "Tutti i contatti umani sono tragici"; e in queste parole si manifesta proprio la fatica di essere se stessi e la fatica di rimanere-in-relazione con gli altri che contrassegnano, certo, una delle strutture portanti della malinconia *clinica*: nella loro connessione tematica con la sofferenza e con il dolore di vivere, e di morire.

Nel declinare, e nel venire meno, della malattia depressiva anche l'esperienza (patica) della sofferenza umana si smorza e si attenua; ma permane, benché in misura diversa in ciascuna esistenza, una indubbia sensibilizzazione a rispondere agli eventi della vita con un'angoscia e una lacerazione interiore che spalancano la strada al rinnovarsi della sofferenza.

La donazione di un senso altro al dolore

Ogni sofferenza, *non*-psicotica e psicotica, si accompagna a una ricerca di isolamento e di solitudine: che, da una parte, possono alleviare la sofferenza e, dall'altra, possono accentuarne le lacerazioni interiori e le risonanze emozionali.

Cogliere il senso dilemmatico dell'isolamento e della solitudine nel contesto della sofferenza, e cercare di smorzarne le influenze dolorose, è cosa che aiuta a curare: nella misura in cui si sappia ascoltare e comprendere chiunque di noi abbia nel suo cuore le spine della disperazione e dell'angoscia, del dolore e della nostalgia.

La sfida, poi, a rimeditare il dolore e a cercare di trasformarlo in qualcosa di significativo, si delinea nelle parole di Rainer Maria Rilke che, nella prima [186] delle elegie duinesi, dice:

> Non dovrebbero forse questi dolori antichi
> diventare finalmente fecondi per noi?

La donazione di un senso *altro* al dolore, alla sofferenza, è una sfida senza fine che è affidata alla coscienza etica e alla speranza in ciascuno di noi.

3. Così noi viviamo e prendiamo sempre commiato

Non c'è solo la morte biologica, la più radicale conclusione della vita (di ogni vita), ma ci sono anche la morte psicologica e quella biografica.

Come dice Romano Guardini [103], si ha morte *psicologica* quando una persona non intende più vivere, non ha più gioia nella vita; e questo è possibile perché ciò che è psichico muore continuamente. La vita, nel suo insieme, consiste *non* di elementi, che trascorrano senza interruzione gli uni negli altri, *ma* di forme chiuse: ciascuna delle quali si spegne (muore) lasciando spazio a quella che viene dopo. Il morire è sempre all'opera nella vita: se, nella memoria, riandiamo a un evento che ci è stato caro (un incontro, un libro, un paesaggio), e constatiamo che *ora* non ci dice più nulla, qualche cosa è morta in noi. Ma c'è anche [103] quella che si potrebbe chiamare una morte *biografica*: ogni vita umana si costruisce su determinati motivi, e può avvenire che essi si esauriscano e non se ne trovino altri. La vita di una donna, quando i figli abbiano lasciato la casa paterna, ed essa abbia a ritrovarsi *sola* senza un orizzonte alternativo di valori da realizzare, è biograficamente parlando alla fine. La forma (la *Gestalt*) della sua vita si è conclusa, e viene meno la speranza.

Sulla scia delle considerazioni di Romano Guardini, e sulla scia di una comune ascendenza scheleriana, si vengono svolgendo quelle di V.E. von Gebsattel: che al senso dilemmatico e fatale della morte ha dedicato pagine bellissime. La solidarietà *nella* morte è una delle grandi tesi di von Gebsattel: "Nella realtà della morte, riguardata come una decisiva determinazione della esistenza, ciascuno di noi è solidale con l'altro" [97]. La morte, infatti, non è un evento "obiettivo", neutrale, svuotato di storicità, ma è invece la "mia" e la "tua" morte, e anche la "nostra" morte. A questo *noi* inerisce una ineliminabile solidarietà: quella del poter-anche-non-essere.

Nella fenomenologia della morte non possiamo non distinguere ancora una morte *immanente* alla vita e una morte *trascendente* la vita: la prima è la morte che rifluisce nel nostro divenire e ha radici nel nostro maturare, ed è la morte della quale non abbiamo consapevolezza; mentre la seconda è la morte che scende su di noi dal tempo che ci resta da vivere, ed è la morte *obiettivata* della quale siamo consapevoli.

Come dice infine von Gebsattel, non prendere posizione nei confronti della morte è cosa impossibile e inumana.

Della vita e della morte, del vivere e del morire

La vita e la morte si contrappongono vertiginosamente, certo; mentre il vivere e il morire sono esperienze che sconfinano l'una nell'altra. Morire è ancora vivere: anche se è un vivere segnato, e corroso, da angoscia e disperazione, da smarrimento e solitudine. Si muore soli: la parola alta e profetica di Georges Bernanos.

La morte è la sconosciuta della quale si può solo dire che è la negazione della vita, o il non-essere. Il morire è il luogo di raccordo fra l'essere e il non-essere: è il passaggio dalla vita alla morte; e l'ora, in cui si sta morendo, non è l'ora in cui si vive. Nel vivere a ogni ora segue un'*altra* ora, a ogni istante un *altro* istante, e invece nel morire ogni ora, ogni istante, si può bruciare definitivamente: senza che un'*altra* ora, un *altro* istante, abbia a venire *dopo*. Nel morire si ha, così, l'ora che non ha più sorelle: nel venire meno di ogni continuità temporale: di ogni possibile trascendenza *nel* futuro.

Se la rimozione della morte sembra essere una caratteristica della coscienza contemporanea, la rimozione del morire è esperienza molto più difficile da realizzare [146].

Se tante persone del nostro tempo si preoccupano solo, o soprattutto, del morire (dei modi in cui si muore) e ricercano le vie che conducano a un morire libero da angosce, ne nasce l'ipotesi che l'angoscia della morte, l'angoscia dinanzi al "non-essere-più", tenda a diminuire vertiginosamente e che, oggi, sia subentrata invece la paura del morire [147]: nel senso, appunto, che si desideri un morire inavvertito e de-emozionalizzato, e che si tema un morire angosciato e faticoso.

Certo, anche il rinascere di temi, come quello emblematico della eutanasia, sembra indicare [146] che alla rimozione della morte, dell'angoscia della morte, sia subentrata l'angoscia del morire: dei modi con cui si giunga alla morte; e che la morte abbia perduta, così, ogni dimensione di mistero e di silenzio. Sembra che si guardi alla morte come a un evento fatale e indifferente a ogni significato umano: che si possa anticipare con assoluta leggerezza; solo preoccupandoci di evitare, e di scansare, la sofferenza e l'angoscia che si accompagnano al venire-meno della vita.

Il senso cifrato della morte, l'interrogazione radicale che essa ogni volta ripropone sul senso della vita e sulle sue ambivalenze (sulla terrestrità, o sulla trascendenza, della morte), sembra essere estraneo alla coscienza contemporanea: bruciata dal dilagare e dal divampare della tecnica, e dalla fuga disperata dinanzi a ogni problematica umana che non abbia in sé possibili soluzioni tecniche.

Non so se le cose stiano realmente così, o se, in ogni caso, sia sempre così. L'angoscia della morte sembra attenuarsi, o nascondersi, nella coscienza di oggi; ma essa permane nel cuore profondo della condizione umana: nonostante questi sforzi disperati di mimetizzarla e di rimuoverla.

L'angoscia della morte nel *Malte* [184] di Rainer Maria Rilke: questa morte che non giunge mai, questa morte lenta e sfibrata, questa morte che chiede di morire e non riesce a morire, è una morte che scompare dall'orizzonte di esperienza di oggi, o è una morte che continua a vivere negli abissi segreti dell'anima?

Ri-leggiamone le pagine nelle quali non potrà mai rinascere il fiore dell'oblio: "Quando penso a casa, dove ora non è più nessuno, credo che prima dovesse andare in modo diverso. Prima si sapeva (o forse si presentiva) che l'uomo aveva *in sé* la morte, come il frutto il nocciolo. I bimbi ne avevano una piccola e gli adulti una grande. Le donne l'avevano nel grembo e gli uomini nel petto. L'uomo *l'aveva*, e ciò gli conferiva una dignità particolare, un tacito orgoglio". Ma ancora: "Anche mio nonno, il vecchio ciambellano Brigge, si vedeva che in sé portava una morte. E che morte: lunga due mesi e tanto sonora che fu udita fin oltre la fattoria" [184].

La figura della morte è poi rappresentata nella sua dimensione spettrale e misteriosa.

"Accadeva che petali di rosa aliassero via da libri che una mano maldestra aveva aperto bruscamente, e fossero calpestati; c'era chi afferrava piccoli, fragili oggetti e dopo averli rotti li rimetteva subito a posto, in fretta; ne nascondeva altri tra le tende o li gettava dietro il traliccio dorato del parafuoco. E di tanto in tanto qualche cosa cadeva, cadeva sul tappeto, cadeva sonora sul duro parquet, ma si rompeva qua e là, si spaccava di schianto o si spezzava quasi senza suono, perché quegli oggetti, viziati com'erano, non reggevano a nessuna caduta. E se a qualcuno fosse venuto in mente di chiedere quale era la causa di tutto e cosa avesse chiamato in quella stanza protetta gelosamente quell'empito di distruzione – avrebbe avuto una sola risposta: la morte" [184].

La morte del ciambellano Christoph Detlev Brigge a Ulsgaard

non trascinava solo con sé queste oscure trasformazioni nei modi di essere delle cose fra le quali la sua vita si era venuta svolgendo; ma la morte del ciambellano aveva una sua voce, una sua propria voce che rompeva il silenzio e non consentiva al silenzio di rinascere, o di sopravvivere.

Cosa diceva questa voce, cosa chiedeva così disperatamente e così freneticamente, cosa significava per le persone che vivevano accanto ad essa?

"Ma c'era ancora qualcosa. C'era una voce, la voce che ancora sette settimane prima nessuno aveva conosciuto: perché non era la voce del ciambellano. Non era Christoph Detlev cui apparteneva la voce, era la morte di Christoph Detlev. La morte di Christoph Detlev viveva ormai da molti, molti giorni a Ulsgaard, e parlava con tutti e chiedeva. Chiedeva d'essere portata, chiedeva la camera azzurra, chiedeva il salottino, chiedeva il salone. Chiedeva i cani, chiedeva si ridesse, parlasse, giocasse, tacesse, e tutto in una volta. Chiedeva di vedere amici, donne e defunti, e chiedeva di morire lei stessa: chiedeva. Chiedeva e gridava"; ma cosa intendeva significare una morte così crudele e così insostenibile? "La morte di Christoph Detlev, che abitava a Ulsgaard, non si lasciava spingere via. Era venuta per dieci settimane, e tanto rimase. E in quel periodo ebbe poteri maggiori di quanti Christoph Detlev Brigge avesse mai avuto, era come una regina chiamata Terribile, più tardi e per sempre" [184].

Questa è stata la morte crudele e regale che il ciambellano portava in sé e aveva nutrito di sé la sua vita. Ciascuno di noi ha la sua propria morte: "Come avrebbe guardato il ciambellano Brigge chi avesse preteso da lui di morire una morte diversa da quella. Egli morì la sua dura morte" [184].

Il tema della morte e del morire in psicopatologia

Ci sono esperienze neurotiche incentrate sulla morte e sul morire. La paura dinanzi al morire riguarda la preoccupazione inarrestabile e dilagante sul *come* (sui modi) della fine della propria vita: morire in grande abbandono, in piena coscienza, fra dolori strazianti, lontano dalla famiglia, morire nel gorgo di una radicale solitudine. Al tema del morire si accompagna, o si alterna, nelle esperienze neurotiche il tema della morte in sé: il "non-essere-più", l'incertezza sull'ora della morte e l'angoscia dell'essere preparati, o meno, ad essa.

L'angoscia dinanzi alla morte e al morire si manifesta in molte esperienze neurotiche anancastiche, e ne costituisce una tematica che domina, e risucchia in sé, ogni pensiero e ogni azione. In queste talora lancinanti esperienze neurotiche si ha in alcuni casi una rappresentazione "magica" della morte: come dimostra emblematicamente la storia clinica di una paziente descritta [207] da Erwin Straus: essa non era più in grado di scrivere, o di pronunciare, parole che anche molto labilmente lasciavano intravedere connessioni tematiche con il morire e con la morte. Le lettere, che la paziente scriveva, si presentavano come testi lacunosi e interrotti da spazi bianchi: le parole, che alludevano alla morte, venivano cancellate: nel timore lancinante che esse la facessero sopravvenire.

Le esperienze neurotiche divorate dall'angoscia (del morire) sono contrassegnate abitualmente [147] da un decorso nel quale il timore della fine, della morte radicale, tende a trasformarsi a mano a mano in preoccupazioni più concrete: in sintomi psicosomatici che interessano l'area cardiaca in particolare ma non solo questa.

In ogni caso, le esperienze neurotiche tematizzate dall'angoscia della morte e del morire sono l'espressione di una fallita confrontazione con la finitudine della condizione umana, o esse testimoniano del fatto che nella vita neurotica si rivivano, in forme molto più intense e roventi, che non nella vita non-neurotica, le angosce incentrate sulle ragioni fondamentali dell'esistenza? Sono domande, queste, alle quali non è possibile consegnare risposte univoche e omogenee; ma solo indiziarie e mutevoli di situazione in situazione.

Nel contesto delle esperienze psicopatologiche, nelle quali la depressione assuma una radicale importanza, non posso non richiamarmi alle considerazioni di V.E. von Gebsattel: così trancianti e così profonde. Come egli dice [97], nella depressione *non* si muore, la vita *non* si spegne e nondimeno in essa si è *già* alla fine: si è nel deserto di un vuoto indicibile che si realizza nel vissuto di un essere-morti interiormente.

Come in una paziente dotata, certo, di una straordinaria capacità di autoanalisi: "Mi sento morire. Morivo ieri mattina. Mi sento morire. Mi sento in un clima di tragedia. Non solo, sogno di dormire sempre, e sogno infine di morire, ma quest'ultimo sogno è turbato dal fatto di sapere che la mia morte farebbe del male ai miei familiari. Così non penso mai seriamente al suicidio. Non è facile morire. Cerco disperatamente di non lasciarmi sommergere. Mi sento morire. Non ho voglia di vivere perché vivere significa morire"; e come in un'altra paziente: "Sono morta. Non so neanche più se sono viva o se sono morta. Non c'è più amore, non c'è più né giorno né notte, oggi o domani, non c'è più niente".

Queste sono *solo* alcune delle possibili modalità di rivivere, e di esprimere, il vissuto emozionale dinanzi alla morte e al morire nell'area delle esperienze depressive: ne sono, in ogni caso, modalità emblematiche nella loro metamorfosi esistenziale. Ma vorrei ora descrivere più analiticamente cosa possa avvenire quando l'esperienza della morte e del morire sia analizzata nel contesto di una vita segnata da una condizione di lacerante sofferenza, e in una *Lebenswelt* psicotica: correlate con quello che accade, o può accadere, in una forma di vita non-malata.

Modi di confrontarsi con l'esperienza della morte

Sono molti i modi con cui ciascuno di noi vive, e rivive, la morte; e sono modi che cambiano nella misura in cui ci si confronti con l'esperienza della propria morte (con la *mia*, e la *nostra*, morte), con quella della morte di una persona cara (con la *tua* morte), o con quella della morte di una persona a noi *estranea*. Ma questi modi cambiano tenendo anche presenti la nostra *Weltanschauung* (la nostra visione del mondo), la nostra personalità, la nostra fede in una realtà trascendente, il contesto emozionale (familiare) in cui ciascuno di noi vive.

Astraendo da ogni inutile generalizzazione, vorrei fare qualche considerazione sui modi con cui si sono confrontate con l'esperienza della morte un gruppo di persone *non-malate*, un gruppo di persone *malate* somaticamente e un gruppo di persone con una forma di vita *psicotica*. Sono ricerche che ho svolto in un mio lavoro [32]; dal quale intendo stralciare solo alcuni aspetti tematici che si inseriscano nelle linee descrittive di questo capitolo sulla morte e sul morire.

Ma vorrei ora, richiamandomi brevemente a Karl Jaspers e a Vladimir Jankélévitch, indicare cosa distingua esistenzialmente la *mia* morte dalla *tua* morte e da quella degli *altri*.

Ci sono aspetti psicologici e umani radicalmente diversi in ciascuna di queste forme di esperienza della morte. Come dice Vladimir Jankélévitch [117]: "La mia morte è la fine di tutto, la fine totale e definitiva della mia esistenza personale e la fine dell'universo intero, la fine del mondo e la fine della storia".

La *mia* morte è la situazione-limite davvero decisiva della *mia* vita: come dice, a sua volta, Karl Jaspers: lo è "in quanto è mia, in quanto è questa morte unica e determinata, e non è affatto oggettiva né tale che se ne abbia consapevolezza solo in generale" [118].

Nel circolo delle esperienze della morte, che *non* è la mia morte, ci sono differenze molto profonde tra la morte di una persona, che ci è stata *vicina* nella vita, e quella di una persona che ci è stata, e ci è, *estranea* e *lontana*. La morte di una persona che ci è stata cara e che ha segnata la storia della nostra vita, è la vicinanza (la prossimità) della morte di un *tu* che è stato vicino; e questo perché il *tu* rappresenta l'*altro* "immediatamente altro e il non-io nel suo punto di tangenzialità con l'io, il limite prossimo della alterità": come ha scritto (ancora) Jankélévitch [117].

Così, la morte di una persona cara è quasi la nostra propria morte; e, in questo senso, Karl Jaspers dice [118] che la morte di una persona cara, della persona amata con la quale si sia stati in comunicazione esistenziale, è l'incrinatura più profonda della vita. Benché, certo, una persona davvero amata continui a essere una presenza umana indelebile. La morte, invece, di una persona a noi *estranea* è la morte astratta e la morte *lontana*: che rapidamente scolorisce e scompare dall'orizzonte di coscienza. (Le emozioni, intense e sconsolate, che nascono dalla scomparsa di figure-*leader* della vita politica e della vita artistica, sono labili ed effimere. Solo alcune, poche, grandi figure si sottraggono alla dimenticanza.)

La morte di una persona cara, di un *tu*, scende come una lama nel cuore di ciascuno di noi: oscurando la speranza. L'esperienza della morte di un amico in Agostino, e della madre in Luigi Pirandello, ne è una testimonianza emblematica e struggente nella sua radicalità e nella sua profondità; e di questa esperienza vorrei ritrascrivere qualcosa, ma dopo avere delineato le (possibili) diverse attitudini nei confronti della morte che ho constatato, come dicevo, in persone *non-malate*, in persone *malate* (di una malattia somatica) e in persone portatrici di una esperienza *psicotica*.

Modi di pensare la propria morte

L'atteggiamento nei confronti della propria morte è nelle persone *non*-malate diversamente articolato, come è ovvio, anche se in esse *si tende* a non pensare alla propria morte: della quale si ha, acuta e dolorosa, la paura (l'angoscia).

Non si pensa alla morte, la si rimuove e la si cancella, nella misura in cui, appunto, se ne ha l'angoscia.

Come dice Karl Jaspers: "La disposizione a *non pensare* alla morte e a dimenticarla, dato che nella nostra consapevolezza è affatto incerto e indeterminato il momento del suo arrivo, è il solo mezzo di sfuggire a tale disperazione" [118].

Non solo fra le persone, che ho potuto ascoltare nel corso del mio lavoro, ma anche, ovviamente, nella percezione che ciascuno di noi ha delle realtà psicologiche e umane, molto forte è la tendenza a *non* confrontarsi con la morte: con il pensiero della morte. Cosa, questa, che già Rainer Maria Rilke ha sottolineato drasticamente; dicendo che nella vita non ci si prepara alla morte, non si matura in essa e si muore in serie, e che il desiderio di una propria morte si fa sempre più raro: sarà raro come quello di avere una propria vita. Le sue parole: "Si arriva, si trova una vita pronta, non si fa che indossarla. Si vuole partire o vi si è costretti: niente sforzi. Voilà votre mort, Monsieur" [184].

Non c'è in noi, quando non siamo malati, se non una percezione astratta della morte; ed è più facile rimuovere l'idea della morte che *non* quella del morire: del quale è possibile avere un'esperienza dolorosa e concreta, straziante e lancinante. L'angoscia del morire, insomma, l'angoscia dei modi con cui si può giungere alla morte, è un'esperienza molto più frequente che non quella della morte.

La mia morte, il modo di pensare la propria morte, cambia profondamente quando una persona è segnata dalla presenza di una *malattia somatica*: cardiaca, degenerativa, o tumorale (ad esempio). L'esperienza della propria morte (l'idea della propria morte) è, allora, immersa in una modalità interiore di vita: autentica e personale. La mia morte (possibile) diviene sempre più interiorizzata; e, solo (forse) nel contesto di una sofferenza alimentata da una malattia, della quale non si conosce la fine, accade che "la mia morte mi diventi sempre più interiore: che sia come la mia forma invisibile, il mio gesto, il silenzio del mio segreto più nascosto" [26].

Quando la sofferenza si fa lacerante, le cose di questo mondo, delle quali ci si è *prima* pre-occupati, si svuotano, come dice Edith Stein [203], di ogni importanza e di ogni significato, fino a scomparire dall'orizzonte di coscienza.

In ogni caso, nelle malate (somatiche) con le quali mi sono incontrato, la propria morte è stata colta, e riguardata, in una sua sconsolata e stupefatta significazione umana. La rilkiana morte personale, certo, e la morte come vertiginosa riflessione sulla fragilità e sulla precarietà della vita.

Così, in Margherita, le parole infrante dicevano "di questo nostro passaggio nella vita del quale nessuno si accorge"; rimandando, forse, alle parole di Rilke: "Ah, Malte, noi ce ne andiamo, e mi pare che tutti siano distratti e indaffarati e non abbastanza attenti quando ce ne andiamo. Come se cadesse una stella, e nessuno la vedesse, nessuno avesse formulato un desiderio" [184].

Fra le malate, che ho ascoltato (che ho cercato di ascoltare) con l'angoscia e la speranza dilaganti nel mio cuore, ne ricordo in particolare una, Alba, ancora oggi viva nella mia memoria, al di là degli anni trascorsi, nella quale la *malattia* (un sarcoma osteogenetico) si era iniziata a quindici anni e, a trent'anni, quando l'ho incontrata, stava consumandone il corpo ma *non* l'anima: di una luce abbagliante e misteriosa.

Alba, questa figura di giovane donna esile e sorridente (di un sorriso dolce e temerario), continuava a leggere Leopardi, García Lorca e Dostoevskij nonostante la presenza di dolori talora insostenibili. Non mi è possibile dimenticarla: la rivedo oggi con il suo sguardo pieno di speranza e di disperazione, di leggerezza e di profondità, di penombre mai attraversate. Le mie parole cercavano di adeguarsi al suo desiderio di colloquio e di non incrinare la sua sensibilità, e la sua delicatezza.

Non intendo fare l'elogio dell'angoscia e della sofferenza, della malattia e della nostalgia; ma vorrei solo accennare alla irrimediabile emozione che nasceva nel mio cuore incontrando Alba e che mi illuderei di consegnare, per un attimo, a chi legga queste mie pagine difficili e torturate.

Come mi diceva Alba: "La morte non mi fa paura. Non ho deciso di scegliere fra la vita e la morte, quando mi sono fatta operare. Io avrei scelto la morte: ho accettato di farmi operare solo per mia madre che mi chiedeva di vivere. L'accetterei senza timore la morte: anche se venisse tra qualche giorno. La morte è una cosa naturale della vita, come dice Leopardi: per chi soffre viene a liberare dalle sofferenze; per chi è sano e felice è un evento naturale".

Nella forma di vita psicotica (schizofrenica) la morte, la propria morte, è vissuta in modi diversi. Ci sono pazienti che si confrontano con essa dolorosamente: come mi dicevano le parole di Eugenia: "La penso sempre la morte: se stessi bene, sarebbe bello vivere. Cerco di non pensarci ma non mi è possibile. Quando sono triste penso che la morte sia una liberazione. Bisogna accettare la vita per rendersi utili agli altri; ma qualche volta penso davvero se non sarebbe meglio che muoia e non mi risvegli più"; e quelle di Giovanna: "Penso tutti i giorni alla morte; e penso che potrei morire anche oggi: mi sentirei preparata perché così è il destino".

Diverse sono, comunque, le modalità psicotiche di ri-vivere la morte: la morte come liberazione; la morte accettata con rassegnazione; la morte temuta; la morte dimenticata; la morte nutrita di angoscia; la morte frantumata.

Al di là di questi diversi contenuti, la figura della morte nella coscienza psicotica tende a svuotarsi di risonanza metafisica e disperazione esistenziale. Si direbbe che, in essa, abbia a franare il senso *tragico* della morte. La morte propria si destituisce, cioè, della sua significazione misteriologica; e si fa qualcosa di astratto (di non pienamente vissuto): quasi la volatilizzazione della morte in *alcuni* casi, o forse la morte che ci fa morire nella vertigine dell'estraneità.

Quando muore una persona cara

La morte dell'altro, di un *tu*, ci insegna che noi siamo sempre, a ogni istante, dinanzi alla possibilità immediata della nostra morte; anche se a questo non sempre, ovviamente, pensiamo.

Certo, in questo confronto relazionale con la morte, con la morte di un *tu*, sono le persone con una *malattia somatica* a lenta evoluzione a coglierne più intensamente il senso umano ed esistenziale. Come, ad esempio, in Francesca: "Alla mia morte non penso molto; ma alla morte dei miei cari penso moltissimo. Il dispiacere per la morte dei miei genitori sarà terribile. L'affetto dei genitori è qualcosa di impagabile per tutti. Si figuri per me che sono in queste condizioni".

Ma anche nelle esistenze *psicotiche* si colgono autodescrizioni dense di tensione emozionale nei riguardi della morte di una persona cara. In Eugenia, ancora: "Quel senso di essere orfani: mi sono sentita come una bambina senza più genitori quando è morto mio padre"; in Sofia, anche: "La morte di mio padre è stata come finire una parte della mia vita. Se morisse mia madre, sarebbe la disperazione; sarebbe la morte in tutti i sensi. Anche se continuassi ad andare avanti sarei morta nei sentimenti"; e in Claudia: "Oh, sì: morirei volentieri al posto di mia madre: anche se mi dispiacerebbe morire ora".

Nei confronti di un'esperienza così umana e così straziante, come quella della morte di un "tu", persone psicotiche dimostrano, dunque, di essere capaci di una sofferenza autentica e capaci di rivivere sentimenti di tristezza profonda; benché nella vita clinica di ogni giorno non si abbia sempre la necessaria disponibilità ad ascoltare e a interpretare il silenzio e le emozioni sigillate delle forme di vita psicotica. La perdita di una persona cara ridesta in esse una risonanza emozionale che può essere più o meno intensa; testimoniando di una concreta modalità di contatto con la realtà (con la realtà della morte) e di una indubbia apertura dialogica. Il "tu" della madre e del padre, il "tu" di una persona cara, quando si spegne nella morte, infrange lo steccato della condizione autistica.

Certo, anche in persone *non-malate* la scomparsa di una persona cara trascina, ovviamente, con sé emozioni intense e sconvolgenti: tanto più crudeli quanto più forti siano stati i legami emozionali fra chi *non* c'è più e chi continua a vivere. (Di questo sono una testimonianza indelebile le cose che hanno scritto Agostino sulla morte di un amico e Luigi Pirandello sulla morte della madre.)

La morte di una persona estranea

L'esperienza della morte *altrui*, della morte di *estranei*, sembra rivelare aspetti fenomenologici diversi nelle pazienti psicotiche, nelle persone non-malate e nelle persone portatrici di una malattia somatica.

L'esperienza *psicotica* della morte sembra mettere fra parentesi la morte degli altri: evento che non si accompagna, in genere, a una significativa risonanza interiore. Gli altri, gli estranei, *non* riescono a infrangere i confini di una condizione autistica. Solo nel contesto di un incontro personale (inter-personale), solo quando l'*altro* diviene un *tu*, può franare la solitudine autistica; benché, ovviamente, in modi diversi.

La morte dell'altro non può non ridestare, invece, una risonanza più ampia nelle persone *non-malate* e in quelle *malate* (di una malattia somatica); anche se in queste ultime la risonanza interiore mi sia sembrata più debole che nelle persone non-malate.

L'orizzonte dei valori, in chi sia assediato dalla sofferenza, non perde nulla in profondità di esperienza vissuta; ma tende a restringersi ai valori *personali* che riguardano il "tu" e il "noi". Gli *altri* si trasformano facilmente in *estranei*.

Così, nel contesto di questa ricerca tematica sui modi con cui la morte si fa esperienza interiore in persone non-malate, malate psichicamente e malate somaticamente, rinascono consonanze e dissonanze fra le une e le altre: non inattese e non sorprendenti, del resto. Ma la cosa più significativa è testimoniata, in ogni caso, dalle risonanze interiori, intense o laceranti, che il tema (l'esperienza della morte di una persona cara) desta *anche* in quelle forme di vita psicotica a cui la psichiatria del passato non attribuiva né risorse interiori né capacità di immedesimazione nel destino (nelle sofferenze) degli altri.

A questa constatazione si aggiunge, poi, quella che la malattia somatica, le forme gravi di malattia somatica, quando non si accompagni all'insorgenza di una profonda condizione depressiva, trascina con sé una più alta sensibilità ai valori e una più radicale scia di riflessioni sul senso della vita e della morte, e del vivere e del morire. Anche la *mia* morte non si cancella dall'orizzonte personale di vita ma si fa presentimento doloroso e talora straziante: solo attenuato, certo, dalla presenza, quando c'è, della fede; ma anche la morte di una persona cara, in questo caso, è vissuta con animo ferito e lacerato: senza che la sofferenza, causata dalla malattia, abbia a spegnerne la risonanza interiore.

La morte di persone estranee, come dicevo, non ridesta invece emozioni in persone segnate da una metamorfosi psicotica dell'esistenza; e questo, direi, perché le barriere autistiche, nelle quali esse sono immerse (anche se in misura, ovviamente, diversa), non si modificano, non si allentano, dinanzi a emozioni che non determinano risonanze autentiche e profonde. La stessa cosa si può dire quando la malattia, una malattia somatica (con la sua scia di dolore e di nostalgia), scenda su di noi: separandoci dal mondo abituale delle persone e delle cose.

Cosa dire, infine, dei modi di vivere, di ri-vivere, la morte quando la malattia sembra estranea alla nostra vita? L'esperienza della propria morte si volatilizza, appunto, fuori-esce dal campo della riflessione e della meditazione: si vive come se non si dovesse morire mai. Se siamo sinceramente legati a una persona, che ci lascia definitivamente, allora il dolore del distacco (gli artigli roventi della disperazione e della solitudine) sconvolge chiunque fra noi abbia un'anima sensibile. Certo, la morte di una persona estranea, quando essa abbia a vivere della vita, benché effimera, che le sia donata dalla *ribalta* (nelle sue infinite forme di espressione), si accompagna a emozioni che, malati, ci toccano invece molto poco; ma sono emozioni così labili e inconsistenti, così epidermiche e fugaci.

(Associazioni ardite e magari dissonanti: uno splendido libro [219] di Jean-Pierre Vernant, dotato come ogni sua opera di grande profondità e, insieme, di grande narratività, ci dice quali sono state nell'antica Grecia le figure femminili e maschili della morte.

La figura maschile della morte "non sembra incarnare l'orribile potenza distruttiva che si abbatte sugli umani per annientarli, ma piuttosto uno stato 'altro' rispetto alla vita, una condizione nuova alla quale gli uomini accedono attraverso i riti funebri e cui nessuno di loro può sfuggire"; mentre la figura femminile della morte è radicalmente diversa: "La morte, nel suo aspetto spaventoso, come potenza di terrore che esprime l'indicibile e l'impensabile, l'alterità radicale, è una figura femminile che ne assume l'orrore: la faccia mostruosa di Gorgo, il cui sguardo insostenibile trasforma in pietra".

La conclusione di Vernant a tale riguardo è questa: "Alla figura femminile che incarna l'aldilà della morte, nella sua doppia dimensione di seduzione erotica e di tentazione d'immortalità, i Greci hanno preferito la semplice vita umana sotto la luce del sole, l'amara dolcezza della condizione mortale" [219].

Noi, certo, *non* siamo immersi in questa concezione della morte e della vita.)

L'ora che non ha più sorelle

Il tema della morte, che in questa splendida immagine dell'ora che non ha più sorelle rimane nella memoria indelebilmente, si riconosce in alcune delle più belle poesie di Paul Celan: risucchiato infine dalla vertigine della morte volontaria.

Fra queste poesie, vorrei citare quella nella quale risplende proprio questa immagine [59]:

Trasferito nella
landa
dalla traccia inconfondibile:

Erba, divisa da scritte. Le pietre, bianche,
con le ombre degli steli:
Non leggere più – guarda!
Non guardare più – va'!

Va', la tua ora
non conosce sorelle, tu sei –
sei a casa. Una ruota, lenta,
sfila da sé, i suoi raggi
rampicano,
rampicano su nerastro campo, la notte
non richiede stelle, non vi è posto
ove si chieda di te.

(La traduzione dei due versi: *deine Stunde / hat keine Schwestern* in "la tua ora non *conosce* sorelle" è meno felice di quella, letterale, in "la tua ora non *ha* più sorelle".)

Dalla poesia di Celan vorrei stralciare ancora questi versi così inquietanti e così presaghi di una lacerante (incicatrizzabile) ferita interiore:

Venne, venne.
Venne una parola, venne,
Venne attraverso la notte,
voleva luccicare, luccicare.

Cenere.
Cenere, cenere.
Notte.
Notte-e-notte. – Va'
all'occhio, umido occhio.

Le parole si ripetono, insistenti e ossessive, come rulli di tamburi, e lasciano intendere una percezione del mondo frantumata e disperata: la notte, la parola, e la cenere in una spettrale sospensione di movimento. Dalla stessa poesia un'ultima citazione:

Era anche scritto, che.
Dove? Noi
vi stendemmo sopra un silenzio,
nutrito di veleno, grande,
un
verde
silenzio, un petalo, cui s'univa
un'idea come di pianta –

verde, sì,
s'univa, sì,
sotto perfido
cielo.

Certo, l'ora che non ha più sorelle è l'ora estrema, l'ora che ha avuto un passato e non ha più un futuro, la morte. Quando la morte ci ha ri-chiamati con sé è come se si fosse tornati a casa; e questo *non* perché la vita sia un viaggio *ma* perché la morte, la memoria dei morti, sta a fondamento di tutta la poesia di Paul Celan [208].

Nel suo insieme, *questa* poesia nasce da uno stato d'animo segnato da una grande angoscia e da una speranza trafitta dalla vita; e la morte sembra delinearsi come l'ultima speranza o, almeno, l'ultima ragione di vita: di una vita immersa in questa *cenere*, in questo *verde* silenzio e in questo *perfido* cielo; senza che nulla possa redimere e ridare un senso all'esistenza.

Il segreto della morte (della morte *volontaria*) si rispecchia in questa poesia.

Ogni oggetto su cui posavo lo sguardo era morte

La rimozione della morte, la cancellazione disperata della sua immagine e della sua realtà, scende (certo) sulla nostra morte: sulla mia morte; ma questa rimozione si dissolve poi quando la morte diviene la morte di una persona cara: di una persona con la quale la nostra vita si è intrecciata nel segno della continuità storica e dell'affetto (dell'amore). Ci si sente, allora, sperduti e sommersi dalla solitudine, e dall'angoscia; sprofondati nel deserto e negli abissi di una vita che non ha più senso. Il dialogo (il dialogo che è il nostro destino) con una persona che non c'è più, si è spezzato una volta per tutte; e di essa non sopravvive se non il ricordo delle cose che si sono fatte insieme e che si sono immaginate insieme: delle cose che si aprivano ogni giorno a una speranza condivisa, a un futuro non individuale ma interpersonale.

Il tema delle emozioni, quando ci si confronta con la morte di una persona cara, si fa lacerante e (quasi) insostenibile nella sua intensità e nella incicatrizzabilità delle sue ferite. La morte di una persona cara, sulla quale Karl Jaspers ha scritto pagine bellissime [118], non può non essere, del resto, l'immagine (l'anticipazione) della nostra morte: della mia morte; che sfugge, così, a ogni possibile rimozione.

Una splendida, e straziante, testimonianza del dolore e della solitudine, che nascono dinanzi alla perdita di una persona cara, è quella che Agostino ci offre nel contesto inalienabile delle *Con-*

fessioni [1]. Sono cose, quelle che egli dice, di una straordinaria modernità: oscillano fra il dicibile e l'indicibile, e colgono una volta per tutte la profondità e la radicalità del dolore.

Vorrei citare qualche brano del suo discorso: nel quale si riflettono le possibili angosce, di ieri e di oggi, di ciascuno di noi.

"L'angoscia avviluppò di tenebre il mio cuore. Ogni oggetto su cui posavo lo sguardo era morte. Era per me un tormento la mia città, la casa paterna un'infelicità straordinaria. Tutte le cose che avevo avuto in comune con lui, la sua assenza aveva trasformate in uno strazio immane. I miei occhi lo cercavano dovunque senza incontrarlo, odiavo il mondo intero perché non lo possedeva e non poteva più dirmi: 'Ecco, verrà', come durante le assenze da vivo. Io stesso ero divenuto per me un grosso problema"; e ancora: "Soltanto le lacrime mi erano dolci e presero il posto del mio amico *tra i conforti* del mio spirito."

Le lacrime, questo segno di una sofferenza che ha in sé una qualche indicibile speranza, si fanno oggetto di bellissime riflessioni.

Così egli si esprime: "In me era sorto un sentimento indefinibile decisamente contrario a questo, ove la noia, gravissima, della vita, in me si associava al timore della morte. Quanto più lo amavo, io credo, tanto più odiavo e temevo la morte, nemica crudelissima che me lo aveva tolto e si apprestava a divorare in breve tempo, nella mia immaginazione, tutti gli uomini, se aveva potuto divorare quello. Tale certamente era il mio stato d'animo, me ne ricordo" [1].

Vorrei, ora, ritrascrivere un altro frammento di questa confessione agostiniana che coglie, e tematizza, il senso inquietante di *estraneità*, di estraneità delle cose e delle persone, da cui siamo afferrati e travolti quando viene a mancare una persona cara. Ma è un'estraneità rapace che ci rende estranei a noi stessi: come se il nostro vivere non fosse se non il nostro morire; come se ci fosse impossibile vivere dinanzi al morire dell'altro: della persona che stava vicina a noi e che ora non prende parte alla vita: alla nostra vita e alla vita degli altri.

Sono riflessioni, queste di Agostino, che dicono della metamorfosi radicale della nostra vita quando l'anima è ferita e straziata dal dolore e dalla perdita, e sono riflessioni che ci aiutano a comprendere qualcosa del mistero della sofferenza e della solitudine: del mistero della morte.

"Mi stupivo che gli altri mortali vivessero, se egli, amato da me come non avesse mai a morire, era morto; e più ancora, che io vivessi se era morto colui, del quale ero un altro se stesso, mi stupivo. Bene fu definito da un tale il suo amico la metà dell'anima sua. Io sentii che la mia anima e la sua erano state un'anima sola in due corpi; perciò la vita mi faceva orrore, poiché non volevo vivere a mezzo, e perciò forse temevo di morire, per non far morire del tutto chi avevo molto amato" [1].

Nel dolore straziante, che la morte di una persona cara trascina con sé, ci si stupisce di vivere e ci si stupisce che gli altri vivano; ma contemporaneamente si ha timore di morire perché, morendo, si perde la memoria (il ricordo) di chi, l'amico carissimo per Agostino, non c'è più. Una persona cara, che viene meno, continua a vivere, così, nella memoria vissuta di chi la ricorda e nella memoria ne scandisce gli avvenimenti comuni che, assieme, sono stati vissuti.

Nel vivere, nel continuare a vivere, l'angoscia e lo sgomento sono in ogni caso presenti, e l'anima ne è lacerata e torturata. La vita faceva orrore ad Agostino, come egli dice, e nulla poteva lenire le ferite aperte e sanguinanti.

Un'ultima citazione da questo libro inenarrabile [1] lo riconferma.

"Mi portavo dentro un'anima dilaniata e sanguinante, insofferente di essere portata da me; e io non trovavo dove deporla. Non certo nei boschi ameni, nei giochi e nei canti, negli orti profumati, nei conviti sfarzosi, fra i piaceri dell'alcova e delle piume, sui libri infine e i poemi posava. Tutto per lei era orrore, persino la luce del giorno; e qualunque cosa non era ciò che lui era, era trista e odiosa, eccetto i gemiti e il pianto. Qui soltanto aveva un po' di riposo; ma appena di lì la toglievo, la mia anima, mi opprimeva sotto un pesante fardello d'infelicità."

Sulla scia di questa fenomenologia del dolore, che ciascuno di noi non può non sentire come esperienza possibile nella sua vita, Agostino giunge poi a una inaudita percezione degli artigli conficcati nell'anima e della vana (inafferrabile) fuga dal dolore e dalla sofferenza; scrivendo: "Dove poteva fuggire infatti il mio cuore via dal mio cuore, dove fuggire io da me stesso, senza inseguirmi?"; e a questa domanda lenta e scarnificante la risposta estrema: "Dalla mia patria però fuggii, perché i miei occhi meno cercavano l'amico dove non erano avvezzi a vederlo. Così dal castello di Tagaste mi trasferii a Cartagine" [1].

Se ella da lontano mi pensa sono vivo per lei

Cambiano ora gli scenari del dolore, che la morte di una persona cara trascina con sé, ma non cambia l'intensità, e non cambia la crudeltà, della sofferenza che ne consegue.

Sulla morte della madre Luigi Pirandello ha scritto pagine alte e strazianti: diverse nella loro tonalità espressiva da quelle di Agostino sulla morte dell'amico ma ugualmente indelebili e luminose nelle loro ombre. Qualcosa si agita nel cuore di Pirandello, qualcosa di indicibile e di misterioso ne incrina le fibre più nascoste dell'animo, e l'immagine della madre scomparsa rinasce quasi allucinatoriamente.

"Nell'ombra che veniva lenta e stanca dopo quei lunghissimi afosi pomeriggi estivi e mi invadeva a poco a poco la stanza, recando come una mestizia di frescura, un rammarico di lontane dolcezze perdute, io però da alcuni giorni non mi sentivo più solo. Qualcosa brulicava in quell'ombra, in un angolo della mia stanza. Ombre nell'ombra, che seguivano commiseranti la mia ansia, le mie smanie, i miei abbattimenti, i miei scatti, tutta la mia passione, da cui forse eran nate o cominciavano ora a nascere. Mi guardavano, mi spiavano. Mi avrebbero guardato tanto, che alla fine, per forza, mi sarei voltato verso di loro" [178].

Il discorso di Pirandello continua con radicali riflessioni sulla morte, sulla morte della madre, e sul senso lancinante di questa separazione.

"Potrei seguitare a immaginarti così con una realtà di vita che non potrebbe essere maggiore: quella stessa realtà di vita che per tanti anni, così da lontano, t'ho data sapendoti realmente seduta là in quel cantuccio. Ma io piango per altro, Mamma! Io piango perché tu, Mamma, tu non puoi più dare a me una realtà. È caduto a me, alla mia realtà, un sostegno, un conforto. Quando tu stavi seduta laggiù in quel cantuccio, io dicevo: 'Se Ella da lontano mi pensa, io sono vivo per lei' – E questo mi sosteneva, mi confortava" [178].

La morte della madre non si accompagna alla dimenticanza, all'oblio, della sua figura (della sua realtà umana) e della sua *presenza* che non diviene mai un'*assenza*; ma toglie realtà a chi continua a vivere. In queste parole bellissime e accorate che ci dicono, in particolare, come l'essere pensati da un'*altra* persona, anche se lontana, ci dona vita (ci fa vivere), si nasconde davvero il mistero della *alterità* e del dialogo (nel silenzio); ed è in questa lacerazione, in questa impossibilità esistenziale, a cui porta la morte di una persona cara, che si esprimono il dolore e la solitudine di chi resta: di chi continua a vivere ma nella separatezza e nell'abbandono.

La vita non sarà mai più quella di prima dopo la morte di una madre: non sarà più animata dal suo sguardo e dalla sua presenza *anche* nell'assenza. Non ci sarà più reciprocità nel pensare e nell'immaginare le cose.

"Ora che tu sei morta, io non dico che non sei più viva per me; tu sei viva, viva com'eri, con la stessa realtà che per tanti anni t'ho data da lontano, pensandoti, senza vedere il tuo corpo, e viva sempre sarai finché io sarò vivo; ma vedi? è questo, è questo, che io, ora, non sono più vivo, e non sarò più vivo per te mai più! Perché tu non puoi pensarmi com'io ti sento. È ben per questo, Mamma, ben per questo quelli che si credono vivi credono anche di piangere i loro morti e piangono invece una loro morte, una loro realtà che non è più nel sentimento di quelli che se ne sono andati"; e ancora: "Tu l'avrai sempre, sempre, nel sentimento mio: io, Mamma, invece, non l'avrò più in te. Tu sei qui; tu m'hai parlato: sei proprio viva qui, ti vedo, vedo la tua fronte, i tuoi occhi, la tua bocca, le tue mani; vedo il corrugarsi della tua fronte, il battere dei tuoi occhi, il sorriso della tua bocca, il gesto delle tue povere piccole mani offese, e ti sento parlare, parlare veramente le parole tue, perché sei qui davanti a me una realtà vera, viva, e spirante, ma che sono più io, per te? Nulla. Tu sei e sarai per sempre la mamma mia; ma io? io, figlio, fui e non sono più, non sarò più..." [178].

La morte di una persona cara ci trasforma, così, profondamente: come ci dice con queste parole infrante e balbettanti Luigi Pirandello, una persona cara continua a vivere nella memoria e nel cuore, nel segreto dell'interiorità, vivente e palpitante come lo era in vita (nella sua presenza e nella sua assenza); ma siamo noi a non essere più quelli di prima: nella misura in cui non siamo più aiutati, e non siamo più immersi, nella comunità di destino (nella reciprocità degli sguardi e dei silenzi, delle assenze e delle presenze) che aveva segnato la nostra vita.

Un'ultima citazione da questo testo [178] così straordinario: "L'ombra s'è fatta tenebra nella stanza. Non mi vedo e non mi sento più. Ma sento come da lontano lontano un fruscio lungo, continuo, di fronde, che per poco m'illude e mi fa pensare al sordo fragorio del mare, di quel mare presso al quale vedo ancora mia madre"; e infine: "Sento dentro, ma come da lontano, la sua voce che mi sospira: 'Guarda le cose anche con gli occhi di quelli che non le vedono più! Ne avrai un rammarico, figlio, che te le renderà più sane e più belle'".

Il tema inesauribile dello sguardo, e questo invito struggente a immergere nei nostri sguardi le ombre degli sguardi che sono stati e non sono più.

(L'estraneità radicale e irraggiungibile dello sguardo si ha nel momento in cui *non* c'è più risposta al nostro sguardo: nel momento in cui ogni sguardo è divorato dal silenzio della morte.

Sono molto belle le cose che, a questo riguardo, e richiamandosi alle pagine di Pirandello sulla morte della madre, ha scritto [144] Virgilio Melchiorre.

"Hegel ci ha insegnato che nessuno possiede per se stesso la propria verità, perché nessuno può mai comprendersi totalmente: comprendersi significherebbe raggiungere la nostra origine, ma questa sempre si trascende e resta pur sempre un irraggiungibile passato. E, posto pure che si fosse all'origine, la verità della comprensione potrebbe dispiegarsi solo quando, in uno stesso sguardo, ci fosse concesso di considerare noi stessi e l'origine, noi stessi e gli spazi, le tradizioni, le storie che ci costituiscono"; e ancora: "Ma la finitudine del nostro sguardo è anche l'insuperabile limite d'una prospettiva: ci permette di guardare, ma non di guardarsi insieme a ciò che guardiamo. Solo uno sguardo d'altri potrebbe infine colmare questa distanza e disporre alla pari, sullo stesso piano, il nostro esserci e quello del mondo: potrebbe così riconoscere la verità o l'errore del nostro sguardo, potrebbe infine restituirci a noi stessi e persino disvelarci nell'impensato del nostro destino e della nostra possibilità".

Sulla scia della dialettica hegeliana del *ri-conoscimento*, che scaturisce dal desiderio di essere confermati nella propria verità e anche dal desiderio di essere *scoperti*, Melchiorre dice ancora [144] che lo sguardo di *altri*, mentre ci riconosce, ci dispone a essere davvero vivi; e richiamandosi in questo senso alle parole di Pirandello sulla madre ("se Ella da lontano mi pensa, io sono vivo per lei"), Melchiorre si chiede cosa ne sia di questa verità ora che la madre non c'è più, e se l'assenza (la vertiginosa lontananza) della madre non sia contestualmente l'assenza (la lontananza) di ciascuno di noi quando abbia perduta la propria madre.

La reciprocità degli sguardi è, allora, frantumata e annullata: allo sguardo di Pirandello non corrisponde più lo sguardo della madre: dell'altro-da-sé che riempiva la sua vita; e una parte di sé, una parte essenziale e decisiva, *quella* parte che viveva solo degli sguardi ricambiati, si dissolve e si annulla.

Ogni cosa è, del resto, connessa: il vissuto della morte d'altri, quando siano radicati nell'orizzonte di senso della nostra vita, non è forse, contemporaneamente, il vissuto e l'anticipazione della nostra morte?)

La solitudine del morente

Sulle emozioni laceranti, che il morire trascina con sé in chi sta morendo e nei suoi familiari, ha scritto cose ancora oggi attuali Norbert Elias in un libro [72] che si confronta con gli aspetti sociologici ma anche con quelli psicologici e umani di questa esperienza *ultima* della vita: con le sue angosce e la sua disperazione, con la sua lancinante esigenza di comunicazione e comunione, di silenzio e umana presenza.

Da questo libro intenso e appassionato vorrei stralciare qualche citazione: questa (ad esempio): "Oggigiorno gli uomini che sono a contatto con i moribondi non sono più in grado di confortarli con la manifestazione del loro affetto e della loro tenerezza. Fanno fatica a stringere o accarezzare la mano di una persona che muore, perché capisca che né devozione né protezione sono venute meno. L'esagerato tabù dettato dalla civilizzazione contro l'espressione di sentimenti intensi e spontanei spesso paralizza la lingua e la mano di queste persone. È anche possibile che i vivi considerino il morire e la morte come contagio e dunque pericolo, e quindi involontariamente si ritraggano. Ma come accade in ogni commiato da persone care, un gesto di immutato affetto è forse il conforto più grande, indipendentemente dal sollievo del dolore fisico, che coloro che restano possono dare a coloro che muoiono".

Certo, in epoche storiche diverse dalla nostra, *non* si moriva nella solitudine e nella lontananza, nel deserto degli ospedali e delle case di riposo, come invece oggi accade sempre più frequentemente. Lo diceva già Rainer Maria Rilke, invocando un morire degno della condizione umana e augurando a ciascuno di noi una morte sua propria che nasca dalla vita, che si è realizzata nel corso degli anni, e che in essa infine si concluda; e lo ha ripetuto Norbert Elias nel libro [72] dal quale stralcio un'altra citazione bruciante e dolorosa.

"La specifica natura della morte nelle società industriali avanzate – accompagnata dall'isolamento emotivo che ne rappresenta la caratteristica più palese – emerge con particolare chiarezza se confrontiamo le procedure, e l'atteggiamento che esse assumono di fronte alla morte, con quelle di altre società meno avanzate. Noi tutti abbiamo presenti i quadri dei secoli passati che rappresentano l'intera famiglia, compresi i bambini, raccolta intorno al letto di morte di un patriarca"; e ancora: "Possiamo dire che prima del ventesimo secolo e forse anche del diciannovesimo secolo, la maggioranza degli uomini moriva al cospetto dei suoi simili: tale fenomeno è in relazione al genere di vita proprio delle società del passato. I morenti e i morti non erano così radicalmente esclusi dalla vita della collettività umana come oggi."

Quando si sta morendo, e in ogni caso quando la malattia avanza inesorabile corrodendo, e consumando, le risorse interiori e quelle esteriori (quelle corporee), nasce una straziante divaricazione fra il bisogno di relazioni umane e di ascolto e la sensazione della inutilità di ogni aiuto e di ogni intervento medico.

Come scrive Norbert Elias: "Può darsi che per le persone anziane o in punto di morte gli aspetti sociali della loro vita, e le relazioni con gli altri siano particolarmente importanti proprio perché esse sono cadute in balia di processi naturali ciechi e incontrollabili"; ma radicalmente diverso è l'atteggiamento interiore che si ha, o si tende ad avere, dinanzi a questa dolorosa situazione: "Tuttavia, sapere che gli uomini, in queste condizioni hanno raggiunto il limite del loro controllo sui processi naturali spesso suscita nei medici, e forse anche nei familiari e amici del moribondo, un atteggiamento che entra in conflitto con il bisogno di socialità di quest'ultimo. Sembra che ci si dica: qui non c'è più nulla da fare. Si scuotono le spalle e, pur dispiaciuti, si va per la propria strada. Sono soprattutto i medici – la cui professione consiste nel cercare di dominare le forze cieche e distruttive della natura – che spesso sembrano osservare con orrore come nei malati e nei moribondi queste cieche forze naturali spezzino la normale autoregolazione dell'organismo per poi distruggerlo" [72].

La parola scritta sulla sabbia e il gesto che comunica

La parola nella sua effimera volatilità (farfalla che nasce raggiante e immediatamente si spegne lasciando una scia chimerica) può essere ragione di vita e di speranza nonostante tutto; ma, quando si confronta con situazioni estreme come è quella di una persona che sta soffrendo o che sta morendo, la debolezza della parola (di ogni parola) si rivela nella sua dolorosa evidenza. Come se essa fosse scritta sulla sabbia: fragilissima e impalpabile. Se la parola, come quella di Agostino e di Luigi Pirandello, di Norbert Elias e di Rainer Maria Rilke, ci aiuta a capire *cosa* accada in ciascuno di noi nel momento in cui la morte di una persona cara segna la nostra anima di una ferita non più cancellabile, la parola si svuota (quasi) di senso dinanzi a una persona morente. Allora, certo, come ci dicono in particolare le parole commosse e luminose di Norbert Elias, *solo* un gesto, il gesto di stare *accanto* e il gesto di accarezzare dolcemente il volto, e la mano, di chi si allontana (nella speranza, o nella disperazione) dalla vita, solo un gesto riesce a essere di aiuto e a essere terapeutico: nel silenzio della parola e nella luce del gesto.

Le emozioni davanti al morire e alla morte sono le più intense e le più sconvolgenti: riflettere su di esse, come si è cercato di fare qui, non è forse cosa inutile.

4. L'esperienza ossessiva come vertigine dell'angoscia

Le esperienze ossessive sono esperienze psico(pato)logiche che *non* sono considerate psicotiche ma rientranti nel contesto delle esperienze neurotiche. Le esperienze ossessive sono anche chiamate esperienze anancastiche: le prime derivano dal latino *obsessione(m)*, che significa "assedio", e le seconde derivano invece dal greco *ἀνάγκη* che significa "destino", "costrizione", "necessità inesorabile". Ogni esperienza ossessiva è contrassegnata dal fatto che un contenuto di coscienza (una parola, una melodia, una frase, un impulso, un'azione, un gesto) è radicato nella vita psichica, e non è possibile liberarsene nonostante che lo si voglia fare, e nonostante che il contenuto di coscienza sia vissuto come assurdo e immotivatamente persistente.

Le esperienze ossessive sono distinte in idee ossessive, che sono confinate nell'interiorità (nella soggettività), in impulsi ossessivi, che si esprimono in tendenze (angoscianti e inquietanti) a realizzare comportamenti in ogni caso virtuali, e in azioni ossessive nelle quali le idee e gli impulsi si concretano secondo modalità e intensità diverse. Il conflitto fra le esperienze ossessive (raccolte nella dizione di "psichismo parassita, o disturbante") e ogni tentativo di liberarsene (definito "psichismo di difesa") trascina con sé un'angoscia lacerante.

Clinicamente, le esperienze ossessive si possono costituire come esperienze neurotiche, come neurosi ossessive [44], che hanno una sintomatologia omogenea e strutturata anche in ordine alla loro evoluzione; ma si possono costituire anche nel contesto di quelli che sono (oggi) chiamati disturbi di personalità: definendosi, cioè, come personalità ossessive [44] che sono contrassegnate dalla presenza di una sintomatologia ossessiva stabilizzata nella sua evoluzione: meno modificabile, e tendenzialmente pietrificata, con spazi di autonomia più limitati che non quelli delle neurosi ossessive.

La forma (la struttura) delle esperienze ossessive tende a essere sostanzialmente uguale sia nelle neurosi ossessive sia nelle personalità ossessive; ma ci sono anche esperienze ossessive più fragili e influenzabili di quelle inserite in un contesto neurotico, o in una personalità ossessiva. Questo significa che anche in questa area tematica *non* sono possibili generalizzazioni; tanto più che ci sono depressioni (depressioni *psichiche*, che si svolgono nel contesto dei sentimenti intenzionali nel senso [197] di Max Scheler, in particolare) che si accompagnano nella loro sintomatologia a esperienze ossessive: in qualche modo ri-chiamate (fatte lievitare) dalla depressione.

Come sono costituite le esperienze ossessive

Al di là delle loro diverse articolazioni cliniche, le esperienze ossessive sono contrassegnate da elementi strutturali comuni; e questi vorrei ora delineare.

La forma di vita ossessiva ci toglie dal mondo dell'ovvio e del quotidiano; e ci immerge in una comunicazione con il mondo, con il mondo delle persone e con il mondo delle cose, radicalmente diversa da quella alla quale siamo abituati.

Certo, solo se si rinuncia alle categorie cliniche di conoscenza (del resto necessarie alla diagnosi e alla diagnosi differenziale), e ci si serve delle categorie fenomenologiche e antropologiche di conoscenza, si colgono gli elementi strutturali costitutivi di un'esperienza ossessiva; astraendo, cioè, dal contesto clinico in cui essa sia inserita. Confrontata con quella, che è la forma di esistenza "normale", l'esistenza ossessiva si configura come una controesistenza enigmatica e inquietante; ma decifrabile fenomenologicamente nelle sue linee strutturali.

Nel mondo-della-vita ossessivo, nella condizione ossessiva, sono radicalmente cambiate le modalità di incontro con gli altri. Nel mondo-della-vita "normale", o almeno non-ossessivo, noi viviamo nella provvisorietà e sappiamo di vivere in essa; e, nonostante questo, ci affidiamo alle cose, agli altri-da-noi e al flusso ininterrotto della vita. Ci è possibile vivere in questa dimensione di provvisorietà, senza lasciarci sommergere dall'inquietudine e dall'angoscia, *solo* perché ci sentiamo uniti al mondo-degli-altri e al nostro mondo in un contesto di comunicazione dialogica. Ci sentiamo trascinati dalla corrente vitale delle cose: al di là, e al di fuori, delle infinite ragioni di insicurezza e di dubbio; e, del resto, ci è possibile agire (ogni agire è, in sé, arrischiato) solo *se* ci fidiamo del mondo, in cui siamo inseriti, e confidiamo in noi stessi: nella spontaneità e nella immediatezza degli eventi che ci vengono incontro. Se non riusciamo a essere così, se siamo falciati dal dubbio e dalla torturante insicurezza sulle cose che avvengono intorno a noi e che sfuggono ovviamente alla nostra analisi e al nostro controllo, ogni azione (ogni iniziativa) si fa conflittualmente problematica: Scilla e Cariddi stanno davanti a noi nella loro dilemmaticità (paralizzante) e nella loro (antinomica) fascinazione.

Nell'esistenza sommersa dalle tematiche ossessive non si può vivere nella dimensione (fatalmente) precaria e provvisoria della realtà, e nemmeno si può vivere in una comunicazione abituale e tranquilla con il mondo, perché il mondo è vissuto nei suoi aspetti inquietanti e ambivalenti, e non si riesce in particolare a tollerarne e a comprenderne le ambiguità e le cascate molteplici dei segni e dei messaggi. Nel mondo-della-vita ossessivo *non* si ha più fiducia in se stessi e *non* si ha più fiducia negli altri; divenendo prigionieri di una condizione di inerzia e di un'azione strapiena di angoscia.

L'esistenza ossessiva è, insomma, divorata dall'impossibilità a vivere nella patria della fiducia e della familiarità: le persone, e le atmosfere, divengono ostili e ignote, ambigue e inafferrabili; ma l'esistenza ossessiva è, ancora, artigliata da interrogazioni dolorose e laceranti sul *senso* ultimo delle cose e da ricerche disperate sulle strutture costitutive della quotidianità: che si vorrebbero sicure e univoche, limpide e uniformi, e non invece, come esse sono, incerte e crepuscolari, oscillanti e mutevoli. Le risposte provvisorie, che la vita di ogni giorno ci offre e delle quali noi in genere ci accontentiamo, o almeno alle quali ci rassegniamo, non bastano a chiunque sia immerso nel vortice di una ossessività ferita e graffiata da queste risposte.

Ci sono altri elementi fenomenologici che entrano in gioco nel tematizzare e nel contrassegnare una condizione ossessiva: nella quale, come ha dimostrato con splendide analisi fenomenologiche V. E. von Gebsattel [97], si finisce prigionieri di una implacabile tendenza a realizzare *solo* cose rigidamente programmate e calcolate. Ogni evenienza inattesa trascina con sé un'angoscia scarnificante: che, a sua volta, induce ad allontanarsi ancora di più dal mondo delle persone e delle cose, e a fuggire in una solitudine profonda e dolorosa.

Ora, non è possibile compiere, nella vita di ogni giorno, azioni rigidamente programmate; e non è possibile eseguire calcoli aritmetici, anche semplici, se non ci si affida all'immediatezza e alla spontaneità della conoscenza intuitiva. Ma vivere nella ossessività significa non poter tollerare nemmeno un momento di dis-attenzione, ed essere costretti a ripetere continuamente operazioni aritmetiche, ovvie e scontate, in sequenze infinite e irraggiungibili. Ci sono, in questo contesto, cose molto più banali che *non* si adeguano ugualmente a un ideale arido e astratto di radicale programmazione: il lavarsi le mani, al fine di sfuggire a ogni (possibile) contaminazione, è cosa ovvia e nondimeno nel mondo della ossessività non si riesce mai a raggiungere questo risultato: ci si lava continuamente fino a macerare e a fare sanguinare le mani: invano. Si leggono le pagine di un libro, non si è mai sicuri di averle capite bene, o di ricordarle, e allora si è indotti a rileggerle senza fine: atrocemente divorati dall'angoscia.

Negli orizzonti di vita ossessiva, insieme a questa ricerca di una rigida anticipazione razionale delle cose, si coglie anche la tendenza fatale alla "perfezione" e alla "precisione". Nel volgere di ogni giorno ci troviamo di fronte a cose che richiedono precisione e non ammettono errori significativi, e a cose, a infinite altre cose, che *non* hanno invece bisogno di una precisione assoluta; e ciascuno di noi, quando non sia immerso nel mondo della ossessività, è in grado (ha la libertà) di valutare e di scegliere quando sia necessaria precisione *nel* realizzare questa, o quella, azione, e quando una tale precisione *non* sia necessaria.

L'intuizione (una spontanea e libera determinazione) ci consente, insomma, di distinguere le cose indispensabili da quelle che non lo sono, di confrontarci con le cose abituali e scontate (attese), e con quelle inattese e in-abituali (improvvise), di svolgere cose con grande attenzione, e precisione, e altre cose che di questa attenzione e di questa precisione non hanno proprio bisogno.

Nel modo di essere della ossessività non c'è più alcuna possibilità di distinguere fra le cose che sono importanti, e quelle che non lo sono; perché le cose sono considerate, sono vissute, come se fossero *tutte* ugualmente importanti e indispensabili: nel contesto di una omogeneizzazione e di una livellazione dei significati e dei compiti.

Nel nocciolo di ogni esperienza ossessiva si nasconde (dunque) questa inarrestabile tendenza a "controllare" e a "programmare" le cose (i pensieri, gli impulsi, le azioni, le immagini, le fantasie) al fine di sottrarle a ogni distrazione e a ogni (possibile) de-viazione. Le esigenze di precisione e di perfezione (di controllo analitico e programmatico) di ogni azione e di ogni iniziativa si fanno sempre più alte e sempre più radicali nel contesto di una vita piena di incoerenze e di insicurezze: in una escalation di tensione emozionale e di angoscia dinanzi alla irraggiungibilità di mete impossibili.

A questo scacco, a questa acuta percezione di non riuscire a realizzare l'ideale di perfezione e di precisione (disperatamente ricercato e perduto), si accompagna una coscienza di colpa che si fa intensa e lacerante, e si fa portatrice di ulteriore angoscia: in una circolarità di sofferenze senza fine che si rincorrono e si potenziano reciprocamente. Ne conseguono, così, idee che si aggrovigliano e si susseguono precipitosamente e ostinatamente; impulsi che si accendono e si riaccendono inesorabilmente e confusamente; azioni che si realizzano e si ripetono nella ricerca di una "perfezione" assoluta che non lasci spazio ad alcuna incertezza e ad alcuna imprecisione.

Il tempo vissuto

Le indagini fenomenologiche hanno dimostrato come nella de-strutturazione (nella dis-articolazione) del tempo *non* (più) vissuto nella sua originaria unitarietà di presente, passato e futuro, ma incrinato e frantumato in queste sue dimensioni, si colgano (si possano cogliere) l'essenza e il senso ultimo delle esperienze depressive: ma, anche, delle esperienze ossessive.

La psicologia "obiettiva", come Erwin Straus [206] ha drasticamente sottolineato, non conosce se non la relazione fra il "prima" e il "dopo": ri-conoscendo i fenomeni costitutivi del tempo nella loro esclusiva correlazione con il passato e mettendo-fra-parentesi (eliminando) il futuro (l'avvenire) che non ha una realtà "obiettiva".

Al problema del tempo, del tempo soggettivo, e all'influenza che la filosofia cartesiana ha avuto nel separare la vita psichica da quella somatica, l'anima dal corpo, trascinando con sé fatali conseguenze nel campo della psicologia, e della conoscenza in psicologia, Erwin Straus ha dedicato considerazioni radicali che nulla hanno perduto della loro attualità: nel contesto, del resto, di risonanze *non* heideggeriane, e nemmeno bergsoniane (come in Eugène Minkowski), ma invece husserliane. (Un bellissimo lavoro sulle modificazioni del tempo interiore nell'esperienza schizofrenica è quello [78] di F. Fischer.)

Le modificazioni del tempo vissuto (del tempo interiore) nelle esperienze ossessive sono state indicate da V.E. von Gebsattel in un suo lontano lavoro [97]. Nel modo di vivere ossessivo il divenire (inteso nel senso [196] di Max Scheler) della persona si inaridisce e poi si arresta fino a non avere più dinanzi al suo orizzonte temporale la dimensione del futuro. Il presente rifluisce continuamente nel passato, ed è il passato a costituire la dimensione dominante di ogni esistenza ossessiva. Dal passato nascono, e rinascono, sentimenti di colpa, e (insieme) torturazioni infinite sulle cose che si sono realizzate e che avrebbero potuto essere realizzate in maniera *diversa*. Il vortice inesauribile delle cose, che *non* sono state fatte, degli errori che sono stati commessi e che si sarebbero potuti evitare, delle ipotesi che *non* sono state esaminate e *non* sono state considerate, trascina ogni coscienza ossessiva in una condizione di angoscia lacerante: che muove dal passato senza alcuna possibilità di essere oltrepassata e trascesa. Ciò che è stato fatto nel passato, ciò che è passato, non ha in sé la forma di una cosa finita e conclusa; ma continua a vivere nella coscienza e nella memoria: nel disperato tentativo di modificare, di *potere* ancora modificare il passato, cercando di trovare mille ragioni che possano giustificare, ma molto spesso senza riuscirci, le cose fatte *nel passato*.

Nell'esperienza depressiva, anche in questa, l'orizzonte del passato risucchia ogni altro orizzonte temporale: il sentiero, che si apre al futuro, è sbarrato nella dissoluzione della speranza: di ogni speranza; ma, nella depressione, il passato è pietrificato e immobile: non si alzano più, in volo, gli aironi della speranza e dell'attesa, e nondimeno il passato non è rimesso-in-discussione nei suoi significati e nelle sue scelte, nelle sue possibilità inaridite e nelle sue alternative impossibili. (Ci sono transizioni, e passaggi, fra il modo di vivere il tempo nella forma di vita depressiva e in quella ossessiva: cosa, del resto, ovvia nella misura in cui un'esperienza depressiva può far-lievitare (può far rinascere) esperienze ossessive galleggianti, o sonnecchianti, nella vita psichica.) Ci sono continui ri-pensamenti, e laceranti torturazioni, nelle esperienze ossessive risucchiate in un passato che non ha l'omogeneità e la compattezza di quello che si ha nella depressione; ma che, come diceva von Gebsattel [97], si costituisce come un passato (come un mondo) solcato dall'angoscia e dalla nostalgia (ma da una nostalgia rovente e senza scampo) e negato alla grazia e a qualsiasi scintilla di speranza: a una qualsiasi, anche virtuale, possibilità di cambiamento.

Lo spazio vissuto

Come esiste un tempo vissuto (un tempo soggettivo), così esiste uno spazio vissuto che non ha nulla a che fare con quello geometrico (lo spazio che è misurato nelle sue distanze e nelle sue vicinanze topo-grafiche).

Nella coscienza ossessiva lo spazio vissuto è profondamente trasformato e pietrificato. In una paziente ossessiva, descritta [207] da Erwin Straus, le modificazioni dello spazio si sono delineate con drastica evidenza: c'era in lei la sensazione che, nella sua casa, le porte si restringessero così da non consentirle più di attraversarle. La paziente non aveva più un'ora, e non aveva più un luogo, in cui ri-trovare una possibilità di pace e di riposo: stava immobile in uno spazio e in un tempo livellati e omogeneizzati: destituiti di linfa *vitale*. Un'ora uguale all'altra, un giorno uguale all'altro, una stagione uguale all'altra: nel contesto di una straziante destrutturazione spaziotemporale. A questa metamorfosi spaziale, a questa de-vitalizzazione spaziale (e temporale), non può non corrispondere in alcune esperienze ossessive, come dice Erwin Straus [207], la perdita di ogni intenzionalità motoria, di ogni movimento, e (insieme) la tendenza a stare chiusi in una stanza: senza più il de-siderio, e senza più la possibilità, di uscirne fuori in un mondo ostile e negato alla speranza.

L'esistenza ossessiva non conosce più cosa abbia a significare il fatto di incominciare e poi di concludere una cosa: un'azione, o un'iniziativa, una sequenza di pensieri e di immagini, o uno svolgimento di calcoli e compiti. La storia, che è divenire nello spazio e nel tempo, non è più possibile: almeno nelle sue abituali scansioni: livellandosi nel contesto di esperienze despazializzate e pietrificate. Nello spazio vissuto, che tende a restringersi vertiginosamente, non ci sono più diastole e sistole che consentano alla vita di muoversi e di modificarsi continuamente in una correlazione tematica con gli eventi e con le prospettive radicate in ogni esistenza umana.

Certo, queste analisi fenomenologiche, che nascono dalla confrontazione con le situazioni ossessive *estreme*, intendono coglierne le fondazioni psicologiche e umane; ma *solo* alcune esperienze ossessive corrispondono a questi livelli di angoscia e di inquietudine, di sofferenza e di disperazione. Anche per queste, del resto, sono oggi possibili strategie terapeutiche (farmacoterapeutiche e psicoterapeutiche) capaci di spezzare i grovigli e le torturazioni di una vita psichica così incrinata.

La dimensione psicopatologica

Vorrei ora descrivere e illustrare nella loro significazione psicopatologica alcune esperienze ossessive: *non* quelle emblematicamente neurotiche (alle quali mi sono richiamato [39] in un altro lavoro) *ma* quelle che nascono, o si fanno evidenti, nel contesto di forme depressive. I modi di essere (la struttura) delle esperienze ossessive, che riemergano in questo contesto, non sono diversi da quelli che si osservano nella ossessività neurotica.

Un sintomo, presente in *ogni* esistenza ossessiva, è quello dell'angoscia che è [98] angoscia della morte: vissuta come possibilità: come in-combenza incalcolata e incalcolabile a cui non si sfugge in ogni momento e in ogni evenienza della vita. (La morte volontaria, la morte che si fa disponibile nel suicidio, non si realizza facilmente in ogni caso.) La coscienza ossessiva è ancorata al mondo-della-vita, anche se è un mondo segnato da ombre angoscianti e terrificanti, e a questo mondo nonostante tutto essa si aggrappa con la disperazione (arida e ghiacciata) che si esprime nella molteplicità delle "difese" (dei meccanismi di difesa). I conflitti fra "psichismi parassiti" e "psichismi di difesa" sono, ovviamente, fonte inesausta di angoscia.

Come dice Kurt Schneider [200], le esperienze ossessive, quando rinascano improvvise e intense (sono abituali in esse alte e basse maree che si correlano con condizioni diverse: la stanchezza e la malattia, le tensioni emozionali e i compiti che richiedano impegno e grande attenzione), sono precedute da uno stato d'animo *ossessivo*, dalla coscienza che qualcosa stia per accadere non diversamente da quanto avviene nello stato d'animo *delirante*, che confluisce e si concreta poi nelle figure ossessive *tout court*: la melodia trova le sue parole.

Ci sono pazienti che presentano una sintomatologia ossessiva quando si manifesta una depressione; e ci sono pazienti, invece, che hanno sintomatologie ossessive (preesistenti) che si accentuano, o si definiscono meglio nella loro forma, quando ad esse si accompagnano esperienze depressive. (Ovviamente, questa distinzione clinica consente di prospettare indicazioni terapeutiche diverse: nel senso che la farmacoterapia antidepressiva è ancora più indicata nei casi in cui una condizione depressiva rimette in cammino una sintomatologia ossessiva. Come è necessario ripetere, ogni discorso teorico ha un senso solo se viene a confrontarsi con le sue eventuali risonanze pratiche, e terapeutiche.)

Non so di chi ho paura

Elena ha quarantacinque anni: personalità insicura, ha presentato una prima fase depressiva a trentatré anni, insorta in stretta contiguità temporale con il parto. Dieci giorni dopo la sua seconda gravidanza si è manifestata in lei una sintomatologia contrassegnata da astenia, da insonnia, da una condizione depressiva e da una inibizione vitale che la staccavano a mano a mano da ogni consonanza ambientale. In connessione immediata con questa sintomatologia si sono venuti delineando i sintomi ossessivi. Elena ha incominciato a temere di non volere più bene alla bambina appena nata, e a pensare che, in fondo, sarebbe stata lieta se essa le fosse portata via. Si sentiva inoltre sommersa da un'angoscia profonda ogni volta che doveva attraversare la strada. "Soffro di quelle fissazioni, e non vorrei averne: una volta non era così. Rimango delle ore senza capire nulla. Perché ho paura? Non so di chi ho paura: nessuno mi vuole male, e allora perché? Temo di fare del male ai bambini, ho paura di me stessa, sono sempre spaventata. Vorrei dormire almeno qualche ora ma, la notte, il cervello lavora da solo su cose stupide. Stamattina, mi facevo il segno della croce perché avevo paura: capisco di non essere più normale; a volte faccio cose che non dovrei; per non fare soffrire gli altri preferirei morire."

A quarantadue anni (quasi dieci anni dopo), e a quarantacinque, si sono ripetute due nuove fasi depressive con analoghe caratteristiche psicopatologiche. Nel corso di una lenta e strisciante insorgenza, sostenuta dall'inasprirsi di particolari situazioni storico-vitali, la depressione si è venuta ancora configurando nell'una e nell'altra fase come depressione con sintomi ossessivi. "Mi sono sentita malinconica, e sono ricominciate le mie solite idee fisse. Ho visto un bambino piccolo al cinema, e ho subito pensato: farò del male ad un bambino. E così mi è venuta la paura di fare del male alla mia bambina. Mi sembra di stringerla e di farle del male." Gli impulsi rivolti ad aggredire la figlia, alla quale Elena è molto affezionata, sono riconosciuti nella loro assurdità e nella loro anormalità. Nei giorni antecedenti l'ultima sua degenza in ospedale, Elena si destava di notte dominata dall'impulso di fare del male (di uccidere) la figlia, e risvegliava insieme il figlio perché l'aiutasse a "resistere". La sintomatologia ossessiva si accompagnava a un acuto sentimento di colpa che si estendeva alla storia della sua vita: che è stata vissuta in situazioni di estrema tensione esistenziale. (Lasciata dal marito ha dovuto, da sola, provvedere all'educazione della figlia e del figlio.) Una tristezza psichica intensa e dilagante riempiva il suo stato d'animo.

"So che non c'è più speranza. Le altre volte venivo qui e guarivo; ma adesso so che non sarà più possibile. Anche le suore e le infermiere giudicano la mia colpa."

Elena è stata curata con farmaci ad azione antidepressiva e neurolettica; e, dopo due settimane di cura, le esperienze ossessive e depressive (quasi da un giorno all'altro) si sono modificate nella loro frequenza prima, e nel loro modo di essere psicopatologico poi.

La depressione è, dunque, esordita in Elena in una rigorosa connessione interiore con il parto: assumendo un andamento periodico correlato con influenze ambientali. Ciascuna fase depressiva ha presentato analoghe connotazioni tematiche e formali sia nella struttura psicopatologica sia nei modi di insorgenza e di evoluzione. La cosa più importante e più significativa è stata, in ogni caso, quella della presenza di un'emblematica sintomatologia ossessiva: che Elena ha saputo descrivere molto bene nella sua angoscia e nella sua (virtuale) aggressività nei confronti della figlia (della sua bambina).

La coscienza di malattia, la consapevolezza straziante della illibertà con cui si delineavano gli impulsi a fare del male alla figlia, è stata sempre presente; e, in ogni modo, ossessività e depressione sono insorte insieme e insieme si sono attenuate e, poi, risolte.

Non voglio, non voglio farlo, ma è più forte di me

Angelica ha struttura caratterologica segnata dalla insicurezza interiore. A cinquantaquattro anni si è fatta a mano a mano inquieta e più timorosa del solito: accentuandosi la sua sensibilità (la sua impressionabilità nei confronti degli eventi vitali) e lasciandosi andare facilmente al pianto. Questa condizione "pre-depressiva" si è estesa nel volgere di alcuni mesi fino a confluire in una depressione accompagnata da esperienze di ansia "fobica" ("ho paura di ogni cosa che vedo"), e fino a giungere a una degenza ospedaliera. In questa situazione pre-depressiva si è a un certo punto inserita, facendola precipitare, la morte della madre alla quale Angelica era molto legata. Questo avvenimento trasformava la fenomenologia depressiva in una depressione clinica sigillata dalla presenza di un'inibizione vitale e, soprattutto, di una esperienza ossessiva trafitta da un'angoscia lacerante e insostenibile. "Ho paura di fare del male a mia sorella a cui voglio bene. Non voglio farlo ma ho l'impressione a volte di non riuscire a fermarmi. È una lotta continua, ed è una sofferenza terribile. Non voglio, non voglio farlo; e non voglio pensare a cose come queste; ma è più forte di me e della mia volontà."

A cinquantotto anni si manifestava una seconda fase depressiva che si esprimeva ugualmente con una sintomatologia ossessiva evidente e dolorosa. "Mi sento sconvolta da un impulso che mi spinge a farmi del male e a fare del male agli altri. Se vedo qualcosa di tagliente mi pare di adoperarlo verso di me e verso mia sorella. Vivo in uno stato di angoscia generale e non riesco assolutamente, e nonostante ogni mio sforzo, a scacciare questo pensiero che mi ossessiona." Una terapia antidepressiva riesce, anche questa volta, a rimuovere la tristezza; mentre più lentamente si ridimensionano gli impulsi ossessivi: che perdono dapprima l'incandescente risonanza emozionale che li accompagnava, e si inaridiscono poi nella loro connotazione tematica.

L'insicurezza interiore contrassegna, dunque, la personalità di Angelica, e si costituisce come il terreno psicologico dal quale nascono, e ri-nascono, gli impulsi ossessivi: staccati, qui, da ogni sconfinamento in azioni ossessive e non alimentati da una ideazione crudelmente anancastica (ossessiva).

Non posso non sottolineare come sia importante distinguere, in ogni realtà ossessiva, quanta parte abbia (possa avere) la presenza di una condizione depressiva nel farla-precipitare, o nell'accentuarla.

Sono sconvolta dal terrore di impazzire

Giulia ha una personalità insicura e vulnerabile. A trentasei anni si è iniziata una condizione depressiva dopo alcuni mesi di inquietudine e malumore, e di situazioni psicotraumatiche. In essa si inserivano esperienze ossessive che Giulia non conosceva, prima, almeno nella intensità e nella frequenza con cui si venivano ora manifestando. Il salto dalla condizione pre-depressiva alla depressione clinica si è delineato lentamente: trainato dall'insorgenza dei sintomi ossessivi.

Anche in Giulia la sintomatologia ossessiva si è alimentata di impulsi, *non* di azioni, a cui resisteva nel contesto di un'angoscia sconvolgente. Gli impulsi aggressivi, indirizzati al figlio, dominavano la sua vita: nella tensione insostenibile (escalation vertiginosa) fra lo "psichismo parassita" e lo "psichismo di difesa"; e ai bordi di precipizi che si aprivano dinanzi a lei con il fascino enigmatico e terrificante delle cose "assurde" e "non volute": ma dotate degli sguardi di meduse impazzite e scarnificanti. Ci si arresta, ci si ferma, al di qua dei precipizi e delle catastrofi? Ogni giorno, ogni ora, questa conflittualità disperata ed esasperata: senza fine.

(Sintomi ossessivi "banali" e quotidiani, come quelli che impongono di *non* fare alcune cose, di *non* calpestare gli interstizi fra una lastra e l'altra della strada, e di farne altre, che si è costretti a fare (lavarsi le mani continuamente nel tentativo impossibile di cancellare ogni – invisibile – traccia di polvere), destano tensioni emozionali lancinanti.)

Sulla scia di terapie antidepressive, anche qui la risoluzione della depressione, ottenuta nel volgere di un mese, si è accompagnata alla scomparsa della sintomatologia ossessiva nelle sue diverse articolazioni e nelle sue diverse dimensioni.

La seconda fase depressiva si è delineata a quarantadue anni con uguali aspetti psicopatologici e tematici. "Mi sento oppressa e malinconica, e sono sconvolta dal terrore di impazzire." Sono gli impulsi aggressivi a costituirsi, ancora, come gli elementi più intensi e dolorosi: nel contesto, ora, di una tristezza infinita, liberamente emergente dal fondo [199] della vita psichica, che trascinava con sé un pianto disperato e inarrestabile. Tristezza e ossessività si alternavano nella loro intensità e nella loro pregnanza sintomatologica: se nella prima fase depressiva dominavano i sintomi ossessivi (gli impulsi brucianti e dilaganti), in questa seconda fase è invece la tristezza psichica a riemergere nell'orizzonte di vita di Giulia.

Cinque anni dopo, a quarantasette anni, rinasceva la condizione depressiva sulla scia di una evenienza straziante e improvvisa, la morte del figlio (sul quale si incentravano gli impulsi aggressivi), e Giulia, nel corso dei tre mesi successivi a questo avvenimento, diveniva angosciata e inquieta: lacerata da una coscienza di colpa divorante e da un'inibizione, dall'incapacità a fare qualsiasi cosa, dilagante.

Gli scenari clinici, i volti della depressione, cambiano ora radicalmente: non c'è più la tristezza *psichica* ma una tristezza *vitale* [34] [101] [235]: la tristezza, cioè, che si viene radicando negli strati profondi, negli strati corporei, della vita emozionale, e che risucchia in sé ogni sentimento intenzionale: ogni sentimento che si rivolga (si indirizzi) al mondo degli *altri*. La tristezza vitale è una tristezza desertificata che ci chiude nei confini monadici della nostra soggettività; e, quando è dilagante e travolgente, nemmeno le esperienze ossessive riescono a ri-nascere e a ri-sorgere.

Cerco di pensare a qualcos'altro ma non ci riesco

Vittoria è di carattere insicuro e scrupoloso. A quarantacinque anni, si sono accentuate nella loro intensità le ossessioni che, anche prima, comparivano nel suo orizzonte di coscienza, e si sono accompagnate a una tristezza psichica. "Non sono più andata a confessarmi da qualche mese perché sono sicura che la confessione non è valida; ho commesso peccati gravi e non ho nemmeno il coraggio di confessarli." Nel contesto di strategie antidepressive, i sintomi ossessivi e depressivi sono venuti lentamente attenuandosi nel corso di alcuni mesi; ma quelli ossessivi sono persistiti al di là di quelli depressivi. A cinquantatré anni le esperienze ossessive si sono, ancora, radicalizzate accompagnandosi a un'angoscia lacerante e a una tristezza psichica senza alcuna connotazione vitale. "Quando dovevo fare da mangiare lavavo le mani tre, o quattro, volte, e poi adoperavo anche l'alcol; ma *adesso* sono anche le cose di questo mondo che mi danno un senso di angoscia. Ho visto delle macchie di sangue in terra. Chissà che cosa è successo: ho incominciato a pensare che fosse sangue infetto, e questa idea continua a tormentarmi. Perché non riesco a liberarmene? Cerco di pensare a qualcos'altro ma non ci riesco: cerco di reagire ma invano."

Vittoria è capace di acute analisi interiori: "Non riesco a piangere, eppure mi sento così triste. Quando mi viene questa tristezza, che è la tristezza di non sapere piangere, cerco di pensare alle mie nipotine; ma le mie idee di scrupolo e la mia tristezza sono più forti". Saltuariamente la tristezza, nei momenti più alti, sembra perdere la qualità di tristezza psichica e assumere quella di tristezza vitale: "Mi sento come un peso che mi stringe allo stomaco, e mi fa stare male". La farmacoterapia antidepressiva e ansiolitica ha modificato, sia pure lentamente, la dimensione depressiva della malattia ma non ha scalfito fino in fondo la dimensione ossessiva che ha continuato a persistere: benché smorzata nella sua risonanza emozionale alle idee e agli impulsi.

La depressione, come forma clinica, ha così inasprita la sintomatologia ossessiva ma senza ricrearla: essendo costitutiva della personalità di Vittoria anche al di fuori di ogni incrinatura depressiva. La farmacoterapia antidepressiva e ansiolitica ha risolta, lo ripeto, la condizione depressiva; mentre ha smorzata, in ogni caso, la risonanza emozionale (l'angoscia e la lacerazione interiore) alle esperienze ossessive.

Analizzare, e descrivere, le due dimensioni, quella depressiva e quella ossessiva, di una sintomatologia ha un'ovvia importanza diagnostica e terapeutica.

L'ossessione di fare del male alle persone che si amano

In Maria Grazia una depressione è insorta, la prima volta, a ventisette anni in una personalità insicura e ansiosa (molto ansiosa): essa, come forma clinica, si è costituita e si è coagulata nel corso di alcuni mesi: sulla scia, anche, di situazioni psicotraumatiche e di conflittualità esistenziali. Un malessere generale, uno stato d'animo angosciato e il precipitare di sintomi ossessivi, che preesistevano del resto alla depressione, hanno delineata una sintomatologia assimilabile a quella che ho descritta nelle due ultime pazienti. Bastava la vista di qualcosa di tagliente (di un coltello) perché rinascesse un'agitazione incontrollabile e dilaniante. Nel volgere di due mesi, in ogni caso, la situazione clinica si è modificata e si è risolta.

La sintomatologia (acuta), ossessiva e depressiva, si è ricostituita dodici anni dopo, a trentanove anni, accompagnata da una sconvolgente lacerazione emozionale; e in stretta connessione con il parto. L'ossessione di "non sapere allevare il bambino" e di "fargli del male" si associava a quella che "qualcuno entrasse in camera, in assenza del marito, per fare del male a lei e al bambino". L'angoscia di morte è stata leitmotiv della sintomatologia clinica: trascinando Maria Grazia in una condizione di insostenibile sofferenza.

Ricostruendo la storia clinica di Maria Grazia è riemersa la constatazione che la sintomatologia ossessiva è precipitata qualche settimana dopo il parto. Maria Grazia leggeva su un giornale la notizia che una madre aveva ucciso i suoi tre bambini: la melodia trovava, anche qui, i suoi temi e le sue parole; e in lei divampava una (nuova) cascata di esperienze ossessive: di timori e di impulsi di fare del male, di uccidere, il bambino appena nato e, del resto, desiderato. La condizione depressiva sembrava essere la conseguenza della scompensazione ossessiva, e, in ogni caso, è rimasta nello sfondo della forma clinica: esprimendosi con esperienze di estraneità (di cambiamento radicale del mondo e dei volti con cui essa si incontrava: Maria Grazia descriveva molto bene queste esperienze di estraneità) e con modificazioni del tempo vissuto che perdeva di slancio vitale e di progettazione nel futuro. In questa emblematica esperienza psicopatologica, legata all'esperienza del parto, è l'ossessività, più che la depressività, a costituirsi come sintomo essenziale.

La farmacoterapia antidepressiva, che è del resto indicata in ogni condizione ossessiva, ha condotto, dopo qualche mese, alla risoluzione clinica della malattia.

Le esperienze ossessive si amalgamano con quelle depressive

Le storie cliniche descritte sono emblematiche al fine di illustrare i diversi modelli evolutivi e i diversi aspetti sintomatologici che le esperienze ossessive possono assumere, e le diverse modalità con cui esperienze ossessive ed esperienze depressive possono amalgamarsi (intrecciarsi) le une con le altre.

Riflettendo su di esse ne riemerge (immediata) la constatazione che in alcuni casi la depressione trascina con sé, nella sua insorgenza, una sintomatologia ossessiva: l'una e l'altra si condizionano reciprocamente (quando c'è l'una, c'è anche l'altra; quando non c'è l'una non c'è nemmeno l'altra); mentre in altri casi la depressione inasprisce, e fa riemergere, una condizione ossessiva già galleggiante, o francamente presente: accentuandola ed esasperandola. Questo diverso intrecciarsi, questo diverso amalgamarsi, delle esperienze depressive con quelle ossessive non ha una semplice importanza clinica ma ne ha una, ovviamente, terapeutica.

Le depressioni, che trascinano con sé sintomatologie ossessive (prima nascoste, o mascherate), hanno un andamento *tranchant*: il salto, cioè, dalla condizione "normale" a quella "morbosa" è rapido e radicale, e la stessa cosa avviene nel momento della risoluzione clinica. Quando ci sia questa contestualità di insorgenza e di evoluzione fra depressività e ossessività, si liquefanno (si risolvono) sia l'una come l'altra. Così, in Elena: "Sono, adesso, sicura di non volere più male alla mia bambina, e non sento più quell'orribile impulso a ucciderla: che però non volevo e cercavo disperatamente di mandare via; e non sono più triste". Nelle forme cliniche, invece, in cui la depressione non fa se non radicalizzare (esasperare) una condizione ossessiva già esistente, o in cui la depressione non è se non la conseguenza di un'improvvisa riaccensione della sintomatologia ossessiva, il passaggio dalla condizione "normale" alla condizione "morbosa", e da questa a quella, è molto più frastagliato e segmentato: senza "tagli" recisi e dicotomici.

Sia negli uni come negli altri casi l'impostazione terapeutica non può non essere quella antidepressiva e ansiolitica: nella misura in cui, ma questo si ha (quasi) sempre, l'angoscia si accompagni alla sintomatologia ossessiva (e depressiva).

La forma, e i contenuti, delle esperienze ossessive correlate, benché in modi diversi, con la presenza delle esperienze depressive non si possono sostanzialmente distinguere (separare) dalla forma, e dai contenuti in essa coagulati, delle esperienze ossessive che fanno parte delle neurosi ossessive *tout court*. (Ci sono tesi discordanti su questo circolo tematico; ma riguardano, in ogni caso, il problema dei contenuti ossessivi: nel senso che, nelle ossessioni amalgamate con le depressioni, sembrano essere *più* frequenti gli impulsi aggressivi e i pensieri religiosi che precipitano nel vortice delle spirali ossessive, e *meno* frequenti le idee ossessive emozionalmente indifferenti e gli impulsi ossessivi alla ricapitolazione (di cose, numeri e pensieri) e al controllo delle proprie azioni e dei propri compiti [235].)

Le esperienze ossessive non sono le esperienze deliranti

I modi di vivere in un'esistenza ossessiva si svolgono nell'area di una profonda illibertà contrassegnata dal non-potere-fare-diversamente e dall'essere-costretti-ad-essere-così-e-non-altrimenti; nell'area di una destrutturazione (di una frattura) delle relazioni interpersonali: della intersoggettività.

Quando si è immersi in una condizione ossessiva, che assuma una dimensione *clinica* (le esperienze ossessive possono essere fugaci ed episodiche: legate, ad esempio, a stanchezza e a esauribilità) e un'estensione nel tempo, il dialogo (il colloquio) con gli altri e con il mondo si fa precario e problematico: fino all'insorgenza di una profonda solitudine.

Nelle forme ossessive più intense il distacco dalla realtà, e l'immersione in una condizione di vita che sfiora la regione autistica, si fanno evidenti; e infrangere (interrompere) questa difficoltà alla comunicazione e all'apertura dialogica *al* mondo è cosa complessa e ardua; benché farmacoterapia e psicoterapia consentano di articolare modalità concrete di intervento.

Se, allora, una sintomatologia ossessiva (anancastica) può portare a questa frattura esistenziale, a questo distacco dal reale, quali connessioni si delineano fra *questa* sintomatologia e *quella* delirante?

Le differenze, e le (apparenti) analogie, fra esperienze ossessive ed esperienze deliranti sono di natura tematica e di natura formale.

Come ha sostenuto in uno dei suoi lavori più belli [189] H.C. Rümke, nelle tematiche deliranti si rispecchiano i grandi eventi della vita; mentre nelle tematiche ossessive riemergono, e si manifestano, i lati sostanzialmente negativi della vita. Si può delirare di essere felici e di essere amati (senza esserlo); si può delirare di essere persone dotate di una infinita grandezza e di un'assoluta onnipotenza: al di fuori di ogni (di qualsiasi) confrontazione con la realtà.

Di questi temi, di queste figure esistenziali, che dilagano nei deliri, *non* c'è traccia nelle esperienze ossessive nelle quali, talora mascherate e sotterranee, riemergono invece tendenze distruttive e corrosive: portatrici di una frattura della intersoggettività, a volte, ancora più profonda e lacerante che non quella costitutiva delle diverse forme del delirare.

Certo, quando le esperienze ossessive sono collegate nella loro insorgenza a una depressione, comunque articolata tematicamente, la frattura della intersoggettività non raggiunge livelli così elevati e incandescenti.

Le differenze e le analogie fra le une e le altre esperienze si delineano in misura ancora più radicale quando si considerano gli aspetti formali del discorso.

Sia in una condizione delirante, che si identifica sostanzialmente in una esperienza psicotica (schizofrenica), sia in una condizione ossessiva, si vive in un mondo destituito della sua ovvietà e della sua quotidianità di significati, e di rimandi. Nell'una e nell'altra forma di vita si intravedono significati in eventi che *non* hanno significato: in cose che rimandano a una radicale autoreferenzialità e, cioè, alla propria (esclusiva) soggettività.

(Quando siamo fuori da esperienze deliranti e, anche, da esperienze ossessive noi viviamo in un mondo di cose ovvie e scontate: in un mondo che non si cura di noi, in genere, ma nel quale ci sentiamo di casa: essendo un mondo a noi familiare e conosciuto nella sua natura e nella sua costituzione.)

Le differenze formali fra deliri e ossessioni si fanno nondimeno radicali nella misura in cui si approfondisca il *senso* (la dimensione) delle due esperienze psicopatologiche. In quelle ossessive si ha, tagliente e dolorosa, la coscienza delle contraddizioni del reale e delle figure dell'assurdo che incombono, oscure e ostili, sull'esistenza ferita e angosciata [97]. In quelle deliranti, nel delirare che non è se non un delirio che si estende vorticosamente *nel* tempo, non si ha alcuna coscienza di malattia: non si ha alcuna consapevolezza dei molteplici punti di vista che sono in gioco in ogni conoscenza e in ogni interpretazione del reale.

(Vorrei sottolineare come il delirio nasca, e si sviluppi, nel contesto delle relazioni che ci legano agli *altri*, nel contesto della intersoggettività, e nel contesto delle relazioni che noi abbiamo con il mondo delle cose. Questo si comprende (si può comprendere) nella misura in cui la sintomatologia delirante sia contrassegnata, e così ne sia colta nella sua essenza, dal cambiamento della fisionomia del mondo e del paesaggio, dalla trasformazione dei significati e dalla fatale tendenza ad attribuire agli *altri*-da-noi gesti e atteggiamenti, parole e pensieri, che esprimano aggressività e ostilità, dall'impulso inarrestabile e incontrollato a riferire a se stessi, in una spirale di autoesperienze e di interpretazioni staccate da ogni coscienza critica, fatti ed eventi: anche i più banali e in-significanti. Non è più possibile la *svolta* copernicana, che ci riporta continuamente dall'io al mondo e dal mondo all'io in una circolarità continua e reciproca di esperienze, così magistralmente descritta e tematizzata da [61] Klaus Conrad.)

Quando si è immersi nel delirio, nell'universo delirante, non ci si difende (questo è un altro aspetto del discorso): si vive il delirio, e lo si accoglie, nella sua assoluta e radicale ragione d'essere; mentre, quando si è sommersi da esperienze ossessive, da una delle loro possibili articolazioni psicopatologiche, *non* ci si arrende: rinascono modelli di difesa estremamente complessi e stratificati che tendono, fra gli artigli di un'angoscia e di una conflittualità incandescenti, ad arginare i pensieri, gli impulsi e le azioni che scandiscono i diversi modi di essere di una condizione di vita ossessiva.

Le analogie possibili, e le differenze radicali, fra esperienze ossessive ed esperienze deliranti sono state analizzate e discusse *anche* da V. E. von Gebsattel [97]: le dimensioni dell'ovvio, dell'innocuo, del familiare, tendono a dissolversi sia nel mondo ossessivo sia in quello delirante: nella eclissi di quelle abitudini e di quelle conoscenze, di quelle geografie e di quei paesaggi, su cui si fonda il modo di vivere e di essere in relazione con il mondo (delle persone e delle cose) in ciascuno di noi. Come egli dice ancora, la destituzione di ogni ovvietà e di ogni problematicità del reale dilaga nel mondo del delirio senza che ci siano altri significati da quelli imposti dalla inesorabile tendenza all'autoreferenzialità: a riferire a sé ogni gesto e ogni cosa, ogni sguardo e ogni evento. Non c'è più traccia di ospitalità, di accoglienza e di familiarità in un mondo come questo: segnato, e sigillato, da una *sola* interpretazione e da una *sola* donazione di senso: alle quali non c'è alternativa e nelle quali naufraga ogni (possibile) distanza critica, e ogni altro punto di vista. Cose, queste, essenzialmente estranee al mondo dell'ossessività: nella quale sopravvive sempre, e in ogni momento, la *coscienza* del *non*-potere-essere-liberi nel pensare e nell'agire; ma di essere-costretti-ad-essere nel solo modo dell'angoscia e della conflittualità, della rivolta che fallisce e dell'impulso (della tentazione) che rinasce, e muore, continuamente: senza fine.

(Ci sono, ovviamente, molti lavori [5] [7] [9] [11] [12] [14] [23] [28] [47] [48] [49] [56] [57] [61] [78] [118] [148] [157] [194] [200] [205] [235] [237] che si confrontano con la fenomenologia e con la significazione tematica delle esperienze deliranti: cogliendone non solo gli aspetti sintomatologici ma anche quelli formali ed evolutivi, antropologici e semantici; e non è, così, difficile distinguere clinicamente nelle loro *diverse* fondazioni psicopatologiche e sintomatologiche le esperienze deliranti *dalle* esperienze ossessive.

Non c'è bisogno di sottolineare come abbia una radicale e decisiva importanza (anche terapeutica) *non* confondere esperienze ossessive, così frequenti del resto e così radicate come possibilità nella condizione umana, *con* esperienze deliranti che testimoniano della presenza di un *autre monde*: con le sue leggi e le sue scansioni esistenziali.

In ogni caso, un bellissimo e approfondito lavoro sulle consonanze (apparenti) e sulle dissonanze tematiche e formali fra esperienze ossessive ed esperienze deliranti è stato svolto, di recente, da Alberto Giannelli e Rossana E. Botti [99]; e a questo lavoro vorrei rimandare.)

Sono possibilità umane

Le esperienze ossessive fanno parte della condizione umana; come ne fanno parte insicurezza e in-quietudine, tristezza e nostalgia, ansia e paura, sofferenza e colpa. Anche le esperienze ossessive non possono essere considerate come espressione di patologia *tout court*: come figure psicologiche e umane che non possano se non destare angoscia e rifiuto. Certo, come ho cercato di dire in queste pagine, la sofferenza, che si configura come *rebound* al nascere e al dilagare del conflitto fra "psichismo parassita" e "psichismo di difesa", assume (può assumere) dimensioni roventi e dolorose, come queste; ma ci sono, anche, esperienze ossessive che non sono legate a una modificazione strutturale della personalità, e che si manifestano, e si svolgono, in una correlazione tematica con eventi della vita che possono essere evitati e possono essere decifrati e chiariti nella loro genesi e nei loro significati. Cosa, questa, che allenta la tensione emozionale dinanzi a realtà, anche dolorose, come queste: ri-conoscere le sequenze storiche e motivazionali, che hanno condotto all'insorgenza di una sintomatologia ossessiva, ne riduce l'area di non-conoscenza e di non-consapevolezza delle cose; aiutando ad accettarle meglio e a meglio comprenderle: come premessa a ogni ulteriore strategia terapeutica.

IV. Affettività e cura

"La grande énigme de la vie humaine c'est ne pas la souffrance, c'est le malheur."
È una scoperta che pochi fanno ed è forse la sola pietra angolare su cui sia dato di porre il piede. Si potrebbe spartire il regno del patimento umano in sventura della mano destra e sventura della mano sinistra. Gli antichi conoscevano queste sacre metafore, oltre le quali non c'è definizione possibile. La sventura della mano destra sta alla sventura della mano sinistra come una ferita da arma bianca sta alla stretta delle sabbie mobili, alla morte per sete nel deserto.
La povertà, l'addio, la persecuzione, la stessa morte possono essere sventure della mano destra. Molta poesia ne è fiorita, la più bella. Le sventure della mano sinistra quasi sempre restano mute. Pochi scampano a raccontarle, come Giona dal ventre del Leviatano. È il miracolo del *Filottete* e del *Riccardo II*, del *Tramonto della luna* e degli ultimi versi di Hölderlin. Di *Un amour de Swann* e della *Stanza numero 5*. Di quel sonetto miracoloso di Gaspara: "Signor, io so che in me non son più viva".
Poche cose e a distanza di secoli. Come nella Fenice, la vita vi risplende al di là delle proprie ceneri.

CRISTINA CAMPO, *Gli imperdonabili* [51]

Le emozioni, la vita emozionale e la vita affettiva, si costituiscono, così, come dimensioni essenziali e radicali della condizione umana. Il dilagare della conoscenza razionale, della *raison* come strumento di conoscenza del reale astratto e geometrico, quando non sia arginato ed equilibrato dalle ragioni del cuore, dalle emozioni, rende la vita arida e svuotata di senso; ma, d'altra parte, le emozioni radicalmente staccate dalla riflessione possono dilatarsi e infiammarsi fino, lo abbiamo visto nel corso di queste pagine, a trascinare con sé sofferenza e dolore. La cura, in psichiatria, è indirizzata a frenare e ad attenuare le emozioni che trascendano i confini di un'armonica correlazione con il mondo delle persone e con il mondo delle cose. Ogni esperienza neurotica, ma anche ogni esperienza psicotica, testimonia di una vita emozionale conflittuale e corrosa dall'angoscia e dalla disperazione: che ha bisogno di cura. Non di sola cura farmacologica, nondimeno: questa, lo ripeto, è strumento talora essenziale e inevitabile; ma alla condizione che sia inserita in un contesto di intersoggettività e di comprensione emozionale. Ogni cosa è connessa nel senso della parola hölderliniana: le emozioni si possono ammalare, si possono incendiare e inaridire, e la cura in esse non può nondimeno non essere accompagnata e intessuta di risonanze (ancora) emozionali.

Nel corso di questa ultima parte del mio lavoro vorrei riflettere su questo tema; delineando inizialmente come l'affettività sia la struttura portante della cura, in psichiatria, di ogni diversa forma di cura (di quella psicologica ma anche di quella farmacopsichiatrica e di quella comunitaria) e come nel curare siano intensamente implicate le emozioni di chi cura e quelle di chi è curato. La vita emozionale riempie di sé gli abissi senza fondo dell'interiorità, e nella sua trascendenza essa si rispecchia (si riflette) nell'interiorità degli altri.

La premessa alla cura si fonda, del resto, sulla conoscenza intuitiva: sull'intuizione che, nel senso immemoriale di Simone Weil, consente di decifrare, al di là (e prima) di ogni verbalizzazione, i sentieri insondabili degli sguardi e dei volti, i significati nascosti e sotterranei di una stretta di mano e di un sorriso infranto, le penombre dolorose di una lacrima.

Gli abissi ghiacciati del cuore hanno bisogno della luce di una presenza amica che tenda a coglierli nella loro nostalgica attesa di aiuto; e la parola, senza l'anima che la renda viva, non basta a lenire le ferite e le angosce. La cura, allora, come dialogo infinito e come inesauribile disponibilità ad ascoltare.

Rinasce, qui, la tesi radicale che ogni emozione, ogni sentimento, ogni stato d'animo abbia in sé questa inesauribile apertura a qualcosa che è al di fuori di noi; mentre i processi razionali, riempiti dello splendore solare della ragione, sono processi cartesianamente individuali che si svolgono nei confini serrati e invalicabili dell'io: della nostra soggettività.

Così, ciò che rende la vita emozionale, l'affettività, premessa essenziale a ogni cura è il fatto che in essa c'è sempre relazione e, cioè, costruzione, sia pure a volte fragile e frammentaria, di dialogo e di ascolto, di silenzio e di contatto: di intersoggettività. La vita emozionale, la vita affettiva, come vita interiore: come interiorità che si spalanca continuamente e creativamente al mondo degli *altri*.

La cura, ogni cura (quella che si svolga in psichiatria, in particolare), è correlata radicalmente con il mondo degli affetti (delle emozioni); e, senza questo flusso e riflusso continuo fra chi cura e chi è curato, non è possibile confrontarsi con esperienze neurotiche ed esperienze psicotiche: così ribollenti di sensitività e di agostiniane inquietudini, così inclini a cogliere e a smascherare rabdomanticamente l'indifferenza e la freddezza, la gelida neutralità e l'apatia, che dilagano nei cuori di pietra di non pochi psichiatri.

L'affettività come struttura portante della cura

L'attività di cura, e non solo in psichiatria, implica strategie complesse, che devono essere fra loro integrate, ma (soprattutto) la cura non è mai riconducibile a una semplice somministrazione farmacologica. Curare è un gioco complesso e contraddittorio nel quale intervengono conoscenze tecniche e stati d'animo, emozioni e sensibilità, capacità di immedesimazione e capacità di introspezione. La dimensione interpersonale della cura, la sua fondazione intersoggettiva, condiziona la stessa efficacia terapeutica dei farmaci: dei farmaci ansiolitici e antidepressivi in particolare. Ma questo significa che solo nel contesto di una reciprocità di esperienze emozionali e di partecipazione affettiva sia in chi cura sia in chi è curato si costituiscono le strutture portanti di ogni rigorosa articolazione terapeutica. La sfera dei sentimenti, delle emozioni e degli stati d'animo, da una parte, e i diversi modelli di cura dall'altra non possono non essere in una continuità tematica e culturale, in una continuità epistemologica (conoscitiva); e questo, certo, in antitesi ai modelli oggi dominanti che tendono a svuotare di senso gli eventi della vita e a trionfalizzare gli elementi tecnici del discorso terapeutico: senza tenere presente l'insostituibile dimensione interpersonale ed emozionale del fare-terapia.

La premessa a ogni presenza umana, che si occupi (che si preoccupi) dell'*altro*, dell'altro che soffra in particolare, è rappresentata dalla capacità di fare-attenzione, di farsi illuminare (incendiare) da quell'attenzione sulla quale Simone Weil [225] [229] [231] ha scritto cose definitive e abbaglianti che non saranno mai inattuali.

Senza vivere in noi, senza ri-vivere in noi, questa crescita continua, oscura, a volte difficile, a volte impossibile, di un'attenzione rivolta a cogliere cosa si muova in noi, nella nostra vita emozionale, per cercare di intravedere cosa ci sia, cosa si agiti, nella vita emozionale dell'*altro*-da-noi, non si può fare psichiatria e nemmeno psicologia dotate di senso. Senza attitudini, che si educano, ma che sono anche innate, a entrare in relazione con chiunque si avvicini a noi in un contesto di angoscia e di sofferenza, *non* si riesce a essere di aiuto: *non* si riesce a curare (a fare-terapia) e *non* si riesce ad ascoltare l'indicibile, e l'invisibile, che sono l'*altra* parte della vita. Senza l'inclinazione a ri-vivere in sé il mistero della vita come intreccio fatale di realizzazioni e di fallimenti, di nostalgie laceranti e di rilkiani desideri, non ci si può accostare al cammino misterioso della psichiatria: al suo snodarsi indecifrabile e talora inafferrabile, e al senso fosforescente e perduto che è in essa.

Nel curare sono implicate le emozioni di chi cura e di chi è curato

Nella condizione umana è radicata l'esigenza, che nasce, e risale, dagli abissi del cuore, intesa a sentire la sofferenza dell'altro come la nostra possibile sofferenza, e a rivivere le speranze, e la disperazione, dell'altro come le nostre possibili speranze, e la nostra possibile disperazione.

Non si inizia nemmeno un gesto terapeutico significativo, nessuna cura può cioè realizzarsi, se *prima*, come ha splendidamente sostenuto V.E. von Gebsattel [96] [97] [98], non si compie quel gesto preliminare che si esprime nell'entrare in relazione con l'altro sulla linea di una emozionalità condivisa, di una immedesimazione emozionale, che prescinda da ogni rigida articolazione tecnica. Non c'è cura se non si sa cogliere cosa ci sia in un volto, in uno sguardo, in una semplice stretta di mano, e in fondo se non si sia capaci di sentire immediatamente il destino dell'altro come il nostro proprio destino.

Cose, queste, facili da enunciare ma, ovviamente, difficili da realizzare. Mantenere viva in ciascuno di noi la fiamma della partecipazione emozionale alla gioia e alla sofferenza degli altri non è nemmeno facile: divorati come siamo dal rischio permanente della routine e dell'aridità spirituale; dal rischio del deserto dei sentimenti.

Il linguaggio delle metafore è ineliminabile dalla psichiatria: come ha dimostrato a suo tempo [152] [154] Eugène Minkowski; e ancora il linguaggio delle metafore è, forse, la sola cosa (il solo strumento conoscitivo), di cui disponiamo, quando si tenti di tematizzare il destino di chi soffra. Solo con la decifrazione delle metafore è possibile seguire sentieri altrimenti enigmatici, raggiungere radure boschive, abitare luoghi contrassegnati da questo intreccio di luce e oscurità, di speranze e angosce.

Il linguaggio delle metafore consente, anche, di avvicinarci ai tumulti e ai vortici delle emozioni: al mistero del dolore e della sofferenza; cogliendone le tracce e la cura possibile.

Nel linguaggio mistico di Simone Weil, che ha vissuto [223] la dura esperienza del lavoro alle catene di montaggio nelle fabbriche parigine della Renault, nel suo linguaggio creativo, geniale, rivoluzionario ritroviamo questa sottolineatura estrema dell'attenzione, dello slancio conoscitivo, delle emozioni, della speranza, non della speranza-illusione, ma della speranza che, silenziosa e sommessa, riesce a rendere meno incolmabile l'abisso che ci separa dalle angosce e dalle inquietudini degli altri-da-noi.

Rimarranno senza luce questi abissi ghiacciati del cuore? Rimarrà sempre isolata e abbandonata l'anima come sigillo e come emblema delle emozioni possibili?

La vita emozionale come interiorità che si spalanca sull'interiorità degli altri

Nei gesti, nei volti, nelle azioni apparentemente senza senso che riemergono nel contesto di un'esperienza psicotica, o neurotica, la psichiatria dovrebbe ritrovare quella ricerca di *senso* che, faticosa e inesauribile, attraversa anche le relazioni (umane) quotidiane.

Confrontarsi con anime ferite dalla sofferenza, coglierne l'intensità, la spontaneità, esige (richiede) di sapere decifrare cosa c'è, cosa vive, cosa risuona nell'interiorità degli altri. Richiede di sapere afferrare i gesti che accompagnano un colloquio ma che possono anche sostituirlo. Richiede di aprirsi alle emozioni: a queste esperienze antitetiche alle esperienze razionali, ma dotate comunque di conoscenza, e capaci di rendere sempre più degna e ricca la vita di ogni giorno.

Ascoltare il silenzio di un'anima che soffre, o il suo grido, al di là di ogni parola, è indubbiamente una sfida, un rischio, una fatica. Ma è questo che dà un senso non solo a chi si occupi di psichiatria ma a chiunque voglia ancora una volta confrontarsi con gli altri: con la loro gioia e la loro sofferenza.

Nel contesto di ogni relazione umana si nascondono significati sommersi che possono consentire, a chi soffre, di ritrovare inattese scialuppe sulle quali salvarsi anche con i mari in tempesta.

Essere in uno stato d'animo che rinunci a ogni incrinatura di indifferenza, a ogni forma (qualunque essa sia) di violenza, che contrassegna molte nostre azioni quotidiane, significa aprirsi a cogliere il fluire ininterrotto di emozioni, di sentimenti, che vivono sempre nei cuori delle persone, ma che di sovente sono nascosti dall'opacità e dalla fretta, dalla categoria dell'*homo faber*, dalla frenetica pragmaticità che è, oggi, uno dei miti dilaganti dello spirito del tempo (dello *Zeitgeist*) in cui siamo immersi.

La linea segreta di ogni psicologia e di ogni psichiatria è (dovrebbe essere) questa disperata attenzione a cogliere i significati che non si vedono nelle realtà umane, che ci circondano, a intravedere le lacrime che a volte riempiono di sé un sorriso ma che danno al sorriso la sua profondità e il suo timbro più autentico e anche più doloroso: questo sorriso che leopardianamente aggiunge un filo alla tela brevissima della vita.

Certo, senza questa ricerca ardente dei valori e dei significati nascosti che si animano nell'interiorità degli *altri*, anche la *nostra* interiorità tende fatalmente a inaridirsi e a spegnersi: nella circolarità spezzata che non consente più trascendenza alle emozioni: alle emozioni che sono in noi e a quelle che sono negli altri-da-noi.

Il contributo che la psichiatria può offrire a ogni scienza umana è l'invito a cogliere quanta parte di affettività ci sia in una persona, quale proporzione ci sia in essa fra attitudini razionali e attitudini emozionali, fra rigide programmazioni matematiche (geometriche) e libere espansioni creative.

Nelle scuole, ad esempio, si tende fatalmente a cogliere e a valorizzare i modelli esteriori di comportamento degli allievi: ignorando la voce, il grido, il silenzio, la musica, della loro vita emozionale; e questa, certo, se molto intensa e impregnata di sensibilità, può accompagnarsi a *défaillances* scolastiche che vengono facilmente enfatizzate: senza mai intraprendere il lungo e faticoso cammino che porta alla decifrazione dei sentimenti (delle emozioni). Ma noi tutti siamo trascinati a sopravvalutare le manifestazioni *esteriori* delle persone senza avviarci, invece, alla comprensione di quelli che sono i motivi segreti (*interiori*) dei pensieri, delle immaginazioni e delle azioni che le persone realizzano.

Solo, insomma, se sappiamo ascoltare e se sappiamo ancora una volta accostarci ai mondi psicologici e umani degli altri, ci è possibile intravedere la dimensione reale della loro vita interiore; ma, per fare questo, è necessaria una grande umiltà che è premessa a una conoscenza critica, libera da schemi preordinati, e capace di sondare cosa si nasconda in noi e negli altri.

La decifrabilità degli sguardi e dei volti, di una stretta di mano e di un sorriso, come premessa alla cura

Guardare in faccia una persona, chiunque essa sia, e in particolare una persona che soffra, guardare in volto qualcuno ancora prima di rispondere alla sua richiesta di aiuto, è una delle esperienze più banali e complesse della vita. Capita spesso di avviarsi (di avventurarsi) in questa esperienza non con malanimo ma con quell'indifferenza che sconfina davvero nella malattia. Meglio essere trascinati dal fiume a volte incontrollabile delle emozioni e delle passioni che non essere prigionieri dell'indifferenza e dell'apatia che ci consentono di vivere apparentemente tranquilli e nondimeno estraniati dalla vita di relazione.

Cogliere, o almeno intravedere, cosa l'*altro* sia nelle fibre segrete della sua interiorità, è un cammino che rischiamo non di rado di compiere senza alcuna riflessione; mentre la riflessione, questo cercare di avvertire il senso delle cose che stiamo svolgendo, ha una radicale importanza se intendiamo aiutare le persone che, in qualche modo, abbiano a chiedere il nostro aiuto e la nostra umana presenza. Questo, del resto, non solo nel contesto della psichiatria, della cura in psichiatria, ma nel contesto delle relazioni psicologiche e umane con cui la vita confronta ciascuno di noi.

La psichiatria e la psicologia di oggi, quando intendano essere scienze umane radicali, non possono non cercare di parlare il linguaggio della vita quotidiana: nel confrontarsi con i problemi delle persone che richiedano il loro aiuto. Ci si deve guardare, in particolare, da quella psichiatria che si serve di un linguaggio cifrato: gabbie gergali che nascondono dentro di sé il vuoto emozionale.

Nel linguaggio di ogni giorno si nascondono significati che si perdono inesorabilmente quando ci rifugiamo, noi tutti, e non solo coloro che fanno psicologia e psichiatria, nel contesto di parole tecniche che non dicono nulla a chi ascolta e che non di rado non dicono nulla nemmeno a chi parla: parole desertiche che fanno nascere, e albergare, in noi il deserto, e spengono ogni speranza.

Ma non c'è solo il linguaggio delle parole, certo, perché c'è anche il linguaggio del silenzio e il linguaggio dei gesti: del corpo vivente con le sue luci e le sue ombre, con le sue disperazioni e i suoi entusiasmi.

Come tematizzare, come delineare, il linguaggio dei volti e degli sguardi, del silenzio e dello stupore, nell'orizzonte di quella comunità di destino in cui si realizza ogni relazione terapeutica autentica e radicale?

Vorrei cercare di rintracciare qualche sentiero che in questa foresta di segni mi consenta di dire qualcosa: qualcosa, se è possibile, di indiziario e di significativo. Anche se, fra le parole che faticosamente sto per dire su questo tema così difficilmente sondabile, e la realtà della sofferenza e della sensibilità oltraggiata di chi chiede aiuto, e che cerchiamo di aiutare, ci sono fatali (forse non del tutto colmabili) differenze e dissonanze.

L'incontro con l'altro avviene non solo mediante il linguaggio delle parole ma, appunto, mediante il linguaggio del corpo, quello dei gesti e quello (anche) del silenzio. Cose complesse, queste, e nondimeno nel momento in cui incontriamo una persona, una persona in particolare divorata dall'angoscia e dall'inquietudine, dalla tristezza e dallo smarrimento, noi non possiamo non avvertire immediatamente come, prima di ogni parola, siano il volto e lo sguardo, il modo di salutare e di dare la mano, il linguaggio del corpo insomma, a consentire, o a rendere difficile, una comunicazione e una reciprocità relazionale dotate di una significazione terapeutica.

L'area del dicibile e dell'indicibile [2] si delinea, ancora una volta, nella sua dimensione oscura e luminosa insieme. Negando in ogni caso la dimensione dell'indicibile non ci si avvicina al segreto della gioia e della sofferenza, della tristezza e della serenità.

Mai senza l'altro [67], dunque; ma il modo, con cui ci si incontra con l'altro, è condizionato nel suo *senso* dal modo con cui il volto e lo sguardo dell'uno e dell'altro, di chi cura e di chi è curato, si confrontano e si rispecchiano l'uno nell'altro. Al di là dell'apparente banalità della cosa, dal modo con cui una persona (malata, o non-malata) si sente guardata, dal modo con cui noi guardiamo un'altra persona, possono davvero nascere forme di contatto autentiche che sono già virtualmente terapeutiche, o invece aride e fredde muraglie kafkiane destinate a inaridire, o a rendere impossibile ogni incontro: ogni dialogo.

Come mi è possibile animare il mio sguardo delle emozioni e dello stupore, che ogni incontro trascina con sé, e come mi è possibile armonizzare le mie emozioni, le emozioni che si riflettono nel mio volto e nel mio sguardo, con le emozioni nascoste dell'altro: nascoste intenzionalmente, o nascoste a causa dell'angoscia che dilaga nel cuore e nel volto?

Di volti e di sguardi ne conosciamo, ovviamente, una serie infinita: ci sono sguardi di comprensione e di attesa, sguardi solcati dalla luce dell'attenzione, sguardi aridi e freddi, sguardi indifferenti e lontani, sguardi smarriti e appassionati, sguardi ardenti e nostalgici, sguardi disperati che chiedono aiuto, sguardi attoniti e terrorizzati.

Non è possibile curare, non è possibile avviare un dialogo terapeutico e conoscitivo, se non ci si confronta inizialmente con il linguaggio del silenzio e con quello dei gesti, e se non si ha coscienza dei rischi continui che ci sono nelle parole e nei gesti, nella scelta delle parole e delle immagini [189], quando chi ci ascolta e chi ci guarda ha la sua vita segnata, e accompagnata, dalla sofferenza: da questa compagna di strada che talora allarga, e approfondisce, la conoscenza delle realtà umane e del senso dell'esistenza ma che resta, comunque, una compagna dolorosa e accorata.

Direi, allora, che nell'incontro e nel dialogo con una persona portatrice di una condizione di sofferenza e di malattia abbiamo a che fare con persone dotate di infinita sensibilità e di sondante intuizione, di grande capacità di attenzione e di ascolto; e in persone, come queste, ogni atteggiamento di indifferenza e di noncuranza, di svogliatezza e di distacco, che si riflettono immediatamente nei nostri volti e nei nostri sguardi, trascinano con sé al di là della comunicazione interrotta la crescita di angoscia e di smarrimento, di tristezza e di sgomento, e rendono ancora più difficile la cicatrizzazione delle ferite sanguinanti.

(Ancora una volta, il cammino misterioso della conoscenza dell'altro-da-noi è segnato dal modo di vivere le proprie emozioni e la propria interiorità.)

La conoscenza psicologica (la cura) non può fare a meno degli sguardi e dei volti: di quelli che sono in noi e di quelli che sono negli altri: nella vertigine dei volti e degli sguardi.

Cosa ci dicono, mi chiedo ancora una volta, gli sguardi e i volti degli *altri*. Un geniale scultore svizzero, Alberto Giacometti, le cui sculture sono divorate dall'angoscia e dalla magrezza (sculture anoressiche in cui l'anoressia è vissuta quasi come una categoria dell'anima), ha espresso in un'immagine bellissima il conflitto e la separatezza fra gli occhi e lo sguardo: dicendo [220] che ci sono pochissimi occhi in cui esiste lo sguardo.

Vorrei riflettere su questa immagine sfolgorante: ciascuno di noi ha, ovviamente, occhi che un oculista analizza e scruta con fredda oggettività senza preoccuparsi della luce, o dell'ombra, che nascano dagli occhi: senza interessarsi, cioè, dell'anima che fa vivi gli occhi e dello sguardo che da essi scaturisce. Gli occhi non significano nulla fino a quando non si animi in essi lo sguardo di cui ha parlato Alberto Giacometti e che egli ha fatto riemergere dalle sue straordinarie figure corrose da una sofferenza senza limiti e immerse in una luce meravigliosa; dalla quale ciascuno di noi non può non essere travolto una volta per tutte.

(Commentando una mostra di litografie di Alberto Giacometti, Stefano Crespi dice cose molto belle sulla dissolvenza della figura corporea nell'orizzonte stilistico dell'artista svizzero. "Disegnava apparentemente il volto, la figura, l'interno, la lampada, la sedia, la madre. Di fatto disegnava l'evento irritornabile, l'ossessione, la cifra disperante del tempo. Il disegno viene a intrecciare scrittura ed evento psicologico: si complica, ritorna su se stesso, nell'amore di un segreto quotidiano; nella fatalità, nella presenza e nell'assenza dello sguardo femminile di un'alterità, o di un'inquietudine senza viso. Insomma il disegno di Giacometti non accetta il 'corpo'. Sembra sul punto di svanire o di dissolversi: attraversa nello stesso tempo l'eccesso della pagina bianca e l'opacità della figura" [63]; e ancora: "La visione di Giacometti assorbe l'ossessione della figura, ma anche la coscienza vasta dello spazio: l'infinito semantico dello spazio. Davanti al modello femminile Alberto Giacometti rappresenta lo *sguardo*, lo sfondo di silenzio, di indecifrabilità. In un volume di John Berger, dal titolo *Del guardare*, c'è uno scritto dedicato a Giacometti, dove significativamente si afferma: 'L'atto di guardare era per lui una forma di preghiera, un modo di avvicinare l'assoluto senza mai riuscire ad afferrarlo'" [66]. Ma, in questa area tematica, non posso non ricordare lo straordinario saggio su Alberto Giacometti che Yves Bonnefoy gli ha dedicato in un suo libro [31] di recente splendidamente tradotto in italiano da Jania Sarno.)

Le cose da dire

Se già nel gioco degli sguardi c'è qualcosa di impalpabile e di indicibile, non meno difficile si fa il problema di quali parole utilizzare, di come comunicare concretamente con una persona che incontriamo e che, in particolare, chieda il nostro aiuto. Anche il linguaggio delle parole, e non solo quello dei volti e dei gesti, è complesso. Non è facile sapere quali parole dire, con quale intensità esprimersi, con quale leggerezza, con quale passione, con quale amore; e quest'ultima parola è stata proposta a suo tempo da Ludwig Binswanger [19] come premessa a ogni dialogo terapeutico in psichiatria. Le parole possono essere pietre, l'immagine è scontata, ma possono essere (anche) aironi che si innalzano vertiginosamente nel cielo.

Ci si sente chiedere da ogni paziente quali siano i suoi disturbi, quali le speranze e le concrete attese, perché il bisogno di comprensione e di spiegazione travalica ogni confine e vive in ciascuno di noi quando, in particolare, la sofferenza (il dolore) si inserisce nella nostra anima. Rinasce, certo, il problema di come parlare a una persona giovane, o anziana, che diventi il soggetto dell'incontro: il soggetto, e *mai* l'oggetto, perché *mai* l'altro deve ridursi a essere una cosa.

Certo, non posso non insistere su questo, ciascuno di noi, dinanzi a una persona che soffre, deve rivalutare radicalmente il suo essere *soggetto* e il suo essere *persona*: che non si differenzia da quello che *noi* siamo e che non può mai essere "manipolata": nemmeno con le tecniche più sofisticate.

Se qualcosa allevia il dolore e riapre il cuore alla speranza, sono le parole che nascono dalla capacità di risalire dai volti, dagli sguardi, dalle parole spezzate che ascoltiamo, a volte anche dai silenzi, di risalire da tutto questo a forme di immedesimazione autentica con le intenzioni, le angosce, le inquietudini, le speranze degli altri.

Cosa difficile, questa, già nel momento in cui si cerca di indicarla e di tematizzarla; e nel realizzarla non basta essere-psichiatri, o essere-psicologi, nel senso che, anche senza esserlo, ci sono persone (estranee all'area della tecnica) che sanno avvicinarsi al dolore, alla sofferenza, allo smarrimento e alle ferite dell'anima con quella attenzione, con quella leggerezza, con quella inclinazione a sentire le gioie e le sofferenze degli altri come se fossero le proprie gioie e le proprie sofferenze, che *sole* consentano di alleggerirle e di risanarle: almeno in parte.

Quando, ancora, ci avviciniamo agli altri, nel contesto della psichiatria ma non solo, non possiamo non confrontarci con le antenne sensibilissime di cui sono dotate le persone, che soffrono e che consentono loro di setacciare e di svelare la nostra indifferenza e le nostre mistificazioni. Ci è facile, o almeno non ci è difficile (forse), nascondere e mascherare la noia, l'aggressività, le antipatie, quando nella vita di ogni giorno abbiamo a che fare con persone che *non* siano malate; ma questo nascondere le nostre emozioni e le nostre ansie si fa infinitamente più difficile quando abbiamo a che fare con persone che soffrano nell'anima, o nel corpo, e che sappiano cogliere sismograficamente le incrinature e gli scricchiolii della sincerità e dell'autenticità.

Ovviamente, ciascuno di noi ha le sue ore di *défaillance*, di stanchezza, di fatica a essere se stesso; ma, se queste *défaillances* possono essere accettate e comprese da chi soffre, quello che, invece, chi soffre *non* può accettare è l'insincerità, l'indifferenza, la smania di portare maschere sui nostri volti.

Il gioco delle maschere può servirci nella vita quotidiana per sopportare cose, che ci feriscono, dinanzi alle quali non ci è possibile fare fronte a viso aperto; ma di queste maschere non possiamo non liberarci dinanzi al dolore e all'angoscia di chi soffre.

Non posso non ripeterlo: quello che chi soffre non può accettare mai è l'insincerità, l'indifferenza, il portare delle maschere sui nostri volti nascondendone le intenzioni e le emozioni autentiche.

In ogni caso, la relazione fra noi e gli altri è la struttura portante della nostra esistenza: qualunque sia il ruolo che noi svolgiamo. Noi riusciamo a valorizzare fino in fondo quelle che sono le nostre attitudini, le nostre risorse, solo se entriamo in una relazione significativa con gli altri: in una relazione che consenta a *noi* di essere di aiuto agli altri, e agli *altri* di farci crescere emozionalmente.

Le forme di relazione, quelle fra chi cura e chi è curato in particolare, ma *anche* quelle che si realizzano nella vita di ogni giorno, sono molteplici, ovviamente; e sono significative e terapeutiche alla sola condizione che siano nutrite, prima di ogni altra cosa, di spontaneità e di umiltà, di leggerezza (della insostenibile leggerezza dell'essere) e di non-violenza, di rispetto, e di attenzione. Sono cose semplici e quotidiane, queste, ma sono anche le cose a cui tendiamo continuamente a sfuggire sia nei modi di vita di ogni giorno sia in quelli segnati da una connotazione terapeutica: sia psicoterapeutica sia farmacoterapeutica; sia nel contesto della psichiatria sia in quello della medicina.

In casa d'altri

La psichiatria o è psichiatria sociale o non è psichiatria: parola tematica, questa, di ogni psichiatria fenomenologica che *non* intenda arroccarsi nei labirinti inutilmente sofisticati della pura teoresi (della pura riflessione teorica) ma che si confronti con la realtà personale e interpersonale, individuale e sociale, della sofferenza e della sofferenza psichica emblematicamente. Fare psichiatria sociale non significa solo riflettere sulle motivazioni sociali che trascinano con sé una esperienza neurotica, o psicotica, depressiva, o ansiosa, ossessiva, o dissociativa, *ma* significa anche (almeno in alcuni casi) lasciare i luoghi istituzionali della psichiatria (servizi ospedalieri e servizi ambulatoriali) ed entrare nelle case, chiedere di entrare nelle case, delle pazienti e dei pazienti: sia per coglierne le forme abituali di vita sia per intravederne le modalità familiari di esistenza.

L'abitare è così impregnato di contenuti psicologici e umani, ne ho parlato nel capitolo sulla nostalgia, che sono necessarie molta intuizione e molta sensibilità quando, medici o non-medici, entriamo in una casa e ci confrontiamo con i modi di vivere e di morire di chi soffre e chiede il nostro aiuto.

La cura è, qui, ancora più elettivamente immersa in un contesto emozionale: se vuole essere davvero terapeutica.

Dalla psichiatria filosofica alla psichiatria pratica, dalla psichiatria teorica alla psichiatria sociale, dunque; ma l'una e l'altra sono ugualmente indispensabili. Come lo sono la farmacopsichiatria e la psichiatria comunitaria.

La casa d'altri con le sue luci e le sue ombre: si entra in essa, senza fare disastri (questa pioggia di stelle in frantumi che è in ogni disastro), solo se si ha, fra l'altro, il senso del *confine* (il senso del *limite*): che rende ogni casa così aperta e così chiusa: ai confini di ogni modo di vivere. Cose ancora più banali e semplici; ma c'è in esse il sigillo inconfondibile del curare e dell'occuparsi degli altri. Anche suonare il campanello di una casa, anche varcarne la soglia, è un'esperienza umana e psicologica dilemmatica: non sempre facile. Un'esperienza con la quale non ci si può confrontare se non nella consapevolezza che sbagliare nei modi di entrare in una casa, esprimere giudizi sulle cose che vediamo, non cogliere il contenuto affettivo di un abitare (del luogo e degli oggetti che lo tematizzano), sono cose arrischiate: alle quali non può non conseguire lo scacco di ogni discorso terapeutico e di ogni strategia terapeutica.

Ovviamente, il senso (il valore) di una casa non si esprime, o almeno non si esaurisce, negli aspetti strutturali e architettonici. L'abitare, il modo con cui viviamo le cose che ci circondano e che hanno scandito la storia della nostra vita, il modo con cui entriamo in relazione con il mondo delle persone e delle cose, sono intessuti di emozionalità; della quale non è possibile fare a meno.

Se siamo impegnati nel sociale, in qualsiasi dimensione del sociale (la psichiatria, anche la psichiatria dell'incontro e del dialogo, non può non essere alleata delle altre scienze sociali), non possiamo mai dimenticare che, nel cuore di ogni realtà sociale, si nasconde un nucleo psicologico e umano ineliminabile: quello di una realtà più profonda e più ardente che si esprime nella nostalgia di dialogo e di ascolto: per essere interpretati in maniera *diversa* da quella che ne sia l'apparenza, e l'esteriorità, che è in noi.

Nel fare questo, nell'incontrarsi con i pazienti nelle loro case e nelle loro famiglie, non si fa insomma una psichiatria dell'improvvisazione e della non-scientificità; ma una psichiatria integrata che si proponga di comprendere e poi di curare le realtà psichiche lacerate e ferite.

Compito di ogni psichiatria, al di là dei luoghi e dei non-luoghi in cui essa si svolga, è proprio quello di intravedere e di decifrare cosa un paziente (una paziente) desideri, quali siano le sue aspirazioni segrete e nascoste. Solo se ogni nostro gesto viene confrontato con i significati (molteplici e camaleontici) che i gesti hanno, ma soprattutto con le interpretazioni che gli altri possono dare ai nostri gesti, solo se riusciamo ogni volta a uscire dai confini della nostra esistenza per cercare di ri-vivere il destino, la storia della vita che si è svolta nelle persone con cui ci confrontiamo, solo se cerchiamo di fare questo e di interpretare, così, le pieghe nascoste, le nascoste vibrazioni degli animi e dei cuori degli *altri*, realizziamo una psichiatria sociale rigorosa e umana. E contestualmente consegniamo a ogni psichiatria sociale, a ogni impegno sociale in psichiatria, quella connotazione psicologica ed emozionale: senza la quale *anche* la psichiatria sociale si esaurisce in rigidi schemi (astratti e gelidi), magari in splendide formulazioni matematiche, nei libri anche lunghissime, ma in realtà del tutto inutili in un orizzonte di assistenza e di cura a chi sia immerso nelle spine dell'angoscia e della sofferenza, dell'inquietudine e della ricerca di un senso nella vita.

Gli abissi ghiacciati del cuore hanno bisogno di luce

La cura nelle sue radici profonde e ultime è costituita dal colloquio clinico che può divenire colloquio psicoterapeutico e che è dotato di *senso* nella misura in cui sia animato da un contatto affettivo: come è stata definita da H.C. Rümke, che è stato direttore della Clinica psichiatrica dell'Università di Utrecht, la relazione fra medico e paziente.

Nella sua splendida fenomenologia [189] del contatto affettivo egli dice, in particolare, che questo si inizia, e si realizza, nel momento in cui medico e paziente si scambiano i loro sguardi: *non* ci sono più, allora, due persone isolate ed estranee l'una all'altra: *non* ci sono più due persone chiuse nella loro solitudine (il medico nella sua solitudine professionale e il paziente nella solitudine del suo dolore); ma ci sono due persone che si confrontano, e si mettono in contatto, l'una *con* l'altra.

Si forma, così, una (almeno virtuale) comunità di destino

nella quale sono implicate una volta per tutte due persone: l'una che *chiede* aiuto e l'altra che *cerca* di dare aiuto. (Non sempre questo avviene: c'è bisogno di dirlo?; e nondimeno questo è l'orizzonte *ideale* con cui confrontare i nostri quotidiani modelli di fare-medicina e di fare-psichiatria, in particolare.)

Non c'è contatto dotato di senso, nel contesto della relazione fra medico e paziente, se non mediato da sentimenti reciproci (benché, ovviamente, si abbia a che fare con una reciprocità asimmetrica e non equivalente) di attesa e di immedesimazione, di partecipazione e di attenzione. Ma solo se questi sentimenti sono realmente provati dal medico, essi riescono a sfondare le barriere dell'insicurezza e della timidezza, dell'angoscia e dello smarrimento, che tendono a essere presenti in ogni paziente; e soprattutto quando la malattia è la malattia dell'anima. Il modo, con cui il medico risponde allo sguardo e al sorriso del paziente, la tonalità della sua voce e l'intensità, o l'opacità, del suo linguaggio concorrono in misura decisiva alla realizzazione, o allo scacco, di un contatto affettivo che, certo, è premessa alla comprensione delle cose e alla loro descrizione da parte del paziente. Allargare, per quanto sia possibile, gli spazi di una reciprocità di comunicazione e di ascolto è una meta a cui ciascuno di noi, si occupi di psichiatria ma, anche, di medicina, deve tendere se vuole ricostruire la storia clinica, e più ancora la storia della vita, del paziente e se vuole fondare una relazione dialogica *aperta* e creativa. Ma sono cose, queste, che valgono anche nell'area delle comuni relazioni interpersonali e sociali: sottraendole, così, al rischio continuo della loro banalizzazione e della loro reificazione.

Certo, ci sono pazienti con cui la reciprocità dialogica si ottiene facilmente, e ce ne sono altri con cui invece la cosa è molto più difficile. Ciascuno di noi, del resto, può mettersi in relazione con *alcuni* pazienti, e non con *altri*; ma sarebbe disastroso se ciascuno di noi ritenesse di potersi mettere in contatto con *qualsiasi* paziente: indipendentemente dalla sua personalità e dalla sua forma di sofferenza. Il confine dell'umiltà è, anche qui, condizione essenziale di serietà e di terapeuticità.

Nel contesto del colloquio, della situazione emozionale che unisce, e separa, di volta in volta, medico e paziente, assume una radicale importanza la capacità del medico di cogliere il momento in cui il suo tempo interiore e quello del paziente siano sincronizzati, e il momento in cui distanza e vicinanza, apertura e chiusura, delle proprie emozioni e della loro espressione siano reciprocamente armonizzate, o dissonanti. Sulla capacità di cogliere e di tematizzare il momento del silenzio e quello della parola si gioca, ancora, il significato (il valore) di un incontro terapeutico che, prima di ascoltare e di analizzare i disturbi di cui il paziente si lamenta, si costituisce immediatamente nella sua dimensione psicologica e umana, o nel fallimento di questa dimensione.

Le cose poi si approfondiscono: il medico deve ascoltare ma deve anche interrogare; e anche questa non è una cosa semplice e banale: anche se la routine, questa sanguisuga di ogni originalità e di ogni rinnovamento emozionale (e culturale), ci fa fare le cose, quelle decisive, con una leggerezza spaventosa e non di rado avventata. Nella formulazione delle domande, e *non* tutte le domande sono consentite quando ci si confronti con persone sensibili e fragili, ansiose e inquiete, ha importanza [189] l'espressione della voce, e con essa l'espressione del volto e la scelta delle parole e delle immagini. Ma, al di là di questo, in ciascuno di noi ci dovrebbe essere, educata e sensibilizzata, l'attitudine a modulare le sue domande e le sue modalità emozionali in una connessione dialettica con quelle che sono le reazioni emozionali del paziente: le sue aperture e le sue chiusure, i suoi timori e le sue speranze, la sua umbratilità e la sua ansia di ascolto. Certo, nella realizzazione, o nella mancata realizzazione, di un contatto affettivo (premessa a ogni comprensione psicologica dell'altro-da-noi) entrano in gioco sentimenti di simpatia, o di antipatia, sui quali ha scritto pagine emblematiche e radicali Max Scheler [197]. Non c'è schelerianamente conoscenza *senza* simpatia; ma anche i sentimenti di antipatia possono essere metabolizzati: alla condizione che se ne riconosca la presenza.

(Cose radicali e profonde sono quelle scritte da Umberto Galimberti sul dialogo (sul colloquio) nei suoi libri così splendidamente e diversamente articolati [86] [87] [88] [89] [90] [91] [92] [93]; e da uno di questi [89] vorrei stralciare questa sua riflessione: "Il colloquio è fatto solo di parole, ma le parole non si dicono solo, si ascoltano anche. Ascoltare non è 'prestare l'orecchio', è farsi condurre. Se poi, invece della parola, c'è il silenzio dell'altro, allora ci si fa guidare da quel silenzio. Nel luogo indicato da quel silenzio è dato reperire, per chi ha uno sguardo forte e osa guardare in faccia il dolore, la verità avvertita dal nostro cuore e sepolta dalle nostre parole"; e ancora: "Questa verità, che si annuncia nel volto di pietra del malinconico, tace per non confondersi con tutte le altre parole. Parole perdute per l'evento che ogni giorno tentiamo di disabitare dietro le maschere in cui è dipinta ovvietà, incrostazioni di felicità, o recitate euforie".

Le parole, il silenzio, l'ascolto, gli sguardi e i volti, il dolore, la pietrificazione del volto nella malinconia, le maschere: sono alcune delle parole tematiche che ogni filosofia, ma anche ogni psichiatria, non può non tenere presenti se vuole confrontarsi con le ferite e le speranze, con le illusioni e le emozioni della condizione umana: con gli orizzonti di *senso* della condizione umana.)

La parola, senza l'anima che la renda viva, non è terapeutica

Nel contesto di una cura (di una cura psicologica ma, almeno in parte, anche di una cura farmacologica) la parola è terapeutica nella misura in cui sia accompagnata da emozioni, che la rendano viva, e *non* sia immersa in un linguaggio tecnico (gergale).

Le emozioni di chi chieda aiuto *non* sono, e *non* possono essere, né nei loro contenuti né nella loro forma, quelle di chi intenda curare; ma ogni medico non può non cercare di condividere, e di fare proprie, le ansie e le tristezze del paziente: le ragioni della sua sofferenza. Se questo avviene, cosa che ogni paziente intuisce immediatamente, si attenuano le dissonanze emozionali fra medico e paziente e la cura può svolgersi al di fuori di conflittualità accese.

(Sono cose, queste, in cui sono implicati anche i medici di famiglia che si confrontano con i problemi psicologici di molti loro pazienti e con la natura psicosomatica di molte malattie. Non si può, del resto, non sottolineare che la formazione psicologica dei medici, e non solo dei medici di famiglia, è tendenzialmente precaria e problematica. Ma cosa è mai possibile fare, quali illusioni sono mai possibili, dinanzi all'indifferenza con cui si guarda alla psichiatria, e alla psicologia?)

In ogni caso, nell'incontro, in quello soprattutto che diviene incontro psicoterapeutico, c'è anche il rischio che si inseriscano forme in-autentiche di discorso; e la malattia (la sofferenza), vorrei ridirlo, fa cogliere immediatamente una eventuale dimensione scenografica (artificiale) dell'agire medico.

Così, non si può non avere acuta consapevolezza di questo rischio di in-autenticità che svuota le parole di senso e di terapeuticità: in psichiatria ma non solo in psichiatria. Ci sono forme diverse di in-autenticità: c'è una inautenticità involontaria e una inautenticità intenzionale ma c'è anche una inautenticità che nasce dal desiderio di essere utili al paziente e di dimostrargli attenzione e partecipazione emozionale (commozione): manifestando, cioè, nella voce e nelle espressioni del volto un calore umano e una emozionalità che *non* sono, invece, presenti; e alterando, così, radicalmente il senso, la dimensione terapeutica, di una relazione interpersonale [6].

Quando in noi *non* ci sia spontaneità, e *non* ci siano risonanze emozionali sincere agli eventi e alle esperienze vissute che gli *altri* ci raccontano, è (forse) meglio tacere ed è meglio rinunciare, se la cosa è possibile, ad avviare, o a proseguire, un dialogo psicoterapeutico.

Come il nostro atteggiamento interiore, la nostra disponibilità ad ascoltare al di fuori di ogni pregiudizio teoretico, sia radicalmente importante nel rendere terapeutica una relazione fra paziente e medico, o nel renderla invece antiterapeutica, è esperienza che ciascuno di noi non può non fare in ogni incontro dialogico (psicoterapeutico) con un paziente: quando sia divorato, in particolare, da un'angoscia e da una tristezza neurotiche, o da una dissociazione e da una depressione psicotiche.

Le modalità costitutive di ogni contatto emozionale, l'attenzione e la partecipazione, il sorriso e la commozione, le oscillazioni dello sguardo e del volto, non possono non adeguarsi (adattarsi) alle diverse situazioni che si vengono formando, e cambiando, di istante in istante nel corso dell'incontro; e non devono, invece, immobilizzarsi e pietrificarsi rinnegando le ombre e le luci, le penombre e i chiaroscuri, di ogni umana situazione.

Questo gioco complesso e camaleontico di sguardi e di volti, di silenzi e di parole, di apertura e di chiusura degli slanci del cuore, si fa ancora più decisivo ed emblematico quando ci confrontiamo con le dimensioni sfingee e misteriose di un'esperienza psicotica.

Nel corso di ogni relazione terapeutica è necessario che il medico sia capace di introspezione e sia educato ad analizzare i propri vissuti e le proprie emozioni: facendo in modo che il contatto affettivo sia autentico e trasparente nelle sue forme espressive.

Non posso nondimeno non insistere sul rischio che, nell'articolarsi di una relazione terapeutica, abbiano a esserci, o abbiano a inserirsi, emozioni troppo intense che rendano precaria (problematica) la situazione emozionale, contaminandola e deformandola, e che trascinino con sé legami transferali e controtransferali insostenibili terapeuticamente e inconciliabili eticamente.

Ogni medico non può non riflettere su queste cose così banali e arrischiate: analizzando continuamente cosa accada nell'area della relazione (del contatto affettivo), e sottraendosi a ogni forma contaminata di relazione dalla quale, ovviamente, nulla ci si può attendere di utile: nulla di terapeutico e nulla nemmeno di onesto.

Qualche considerazione conclusiva su questo tema, che si fa bruciante, quando si abbia a che fare con la psicoterapia, mi sembra necessaria.

Come, e in quale misura, l'articolarsi di un contatto emozionale sia premessa a quello che è un dialogo psicoterapeutico, inteso come ricostruzione della storia di una vita nei suoi momenti conflittuali e come chiarificazione delle ragioni di crisi esistenziali, ma inteso anche come capacità di immedesimazione e di sfondamento dei confini autistici [4], della solitudine radicale, è cosa diversamente interpretata.

Certo, in un'impostazione freudiana di discorso, ma Sigmund Freud ha radicalmente separata la ragione d'essere psicoterapeutica delle neurosi da quella delle psicosi [80] [81], chi cura non può fare a meno di un atteggiamento il più possibile neutrale; e questo, fra gli altri motivi, anche per evitare che nasca un legame troppo stretto fra medico e paziente, e per facilitare la risoluzione delle problematiche transferali. In un'impostazione fenomenologica di discorso, invece, la cura (una psicoterapia) ha un senso solo se, fra medico e paziente, abbia luogo un incontro dialogico: nel contesto del quale, sia pure confrontandosi con la propria interiorità e le proprie esperienze vissute, chi cura non possa non rendere testimonianza della propria partecipazione emozionale al *destino* di chi soffre e chiede aiuto. Benché sia necessaria una distanza emozionale, che eviti ogni identificazione fra medico e paziente, una vicinanza emozionale [205] è la condizione essenziale perché una psicoterapia abbia a svolgersi.

L'infinito intrattenimento

Nell'area di una relazione interpersonale l'aprirsi e il chiudersi (la diastole e la sistole dell'anima) si alternano e si intrecciano; ma, come il chiudersi (il rinchiudersi nei confini dell'io) interrompe la relazione, così l'aprirsi (l'espandersi) al di là di ogni misura rende precario, e problematico, l'articolarsi di un'autentica modalità di incontro.

Queste cose non riguardano solo l'area del dialogo psicoterapeutico, ma anche quella della vita di ogni giorno. Come nell'intrattenimento, nell'infinito intrattenimento (metafora del discorso immemoriale [26] di Maurice Blanchot), la disposizione emozionale di ciascuno di noi è condizionata da quella dell'*altro-da-noi*, così anche il colloquio clinico (il dialogo terapeutico) non si svuota di significato se non quando ci sia il flusso continuo di esperienze e di controesperienze fra il medico e il paziente: nel contesto di questo aprirsi e di questo chiudersi emozionali; che abbiano a testimoniare di una inesauribile plasmabilità dei vissuti.

(La distanza e la vicinanza, il chiudersi e l'aprirsi come categorie esistenziali e fenomenologiche senza le quali *non* c'è cura dotata di senso.)

Sondare gli abissi

Io non so se accetto o no la mia vita – disgregata, dispersa – da tanti anni la vivo così com'è, ma vi sono ore, momenti... Come stasera questo andante di Mozart, che sa tutto e dice tutto – quello che non vorremmo fosse saputo e detto – e per avere meglio ragione di noi lo dice con la dolcezza di chi ha accettato per tutti...

CRISTINA CAMPO, *Lettere a Mita* [53]

Quali sono stati gli orizzonti di senso del mio lavoro, e a quali (possibili) concrete riflessioni ha dato luogo: a cosa possono servire insomma queste pagine? A riconsiderare, direi, e a recuperare, il *valore* delle emozioni nel contesto di un discorso che, senza trionfalizzarle e senza idoleggiarle, abbia a risottolinearne il significato di esperienze umane ineliminabili in un confronto continuo con la sfera del pensiero e con quella della volontà.

Distinguere, e separare, le emozioni tenendo presenti la loro diversa connotazione fenomenologica non serve solo a individuarne la natura e la qualità intenzionale ai fini di una diagnosi (sono ancora una volta i disturbi della vita emozionale a delinearsi come l'area di studio e di cura della psichiatria) ma serve anche, nella vita relazionale di ogni giorno, a riconoscere (a cercare di riconoscere) i volti nascosti e segreti degli altri-da-noi: la loro sofferenza e il loro dolore, la loro infelicità e le loro nostalgie, le loro speranze e le loro gioie, le loro tristezze e le loro illusioni. Cose, queste, che sono state (qui) analizzate e descritte muovendo dagli orizzonti dell'esperienza clinica che consente, forse, di cogliere in esse dimensioni diverse dalle solite: da quelle, cioè, segnate dalla banalizzazione.

La linea fondante del mio lavoro è stata insomma indirizzata a delineare orizzonti emozionali di *senso* al di là di quelli psicopatologici e clinici: ampliandoli ed estendendoli alle comuni relazioni interpersonali della vita quotidiana.

Non è possibile essere di aiuto agli altri, e nemmeno essere di aiuto a se stessi, se non si fa attenzione ai modi di essere del corpo vissuto: alle sue diverse espressioni; e in particolare se non si fa attenzione a cogliere i significati che lampeggiano negli sguardi e nei volti delle persone. Mi sono soffermato su queste cose, su questi paesaggi dell'anima, ritrascrivendo nel linguaggio della psichiatria il discorso filosofico e metafisico di Emmanuel Lévinas così affascinante e così profondo, perché nei volti e negli sguardi degli altri, ma anche nei nostri volti e nei nostri sguardi, possono davvero essere intravisti i luoghi non altrimenti decifrabili del sentire e dell'immaginare, del pensare e del fantasticare, del raccogliersi (del contemplare) e del distrarsi, dell'avvicinarsi e dell'allontanarsi.

Queste sono le ragioni che mi hanno indotto a soffermarmi su di un tema (lo sguardo e il volto) al quale si tende a non consegnare alcuna reale importanza nemmeno nel contesto delle scienze umane.

Vorrei (anche) augurarmi che da queste pagine rinasca l'esigenza di sfuggire alle maglie dilaganti e rigide di una esasperata razionalizzazione della vita, e di dare spazio alla dimensione intuitiva della conoscenza: ascoltando le voci che vengono dal cuore: dall'interiorità segreta del cuore. Questa è un'esigenza a cui non dovrebbe mai sottrarsi chiunque di noi: *anche* al di là, ovviamente, delle aree della medicina e della psichiatria, e di quelle legate all'insegnamento nelle più diverse scuole.

L'ansia e la tristezza sono le emozioni più comuni e dolorose: quelle che, più frequentemente, si nascondono e si mascherano nella loro figura psicologica e umana: costituendosi in ogni caso come radici di esperienze neurotiche e psicotiche paradigmatiche; ma *altre* emozioni più sottili e sfuggenti, come la nostalgia e la vergogna, l'inquietudine dinanzi alla morte e al morire, la fuga dinanzi al dolore e alla sofferenza, non possono non essere riconosciute e rivalutate nella loro significazione anche psicopatologica e clinica.

Sono emozioni, certo, che sfiorano i confini del dicibile e dell'indicibile, ma che hanno a che fare con la vita emozionale di ciascuno di noi.

Nel confrontarsi, poi, con i mari estremi delle emozioni, con le emozioni che in alcuni alti testi poetici alludono alla fatica di vivere e alla suggestione della morte volontaria, con le emozioni che si accompagnano all'esperienza del dolore e a quella del morire, e con le emozioni (nutrite di angoscia divorante e di tristezza patologica) che confluiscono in un mondo-della-vita ossessivo, questo mio lavoro intendeva fare riemergere le dimensioni radicali e non di rado fraintese del dolore e della sofferenza, della morte e del morire, dell'angoscia e della kierkegaardiana malattia per la morte [122].

Non avrei potuto confrontarmi con questi temi, con il *senso* delle emozioni in alcune essenziali aree della vita, se non fossi stato accompagnato nella mia riflessione dalla quotidiana esperienza clinica che ha consegnato al mio discorso la concretezza e l'autenticità della *esperienza*. (La psichiatria come emblematica scienza d'esperienza nel senso di Ludwig Binswanger.) Nel silenzio del cuore, quando il cuore si apre all'ascolto e al dialogo, è possibile sentire il mormorio sommesso del dolore: delle diverse forme di dolore. Non so se qualcosa di simile rinasca fragile e friabile dal mio lavoro.

In ogni caso, questo mio lavoro, che sta finendo, rischierebbe di franare se non si fondasse sulle cose che sono state esposte nella sua ultima parte e, cioè, sul valore (sull'importanza) delle emozioni nel creare una relazione terapeutica: nel creare uno sfondo esistenziale che, al di là delle diverse forme di articolazione terapeutica, rivaluti fino in fondo l'orizzonte di senso dell'intersoggettività: di una intersoggettività aperta e *non* chiusa. Senza questa corrente emozionale, senza questo fluire di risonanze emozionali significative fra chi cura e chi è curato, *non* è possibile realizzare strategie terapeutiche finalizzate a modificare e a risanare esperienze neurotiche ed esperienze psicotiche che hanno, comunque, bisogno di questo: al di là di ogni farmacoterapia e di ogni socioterapia.

Cosa può illudersi, allora, di ottenere un libro, come questo, che nasce all'interno di un'esperienza clinica ma che si è proposto soprattutto di estendere alla vita di ogni giorno, alla *comprensione* delle relazioni umane di ogni giorno, quello che una psichiatria *non* reificata, e *non* banalizzata, ci consente di cogliere e di osservare? C'è una qualche risposta a questa domanda così ovvia e scontata?

Nel suo romanzo [236] più affascinante e sconvolgente, nel quale immagini bellissime e impalpabili si susseguono e si dissolvono in sequenze filmiche rapidissime e inafferrabili, che restano impresse nonostante la loro friabilità e la loro fuggitività nella memoria (indelebili), Virginia Woolf ci dice quanto grande sia la fatica di vivere e quanto importante sia riuscire a sfuggire alla dissipazione e all'azione: recuperando la dimensione stellare dell'interiorità e della contemplazione.

"È vero, comunque, che il mio avanzare trasognato, titubante, come di qualcuno sospinto da una corrente sotterranea, è interrotto, dilaniato, tormentato, assalito da sensazioni immediate e improprie, come la curiosità, l'avidità, il desiderio, che nascono spontanee, senza riflettere, come nel sonno"; e ancora: "Mentre non desidero che sprofondare, visitare gli abissi e una volta tanto esercitare il mio diritto a non dover sempre agire, ma esplorare. Desidero udire vaghi suoni ancestrali di rami che si spezzano, di mammut, e concedermi a desideri impossibili, come quello di prendere il mondo intero nelle braccia della comprensione – impossibile per chi deve agire".

Non c'è nulla di più inconsistente, e di più effimero, di un libro che si immerga nelle sabbie mobili delle emozioni: delle tematiche emozionali; e la sola illusione, che almeno per un attimo possa sopravvivere, è quella che, da un libro come questo, nasca un labile invito a visitare gli abissi e ad ascoltare quello che c'è nelle regioni invisibili del cuore: nelle regioni senza fondo dell'interiorità: della propria e della altrui interiorità; recuperandone le sorgenti palpitanti di vita e di immedesimazione, di partecipazione emozionale e di solidarietà, di comprensione e di speranza.

Bibliografia

1. Agostino, *Le confessioni*, Einaudi, Torino 1966.
2. Bachmann, I., *Il dicibile e l'indicibile*, Adelphi, Milano 1998.
3. Baldwin, D., *La fobia sociale*, Il Pensiero Scientifico, Roma 2000.
4. Barison, F., *Autismo precoce infantile: autismo assoluto*, in "Rivista sperimentale di Freniatria", *100*, 1976, pp. 245-246.
5. Barison, F., *Comprendere lo schizofrenico*, in "Psichiatria generale e dell'età evolutiva", *25*, 1987, pp. 3-13.
6. Barison, F., *Principi di psicoterapia fenomenologica. Trattamento di insufficienti mentali gravissimi*, in "Psichiatria generale e dell'età evolutiva", *25*, 1987, pp. 149-157.
7. Barison, F., *Un segno siamo, senza significato*, in "Psichiatria generale e dell'età evolutiva", *26*, 1988, pp. 1-8.
8. Barison, F., *Psichiatria e Post-Moderno*, in "Psichiatria generale e dell'età evolutiva", *26*, 1988, pp. 1-2.
9. Barison, F., *La psichiatria tra ermeneutica ed epistemologia*, in "Comprendre", *5*, 1990, pp. 27-35.
10. Barison, F., *Expériences de "psychothérapie" dans une psychiatrie inspirée de Heidegger*, in "Comprendre", *6*, 1992, pp. 9-18.
11. Barison, F., *Schizofrenia: Anders e apatia*, in "Psichiatria generale e dell'età evolutiva", *31*, 1993, pp. 211-216.
12. Barison, F., *Recensione*, in "Rivista sperimentale di Freniatria", *119*, 1995, pp. 717-724.
13. Barison, F., *Risposta "originale": vetta ermeneutica del Rorschach*, in "Atque", *12*, 1996, pp. 154-163.
14. Basaglia, F., *Scritti I: 1953-1968*, Einaudi, Torino 1981.
15. Benedetti, G., *Psychiatrische Aspekte des Schöpferischen und schöpferische Aspekte der Psychiatrie*, Vandenhoeck & Ruprecht, Göttingen 1975.
16. Bernanos, G., *La joie*, in Bernanos, G., *Œuvres romanesques*, Bibliothèque de la Pléiade, Paris 1961, pp. 531-724.
17. Bernanos, G., *Journal d'un curé de campagne*, in Bernanos, G., *Œuvres romanesques*, Bibliothèque de la Pléiade, Paris 1961, pp. 1029-1259.

18. Bernanos, G., *Dialogues des Carmélites*, in Bernanos, G., *Œuvres romanesques*, Bibliothèque de la Pléiade, Paris 1961, pp. 1563-1719.
19. Binswanger, L., *Grundformen und Erkenntnis menschlichen Daseins*, Niehans, Zürich 1942.
20. Binswanger, L., *Über Phänomenologie* (1923), in *Ausgewählte Vorträge und Aufsätze*, Band I., *Zur phänomenologischen Anthropologie*, Francke, Bern 1947, pp. 13-49.
21. Binswanger, L., *Über Psychotherapie* (1935), in *Ausgewählte Vorträge und Aufsätze*, Francke, Bern 1947.
22. Binswanger, L., *Welche Aufgaben ergeben sich für die Psychiatrie aus den Fortschritten der neueren Psychologie?* (1924), in *Ausgewählte Vorträge und Aufsätze*, Band II., *Zur Problematik der psychiatrischen Forschung und zum Problem der Psychiatrie*, Francke, Bern 1955, pp. 252-263.
23. Binswanger, L., *Schizophrenie*, Neske, Pfullingen 1957.
24. Binswanger, L., *Melancholie und Manie*, Neske, Pfullingen 1960.
25. Binswanger, L., *Über die Liebe und die Intuition*, in *Werden und Handeln*, a cura di E. Wiesenhütter, Hippokrates, Stuttgart 1965, pp. 19-25.
26. Blanchot, M., *L'infinito intrattenimento*, Einaudi, Torino 1977.
27. Bleuler, E., *Lehrbuch der Psychiatrie*, Springer, Berlin-Heidelberg-New York 1989.
28. Bleuler, M., *Die schizophrenen Geistesstörungen im Lichte langjähriger Kranken- und Familiengeschichten*, Thieme, Stuttgart 1972.
29. Bonhoeffer, D., *Resistenza e resa*, Bompiani, Milano 1969.
30. Bonhoeffer, D., von Wedemeyer, M., *Lettere alla fidanzata. Cella 92*, Queriniana, Brescia 1994.
31. Bonnefoy, Y., *Lo sguardo per iscritto*, a cura di J. Sarno, Le Lettere, Firenze 2000.
32. Borgna, E., *L'esperienza della morte nella schizofrenia*, in "Archivio di psicologia, neurologia e psichiatria", *30*, 1969, pp. 414-446.
33. Borgna, E., *I conflitti del conoscere. Strutture del sapere ed esperienza della follia*, Feltrinelli, Milano 1988.
34. Borgna, E., *Malinconia*, Feltrinelli, Milano 1992.
35. Borgna, E., *Come se finisse il mondo. Il senso dell'esperienza schizofrenica*, Feltrinelli, Milano 1995.
36. Borgna, E., *La patria perdida en la Lebenswelt psicotica*, in "Archipiélago", n. 26-27, *Formas del exilio*, 1996, pp. 53-60.
37. Borgna, E., *Does Rehabilitation in Psychiatry Have Scientific Foundations?*, in "International Journal of Mental Health", *25*, 1996, pp. 13-21.
38. Borgna, E., *L'expérience littéraire dans l'horizon phénoménologique de la psychiatrie*, in *Horizons de la poésie moderne*, a cura di M. Collot e R. Cortiana, Cahiers Ritm, Université Paris X, 1997, pp. 43-52.
39. Borgna, E., *Le figure dell'ansia*, Feltrinelli, Milano 1997.
40. Borgna, E., *El problema del tiempo en psiquiatria*, in *Temporalidad*, a cura di M.L. Rovaletti, Lugar Editorial, Buenos Ayres 1998, pp. 253-259.
41. Borgna, E., *L'esperienza creativa e l'esperienza psicotica*, in "Recenti progressi in medicina", *90*, 1999, pp. 412-418.
42. Borgna, E., *Noi siamo un colloquio*, Feltrinelli, Milano 1999.

43. Borgna, E., *Danilo Cargnello e la fenomenologia in Italia*, in "Psichiatria generale e dell'età evolutiva", *37*, 2000, pp. 13-28.
44. Bräutigam, W., *Reaktionen-Neurosen-Abnorme Persönlichkeiten*, Thieme, Stuttgart 1994.
45. Buber, M., *Il principio dialogico e altri scritti*, Edizioni San Paolo, Milano 1995.
46. Burkhardt, H., *Die Schwermut in psychiatrischer und anthropologischer Sicht*, in "Ärtzliche Mitteilungen", *46*, 1961, pp. 503-507.
47. Callieri, B., *Aspetti psicopatologico-clinici della "Wahnstimmung"*, in *Psychopathologie heute*, a cura di H. Kranz, Thieme, Stuttgart 1962, pp. 72-80.
48. Callieri, B., *Quando vince l'ombra. Problemi di psicopatologia clinica*, Città Nuova, Roma 1982.
49. Callieri, B., *Aspetti antropofenomenologici dell'incontro con la persona delirante*, in "Rivista di Psichiatria", *28*, 1993, pp. 303-309.
50. Callieri, B., *La sofferenza. Considerazioni inattuali di uno psicopatologo clinico*, in "Recenti progressi in medicina", 1999, pp. 334-337.
51. Campo, C., *Gli imperdonabili*, Adelphi, Milano 1987.
52. Campo, C., *La Tigre Assenza*, Adelphi, Milano 1991.
53. Campo, C., *Lettere a Mita*, Adelphi, Milano 1998.
54. Cargnello, D., *Alterità e alienità*, Feltrinelli, Milano 1977.
55. Cargnello, D., *Ludwig Binswanger e il problema della schizofrenia*, III, in "Rivista sperimentale di Freniatria", *106*, 1982, pp. 859-893.
56. Cargnello, D., *Il caso Wagner*, Feltrinelli, Milano 1983.
57. Cargnello, D., *Il concetto di autismo nell'opera di Ludwig Binswanger*, in "Psichiatria generale e dell'età evolutiva", *31*, 1993, pp. 19-62.
58. Caroli, F. (a cura di), *L'Anima e il Volto. Ritratto e fisiognomica da Leonardo a Bacon*, Electa, Milano 1998.
59. Celan, P., *Poesie*, a cura di G. Bevilacqua, Mondadori, Milano 1998.
60. Ciompi, L., *Affektlogik*, Klette, Stuttgart 1982.
61. Conrad, K., *Die beginnende Schizophrenie*, Thieme, Stuttgart 1966.
62. Crespi, S., *La totalità assente nascosta nelle parole*, in "Il Sole-24 Ore", 26 febbraio 1989, p. 21.
63. Crespi, S., *Presentazione*, in *Alberto Giacometti. Paris sans fin*, Italiana Arte, Busto Arsizio 1993.
64. Crespi, S., *Sironi, la coscienza malinconica*, in *Mario Sironi*, Il chiostro arte contemporanea, Saronno 1997.
65. Crespi, S., *Una scia di bianco silenzio*, in "Il Sole-24 Ore", 14 febbraio 1999, p. 29.
66. Crespi, S., *Manzù, la carezza della scultura*, in *Giacomo Manzù. Mostra per il Giubileo*, Fondazione Art Museo, Arona 1999-2000.
67. de Certeau, M., *Mai senza l'altro*, Edizioni Qiqajon, Bose 1993.
68. De Santis, A., *Metamorfosi dello sguardo. Il vedere fra mistica, filosofia ed arte*, Studia Anselmiana, Roma 1996.
69. Dickinson, E., *Tutte le poesie*, a cura di M. Bulgheroni, Mondadori, Milano 1998.
70. Dorfles, G., *Itinerario estetico*, Studio Tesi, Pordenone 1987.
71. Ehrenberg, A., *La fatica di essere se stessi. Depressione e società*, Einaudi, Torino 1999.
72. Elias, N., *La solitudine del morente*, il Mulino, Bologna 1985.

73. Eraclito, *I frammenti e le testimonianze*, a cura di C. Diano e G. Serra, Mondadori, Milano 1980.
74. Faust, V., *Schwermut. Depressionen erkennen und verstehen, betreuen, behandeln und verhindern*, Hirzel, Stuttgart-Leipzig 1999.
75. Fink-Eitel, H., Lohmann, G., *Zur Philosophie der Gefühle*, Suhrkamp, Frankfurt am Main 1993.
76. Finzen, A., *Das Pinelsche Pendel. Die Dimension der Sozialen im Zeitalter der biologischen Psychiatrie*, Psychiatrie-Verlag, Bonn 1998.
77. Finzen, A., Hoffmann-Richter, U. (a cura di), *Was ist Sozialpsychiatrie*, Psychiatrie-Verlag, Bonn 1995.
78. Fischer, F., *Zeitstruktur und Schizophrenie*, in "Zeitschrift für die gesamte Neurologie und Psychiatrie", *121*, 1929, pp. 544-574.
79. Flora, F., *Giacomo Leopardi: l'anima e la parola*, in *Storia della letteratura italiana*, vol. IV, Mondadori, Milano 1965, pp. 352-417.
80. Freud, S., *Nevrosi e psicosi* (1923), in *Opere*, vol. 9, Bollati Boringhieri, Torino 1989, pp. 611-615.
81. Freud, S., *La perdita di realtà nella nevrosi e nella psicosi* (1924), in *Opere*, vol. 10, Bollati Boringhieri, Torino 1989, pp. 39-45.
82. Gadamer, H.-G., *Verità e metodo*, Bompiani, Milano 1983.
83. Gadamer, H.-G., *Dove si nasconde la salute*, Cortina, Milano 1994.
84. Gadamer, H.-G., *La voce umana che parla a video spento*, in "Reset", *27*, 1996, pp. 38-42.
85. Gadamer, H.-G., *Verità e metodo 2*, Bompiani, Milano 1996.
86. Galimberti, U., *Psichiatria e fenomenologia*, Feltrinelli, Milano 1979.
87. Galimberti, U., *Il corpo*, Feltrinelli, Milano 1983.
88. Galimberti, U., *Gli equivoci dell'anima*, Feltrinelli, Milano 1987.
89. Galimberti, U., *Parole nomadi*, Feltrinelli, Milano 1994.
90. Galimberti, U., *Paesaggi dell'anima*, Mondadori, Milano 1996.
91. Galimberti, U., *Psiche e techne. L'uomo nell'età della tecnica*, Feltrinelli, Milano 1999.
92. Galimberti, U., *Enciclopedia di psicologia*, Garzanti, Milano 1999.
93. Galimberti, U., *Orme del sacro*, Feltrinelli, Milano 2000.
94. Gambazzi, P., *L'occhio e il suo inconscio*, Cortina, Milano 1999.
95. Gargani, A.G., *Il filtro creativo*, Laterza, Roma-Bari 1999.
96. Gebsattel, V.E. von, *Christentum und Humanismus*, Klett, Stuttgart 1947.
97. Gebsattel, V.E. von, *Prolegomena einer medizinischen Anthropologie*, Springer, Berlin-Göttingen-Heidelberg 1954.
98. Gebsattel, V.E. von, *Imago Hominis*, Neues Forum, Schweinfurt 1964.
99. Giannelli, A., Botti, R.E., *Disturbo ossessivo-compulsivo e psicosi: due realtà cliniche a confronto*, in "Quaderni italiani di Psichiatria", *19*, 2000, pp. 43-68.
100. Gioanola, E., *Leopardi, la malinconia*, Jaca Book, Milano 1995.
101. Gozzetti, G., *La tristezza vitale. Psicopatologia e fenomenologia della melancolia*, Marsilio, Venezia 1996.
102. Guardini, R., *Vom Sinn der Schwermut*, Die Arche, Zürich 1949.
103. Guardini, R., *Die letzten Dinge*, Werkbund-Verlag, Würzburg 1952.
104. Guardini, R., *Die Lebensalter. Ihre ethische und pädagogische Bedeutung*, Werkbund-Verlag, Würzburg 1959.

105. Guitton, J., *L'infinito in fondo al cuore*, Mondadori, Milano 1998.
106. Heidegger, M., *Essere e tempo*, Utet, Torino 1969.
107. Heidegger, M., *In cammino verso il Linguaggio*, Mursia, Milano 1973.
108. Heidegger, M., *Saggi e discorsi*, Mursia, Milano 1976.
109. Heidegger, M., *Seminari di Zollikon*, Guida, Napoli 1991.
110. Hippius, H., Klein, H.E., Strian, F., *Angstsyndrome. Diagnostik und Therapie*, Springer, Berlin-Heidelberg-New York 1999.
111. Hoffmann-Richter, U., Haselbeck, H., Engfer, R. (a cura di), *Sozialpsychiatrie vor der Enquête*, Psychiatrie-Verlag, Bonn 1997.
112. Hofmannsthal, H. von, *Esperienza*, in *Antologia della poesia tedesca*, a cura di R. Fertonani e E. Giobbio Crea, Mondadori, Milano 1977.
113. Hofmannsthal, H. von, *Il libro degli amici*, Adelphi, Milano 1980.
114. Husserl, E., *Meditazioni cartesiane e i discorsi parigini*, Bompiani, Milano 1960.
115. Husserl, E., *Idee per una fenomenologia pura e per una filosofia fenomenologica*, Einaudi, Torino 1965.
116. Husserl, E., *Ricerche logiche*, il Saggiatore, Milano 1968, voll. I e II.
117. Jankélévitch, V., *La mort*, Flammarion, Paris 1966.
118. Jaspers, K., *La mia filosofia*, Einaudi, Torino 1948.
119. Jaspers, K., *Allgemeine Psychopathologie*, Springer, Berlin-Göttingen-Heidelberg 1959.
120. Jaspers, K., *Gesammelte Schriften zur Psychopathologie*, Springer, Berlin-Göttingen-Heidelberg 1963.
121. Katschnig, H., Freeman, H., Sartorius, N., *La qualità di vita in psichiatria. Definizione, misurazione e implicazioni cliniche*, Il Pensiero Scientifico, Roma 1999.
122. Kierkegaard, S., *La malattia per la morte*, Donzelli, Roma 1999.
123. Kuhn, R., *Scham*, in *Lexicon der Psychiatrie*, a cura di C. Müller, Springer, Berlin-Heidelberg-New York 1973, pp. 434-437.
124. Laín Entralgo, P., *Antropologia medica*, Paoline, Milano 1988.
125. Lempp, R., *Die autistische Gesellschaft*, Kösel, München 1996.
126. Leonhard, K., *Aufteilung der endogenen Psychosen*, Akademie-Verlag, Berlin 1966.
127. Leopardi, G., *Le poesie e le prose*, vol. I, in *Tutte le opere di Giacomo Leopardi*, a cura di F. Flora, Mondadori, Milano 1973.
128. Leopardi, G., *Zibaldone di pensieri*, vol. I, in *Tutte le opere di Giacomo Leopardi*, a cura di F. Flora, Mondadori, Milano 1973.
129. Leopardi, G., *Zibaldone di pensieri*, vol. II, in *Tutte le opere di Giacomo Leopardi*, a cura di F. Flora, Mondadori, Milano 1973.
130. Lersch, P., *Aufbau der Person*, Barth, München 1970.
131. Lévinas, E., *Totalità e infinito*, Jaca Book, Milano 1982.
132. Lévinas, E., *Il Tempo e l'Altro*, il melangolo, Genova 1987.
133. Lévinas, E., *Dio, la morte e il Tempo*, Jaca Book, Milano 1996.
134. Lévinas, E., *Scoprire l'esistenza con Husserl e Heidegger*, Cortina, Milano 1998.
135. Lévinas, E., *Tra noi. Saggi sul pensare all'altro*, Jaca Book, Milano 1998.
136. Lewis, C.S., *Diario di un dolore*, Adelphi, Milano 1990.
137. Magri, T. (a cura di), *Filosofia ed emozioni*, Feltrinelli, Milano 1999.

138. Mann, T., *Nobiltà dello spirito e altri saggi*, Mondadori, Milano 1997.
139. Márai, S., *Le braci*, Adelphi, Milano 1998.
140. Márai, S., *La recita di Bolzano*, Adelphi, Milano 2000.
141. Marcel, G., *Homo viator*, Aubier, Paris 1945.
142. Mauz, F., *Der psychotische Mensch in der Psychotherapie*, in "Archiv für Psychiatrie und Nervenkrankheiten", *181*, 1949, pp. 337-341.
143. Mauz, F., *Psychotherapeutische Möglichkeiten bei endogenen Psychosen*, in "Archiv für Psychiatrie und Zeitschrift für die gesamte Neurologie", *206*, 1965, pp. 337-341.
144. Melchiorre, V., *Al di là dell'ultimo. Filosofie della morte e filosofie della vita*, Vita e Pensiero, Milano 1998.
145. Merleau-Ponty, M., *Fenomenologia della percezione*, il Saggiatore, Milano 1965.
146. Meyer, J.-E., *Todesangst und das Todesbewusstsein der Gegenwart*, Springer, Berlin-Heidelberg-New York 1979.
147. Meyer, J.-E., *Die Endlichkeit des Menschen und ihre Bedeutung im Erleben neurotisch Kranker*, in "Psychotherapie – Psychosomatik – Medizinische Psychologie", *39*, 1989, pp. 64-67.
148. Minkowski, E., *La schizophrénie. Psychopathologie des schizoïdes et des schizophrènes*, Desclée de Brouwer, Paris 1953.
149. Minkowski, E., *Espace, intimité, habitat*, in *Situation*, I, *Beiträge zur phänomenologischen Psychologie und Psychopathologie*, Spectrum, Utrecht/Antwerpen 1954, pp. 172-186.
150. Minkowski, E., *La souffrance humaine (Aspect pathique de l'existence)*, in "Annales médico-psychologiques", *121*, 1963, pp. 1-18.
151. Minkowski, E., *Traité de psychopathologie*, Presses Universitaires de France, Paris 1966.
152. Minkowski, E., *Vers une cosmologie. Fragments philosophiques*, Aubier, Paris 1967.
153. Minkowski, E., *Le temps vécu. Études phénoménologiques et psychopathologiques*, Delachaux et Niestlé, Neuchâtel 1968.
154. Minkowski, E., *Cosmologia e follia. Saggi e discorsi*, a cura di F. Leoni, Guida, Napoli 2000.
155. Mittner, L., *Dal fine secolo alla sperimentazione (1890-1970)*, in *Storia della letteratura tedesca. Dal realismo alla sperimentazione (1820-1970)*, vol. II, Einaudi, Torino 1971.
156. Montale, E., *Il secondo mestiere. Prose 1920-1979*, a cura di G. Zampa, Mondadori, Milano 1996, vol. I, pp. 635-637.
157. Morselli, G.E., *Sulla dissociazione mentale*, in "Rivista sperimentale di Freniatria", *54*, 1930, pp. 209-322.
158. Morselli, G.E., *In tema di schizofrenia*, in "Rivista sperimentale di Freniatria", *55*, 1931, pp. 3-25.
159. Morselli, G.E., *Contributo allo studio delle turbe da mescalina. Il problema di una "schizofrenia sperimentale"* (1935), in *L'esistenza psicopatologica*, Minerva Medica, Torino 1975, pp. 137-157.
160. Morselli, G.E., *Esiste un'attività psicopatologica originale?* (1948), in *L'esistenza psicopatologica*, Minerva Medica, Torino 1975, pp. 255-268.
161. Morselli, G.E., *Il problema della spersonalizzazione* (1951), in *L'esistenza psicopatologica*, Minerva Medica, Torino 1975, pp. 159-168.

162. Morselli, G.E., *Tossicosi mescalinica e patologia intuitivo-espressiva* (1964), in *L'esistenza psicopatologica*, Minerva Medica, Torino 1975, pp. 169-174.
163. Morselli, G.E., *Astrattismo pittorico e crisi di un'epoca* (1964), in *L'esistenza psicopatologica*, Minerva Medica, Torino 1975, pp. 275-285.
164. Morselli, G.E., *Malinconia e romanticismo nella pittura di Daniele Ranzoni* (1967), in *L'esistenza psicopatologica*, Minerva Medica, Torino 1975, pp. 287-292.
165. Morselli, G.E., *Psichiatria antropologica* (1967), in *L'esistenza psicopatologica*, Minerva Medica, Torino 1975, pp. 305-317.
166. Morselli, G.E., *Creatività, persona e patologia* (1970), in *L'esistenza psicopatologica*, Minerva Medica, Torino 1975, pp. 293-304.
167. Müller, G., *Die Gedanken werden handgreiflich. Eine Sammlung psychopathologischer Texte*, Springer, Berlin-Heidelberg-New York 1991.
168. Müller-Seidel, W., *Psychiatrie im erzählten Text*, in *Ausblicke auf die Psychiatrie*, a cura di H. Hippius, Springer, Berlin-Heidelberg-New York 1984, pp. 55-68.
169. Musil, R., *I turbamenti del giovane Törless*, Einaudi, Torino 1959.
170. Musil, R., *Diari 1899-1941*, vol. I, Einaudi, Torino 1980.
171. Nietzsche, F., *La gaia scienza*, in *Idilli di Messina, La gaia scienza e Frammenti postumi (1881-1882)*, Adelphi, Milano 1965, pp. 11-265.
172. Nietzsche, F., *Al di là del bene e del male*, in *Al di là del bene e del male. Genealogia della morale*, Adelphi, Milano 1968, pp. 3-209.
173. Nietzsche, F., *Così parlò Zarathustra*, Adelphi, Milano 1989.
174. Palazzi, F., Folena, G., *Dizionario della lingua italiana*, Loescher, Torino 1992.
175. Pao, P.-N., *Disturbi schizofrenici*, Cortina, Milano 1984.
176. Pascal, B., *Pensées*, Seuil, Paris 1962.
177. Pasi, C., *Artaud attore*, Bollati Boringhieri, Torino 2000.
178. Pirandello, L., *Colloqui coi personaggi*, in *Novelle per un anno*, vol. III, tomo II, Mondadori, Milano 1990, pp. 1138-1153.
179. Plügge, H., *Wohlbefinden und Missbefinden*, Niemeyer, Tübingen 1962.
180. Porena, I., *La verità dell'immagine. Una lettura di Georg Trakl*, Donzelli, Roma 1998.
181. Pozzi, A., *Parole*, Garzanti, Milano 1989.
182. Prete, A., *Nostalgia. Storia di un sentimento*, Cortina, Milano 1992.
183. Reale, G., *Corpo, anima e salute. Il concetto di uomo da Omero a Platone*, Cortina, Milano 1999.
184. Rilke, R.M., *I quaderni di Malte Laurids Brigge*, Adelphi, Milano 1992.
185. Rilke, R.M., *Lettere a un giovane poeta*, Adelphi, Milano 1997.
186. Rilke, R.M., *Elegie duinesi*, Crocetti, Milano 1999.
187. Romero, O., *Assassiné avec les pauvres*, Cerf, Paris 1981.
188. Rosselli, R., *Dizionario-Guida alla scelta dei sinonimi e dei contrari*, Sandron, Firenze 1989.
189. Rümke, H.C., *Eine blühende Psychiatrie in Gefahr*, Springer, Berlin-Heidelberg-New York 1967.

190. Saint-Exupéry A. de, *Citadelle*, in *Œuvres*, Bibliothèque de la Pléiade, Paris 1967, pp. 499-993.
191. Sandblom, P., *Kreativität und Krankheit*, Springer, Berlin-Heidelberg-New York 1990.
192. Sartre, J.-P., *L'être et le néant*, Gallimard, Paris 1943.
193. Scala, A., *L'agire riabilitativo. Manuale della riabilitazione psicosociale*, Il Pensiero Scientifico, Roma 1998.
194. Scharfetter, C., *Was weiss der Psychiater vom Menschen?*, Huber, Bern-Göttingen-Toronto-Seattle 2000.
195. Scheler, M., *Schriften aus dem Nachlass*, I, *Zur Ethik und Erkenntnislehre*, Francke, Bern 1957.
196. Scheler, M., *Der Formalismus in der Ethik und die materiale Wertethik*, Francke, Bern-München 1966.
197. Scheler, M., *Wesen und Formen der Sympathie*, Francke, Bern-München 1973.
198. Schneider, K., *Wesen und Erfassung der Schizophrenie*, in "Zeitschrift für die gesamte Neurologie und Psychiatrie", 99, 1925, pp. 542-547.
199. Schneider, K., *Psychiatrie heute*, Thieme, Stuttgart 1960.
200. Schneider, K., *Klinische Psychopathologie*, Thieme, Stuttgart 1962.
201. Schulte, W., *Die Welt des psichisch Kranken*, Hippokrates, Stuttgart 1974.
202. Starobinski, J., *La malinconia allo specchio*, Garzanti, Milano 1990.
203. Stein, E., *Welt und Person. Beitrag zum christlichen Wahrheitsstreben*, Nauwelaerts, Louvain 1962.
204. Stein, E., *Il problema dell'empatia*, Studium, Roma 1985.
205. Storch, A., *Wege zur Welt und Existenz des Geisteskranken*, Hippokrates, Stuttgart 1965.
206. Straus, E., *Vom Sinn der Sinne*, Springer, Berlin-Göttingen-Heidelberg 1956.
207. Straus, E., *Psychologie der menschlichen Welt*, Springer, Berlin-Göttingen-Heidelberg 1960.
208. Szondi, P., *L'ora che non ha più sorelle*, Gallio, Ferrara 1991.
209. Tellenbach, H., *Melancholie*, Springer, Berlin-Göttingen-Heidelberg 1961.
210. Tellenbach, H., *Sinngestalten des Leidens und des Hoffens*, in *Condicio humana*, a cura di W. von Baeyer e R.M. Griffith, Springer, Berlin-Heidelberg-New York 1966, pp. 307-318.
211. Tellenbach, H., *Psychiatrie als geistige Medizin*, Verlag für angewandte Wissenschaften, München 1987.
212. Tellenbach, H., *Schwermut, Wahn und Fallsucht in der abendländischen Dichtung*, Pressler, Hürtgenwald 1992.
213. Teresa di Lisieux, *Ultimi colloqui (Derniers Entretiens)*, Piemme, Casale Monferrato 1997.
214. Trakl, G., *Opere poetiche*, a cura di I. Porena, Edizioni dell'Ateneo, Roma 1963.
215. Trakl, G., *Poesie*, a cura di I. Porena, Einaudi, Torino 1979.
216. Trakl, G., *Poesie*, a cura di G. Pulvirenti, Marsilio, Venezia 1999.
217. Undset, S., *L'età felice*, Iperborea, Milano 1998.

218. Uslar, D. von, *Psychotherapie und Anthropologie*, in "Daseinsanalyse", 9, 1992, pp. 143-152.
219. Vernant, J.-P., *L'individuo, la morte, l'amore*, Cortina, Milano 2000.
220. Vozza, M., *Le forme del visibile. Filosofia e pittura da Cézanne a Bacon*, Pendragon, Bologna 1999.
221. Vukcèvic, L., *Il velo e altre poesie*, Via del Vento, Pistoia 1997.
222. Weil, S., *L'enracinement*, Gallimard, Paris 1949.
223. Weil, S., *La condition ouvrière*, Gallimard, Paris 1951.
224. Weil, S., *La Grecia e le intuizioni precristiane*, Borla, Roma 1967.
225. Weil, S., *Attesa di Dio*, Rusconi, Milano 1972.
226. Weil, S., *Quaderni I*, Adelphi, Milano 1982.
227. Weil, S., *Quaderni II*, Adelphi, Milano 1985.
228. Weil, S., *Venezia salva*, Adelphi, Milano 1987.
229. Weil, S., *Quaderni III*, Adelphi, Milano 1989.
230. Weil, S., *Sulla Germania totalitaria*, Adelphi, Milano 1990.
231. Weil, S., *Poesie*, a cura di R. Carifi, Le Lettere, Firenze 1993.
232. Weil, S., *Quaderni IV*, Adelphi, Milano 1993.
233. Weil, S., *Lettera a un religioso*, Adelphi, Milano 1996.
234. Weil, S., *Lezioni di filosofia*, Adelphi, Milano 1999.
235. Weitbrecht, H.J., *Psychiatrie im Grundriss*, Springer, Berlin-Heidelberg-New York 1979.
236. Woolf, V., *Le onde*, Einaudi, Torino 1995.
237. Wyrsch, J., *Psychiatrie als offene Wissenschaft*, Haupt, Bern-Stuttgart 1969.
238. Wyss, D., *Der Kranke als Partner. Lehrbuch der anthropologischintegrative Psychotherapie*, vol. I, Vandenhoeck & Ruprecht, Göttingen 1982.
239. Wyss, D., *Der Kranke als Partner. Lehrbuch der anthropologischintegrative Psychotherapie*, vol. II, Vandenhoeck & Ruprecht, Göttingen 1982.
240. Zambrano, M., *Chiari del bosco*, Feltrinelli, Milano 1991.
241. Zambrano, M., *I beati*, Feltrinelli, Milano 1992.
242. Zambrano, M., *La tomba di Antigone. Diotima di Mantinea*, La Tartaruga, Milano 1995.
243. Zambrano, M., *Verso un sapere dell'anima*, Cortina, Milano 1996.
244. Zambrano, M., *Filosofia e poesia*, Pendragon, Bologna 1998.
245. Zambrano, M., *Delirio e destino*, Cortina, Milano 2000.

Indice dei nomi

Indice

Ultimi volumi pubblicati in
"Universale Economica"

Vanessa Montfort, *Donne che comprano fiori*
José Saramago, *Il Quaderno*. Testi scritti per il suo blog. Settembre 2008-marzo 2009
Volker Kutscher, *Babylon-Berlin*
Lorenzo Marone, *Magari domani resto*
Enrico Deaglio, *Patria 1967-1977*
Ezio Mauro, *L'anno del ferro e del fuoco*. Cronache di una rivoluzione
Etgar Keret, *Pizzeria Kamikaze*
Claire Cameron, *L'ultima dei Neanderthal*
Michele Serra, *La sinistra e altre parole strane*. Postilla a 25 anni di amache
Michael Terman, Ian McMahan, *Il buon sonno*. L'orologio della salute
Giorgio Bocca, *Miracolo all'italiana*. Prefazione di Guido Crainz
Miguel Benasayag, Angélique del Rey, *Elogio del conflitto*
Yu Hua, *Cronache di un venditore di sangue*
Charles Willeford, *Miami Blues*
Irene Bignardi, *Le piccole utopie*. Prefazione di Paolo Mauri
Lieh Tzu (Liezi). Il classico taoista della perfetta virtù del vuoto. A cura di Augusto Shantena Sabbadini
Rupert Sheldrake, *La mente estesa*. Il senso di sentirsi osservati e altri poteri inspiegati della mente umana.
Sara Kim Fattorini, *La chimica dell'acqua*
Richard Ford, *Tra loro*

Henry Emmons, David Alter, *Una mente sempre giovane*. Nove chiavi per ritornare vitali, brillanti, acuti e concentrati
Erri De Luca, *Pianoterra*. Nuova edizione ampliata
Eva Cantarella, *Non sei più mio padre*. Il conflitto tra genitori e figli nel mondo antico
'Ala al-Aswani, *Se non fossi egiziano*
Adolfo Ceretti, Roberto Cornelli, *Oltre la paura*. Affrontare il tema della sicurezza in modo democratico
Che colore ha il vento? Insegnamenti zen per questi tempi terribili. A cura di Marina Panatero e Tea Pecunia
Stefano Benni, *Prendiluna*
Hans Morschitzky, Thomas Hartl, *L'arte di stare con gli altri*. Superare timidezze e paure sociali
Björn Süfke, *Quello che gli uomini non sanno dire*. Le emozioni nascoste dell'animo maschile
Angelo d'Orsi. *Gramsci*. Una nuova biografia. Nuova edizione rivista e accresciuta
Eugenio Borgna, *L'attesa e la speranza*
Paul Watzlawick, *Il codino del Barone di Münchhausen*. Ovvero: psicoterapia e "realtà"
Mike Davis, *Olocausti tardovittoriani*. El Niño, le carestie e la costruzione del Terzo Mondo
Biagio Goldstein Bolocan, *Il traduttore*
Giovanni Testori, *Il dio di Roserio*. Prefazione di Fabrizio Gifuni
Malcolm Mackay, *Bastardi*
Marcella Danon, *Il potere del riposo*. Ottenere di più lavorando di meno
Bärbel Wardetzki, *Egoisti, egocentrici, narcisisti & Co*. Guida per non soccombere a capi e colleghi "tossici"
Lola Beccaria, *Basta non dire ti amo*
Osho, *Lettere d'amore all'esistenza*. 150 messaggi personali scritti da Osho resi universali dallo Spirito del Tempo
Miguel Benasayag, Angélique del Rey, *Elogio del conflitto*
Gabriele Romagnoli, *Coraggio!*
Maurizio Maggiani, *Mi sono perso a Genova*. Una guida
Rosella Postorino, *La stanza di sopra*. Nuova edizione rivista dall'autrice

Fernando Pessoa, *Il secondo libro dell'inquietudine*. A cura di Roberto Francavilla
Rolf Sellin, *Le persone ferite sanno ancora volare*. Un nuovo metodo per curare le nostre emozioni
David Harvey, *L'enigma del capitale* e il prezzo della sua sopravvivenza
Nicolas Barreau, *Il caffè dei piccoli miracoli*
Pietro Grossi, *Il passaggio*
Gaia Servadio, *Mozia*. Fenici in Sicilia
La grande regressione. Quindici intellettuali da tutto il mondo spiegano la crisi del nostro tempo. A cura di Heinrich Geiselberger
Daniel Pennac, *Il caso Malaussène*. Mi hanno mentito
Alessandro Baricco, *Il nuovo Barnum*
Paolo Rumiz, *A piedi*. Illustrato da Alessandro Baronciani
Andrea Bajani, *Mi riconosci*
John Cheever, *Lo scandalo Wapshot*
Giuseppe Morici, *Fare i manager rimanendo brave persone*. Istruzioni per evitare la fine del mondo (e delle aziende)
John Kampfner, *Storia dei ricchi*. Dagli schiavi ai super-yacht, duemila anni di ineguaglianza
Howard Gardner, *Personalità egemoni*. Anatomia della leadership
Donna J. Haraway, *Manifesto cyborg*. Donne, tecnologie e biopolitiche del corpo
Ermanno Rea, *Nostalgia*
Louise Erdrich, *LaRose*
Vātsyāyana, *Kāmasūtra*. A cura di Genevienne e Tea Pecunia
Massimo Recalcati, *Il segreto del figlio*. Da Edipo al figlio ritrovato
Bernhard Moestl, *Kung-Fu per la vita quotidiana*. I 13 principi Shaolin per vincere senza combattere
Ivana Castoldi, *Piccolo dizionario delle emozioni*
Charles Bukowski, *Il ritorno del vecchio sporcaccione*
Jerry Thomas, *Il manuale del vero gaudente ovvero il grande libro dei drink*
Aki Shimazaki, *Il peso dei segreti*
Piernicola Silvis, *Formicae*

Roger Dalet, *I punti che guariscono*. Una semplice pressione delle dita sui punti d'agopuntura per ridurre disturbi e dolori
Zohar, *La Luce della Kabbalah*. A cura di Michael Laitman
Salvatore Veca, L'idea di incompletezza. Quattro lezioni
Peter Linebaugh, Marcus Rediker, *I ribelli dell'Atlantico*. La storia perduta di un'utopia libertaria
Iaia Caputo, *Era mia madre*
Carlo Cottarelli, *Il macigno*. Perché il debito pubblico ci schiaccia e come si fa a liberarsene
Krishnananda, Amana, *Vivere con gioia, gioire della vita*. Ritrovare autenticità, passione e meraviglia
George Saunders, *Nel paese della persuasione*
Hans Morschitzky, Thomas Hartl, *L'arte di stare con gli altri*. Superare timidezze e paure sociali
Buster Keaton con Charles Samuels, *Memorie a rotta di collo*. L'autobiografia
Zeruya Shalev, *Dolore*
Caroline Vermalle, *Due cuori a Parigi*
Livia Manera Sambuy, *Non scrivere di me*. Racconti intimi di scrittori molto amati: Roth, Ford, Wallace, Carver
Daniel Glattauer, *Un regalo che non ti aspetti*
Piersandro Pallavicini, *La chimica della bellezza*
Banana Yoshimoto, *Il giardino segreto*. Il Regno 3
Wlodek Goldkorn, *Il bambino nella neve*
Erri De Luca, *La Natura Esposta*
Jonathan Coe, *Numero undici*. Storie che testimoniano la follia
Marcela Serrano, *Il giardino di Amelia*
Roberto Saviano, *La paranza dei bambini*
Alessia Gazzola, *Non è la fine del mondo*
Stefano Benni, *Teatro 3*
Jerry Brotton, *La storia del mondo in dodici mappe*
Etgar Keret, *Le tettine della diciottenne*
José Saramago, *Quaderni di Lanzarote*
Sarah Thornton, *33 artisti in 3 atti*
Chiara Gamberale, *Adesso*
Michel Foucault, *Sicurezza, territorio, popolazione*. Corso al Collège de France (1977-1978)

François Jullien, *Essere o vivere*. Il pensiero occidentale e il pensiero cinese in venti contrasti
Marcella Danon, *Il Tao del disordinato*. Perché l'ordine non dà la felicità e il disordine sì
Umberto Galimberti, *Paesaggi dell'anima*. Nuova edizione
Charles Bukowski, *Storie di ordinaria follia*. Erezioni Eiaculazioni Esibizioni
Suad Amiry, *Damasco*
Harper Lee, *Va', metti una sentinella*
Mario Mieli, *Elementi di critica omosessuale*. A cura di Gianni Rossi Barilli e Paola Mieli
Stanislav Grof, *L'ultimo viaggio*. La coscienza nel mistero della morte. Dalle antiche pratiche sciamaniche alle nuove cartografie della psiche
Roberto Perotti, *Status quo*. Perché in Italia è così difficile cambiare le cose e come cominciare a farlo
Eugenio Borgna, *L'indicibile tenerezza*. In cammino con Simone Weil
Daniel Kehlmann, *I fratelli Friedland*
Federica Brunini, *Quattro tazze di tempesta*
Simonetta Agnello Hornby, *Caffè amaro*
I Ching. Il Libro dei Mutamenti. Traduzione dal cinese e cura di A. Shantena Sabbadini e R. Ritsema
Erik Brynjolfsson, Andrew McAfee, *La nuova rivoluzione delle macchine*. Lavoro e prosperità nell'era della tecnologia trionfante
Tiziano Fratus, *Manuale del perfetto cercatore d'alberi*. Nuova edizione accresciuta
Alexander Rabinowitch, *1917. I bolscevichi al potere*. Con una nuova prefazione dell'autore
Ermanno Rea, *Il Po si racconta*. Uomini, donne, paesi, città di una Padania sconosciuta
Domenico Barrilà, *Quello che non vedo di mio figlio*. Un nuovo sguardo per intervenire senza tirare a indovinare
Gianfranco Damico, *Piantala di essere te stesso!* Liberarsi dai propri limiti ed essere felici
Claudia Piñeiro, *Piccoli colpi di fortuna*
Paolo Di Paolo, *Una storia quasi solo d'amore*
Erri De Luca, *La faccia delle nuvole*

Yu Hua, *Brothers*. La saga
Charles Bukowski, *Compagno di sbronze*. Nuova traduzione di S. Viciani
William McIlvanney, *Strane lealtà*. Le indagini di Laidlaw
Jill Alexander Essbaum, *Una donna pericolosa*
Lewis Mumford, *Storia dell'utopia*
Alessandro Leogrande, *La frontiera*
Karl Ove Knausgård, *Ballando al buio*. La mia battaglia 4
José Saramago, *Le poesie*. Nuova edizione riveduta. A cura di F. Toriello
Elsa de' Giorgi, *Ho visto partire il tuo treno*
Giovanni Floris, *La prima regola degli Shardana*
Giuseppe Rizzo, *Piccola guerra lampo per radere al suolo la Sicilia*
Jonathan Coe, *Disaccordi imperfetti*
Sophie Hart, *Lezioni d'amore per amanti imperfetti*
Liane Moriarty, *In cerca di Alice*
Olivier Roy, *La santa ignoranza*. Religioni senza cultura
Francesco Casolo, Alì Ehsani, *Stanotte guardiamo le stelle*
Werner Bartens, *La scienza delle coppie che durano*. Resistere alla prova degli anni
Fabio Amodeo, Mario José Cereghino, *Lawrence d'Arabia e l'invenzione del Medio Oriente*
Charles Bukowski, *Il grande*. Poesie III. Testo originale a fronte. Nuova traduzione di Simona Viciani
Paolo Rumiz, *Appia*
Vinicio Capossela, *Il paese dei coppoloni*
Richard Ford, *Tutto potrebbe andare molto peggio*
Bärbel Wardetzki, *Pronto soccorso per insicuri cronici*. Superare le paure inutili, trovare il coraggio di agire
Estinguere il dolore. Le parole del Buddha
Alessandro Baricco, *Melville. Tre scene da Moby Dick*. Testo originale a fronte
Erri De Luca, *Il più e il meno*
Daniel Pennac, *Ernest e Celestine*
Amos Oz, *Altrove, forse*
Sharon Moalem, *L'eredità flessibile*. Come i nostri geni ci cambiano la vita e come la vita cambia i nostri geni
Ermanno Rea, *Fuochi fiammanti a un'hora di notte*

Erri De Luca, *Morso di luna nuova*. Racconto per voci in tre stanze
Barbara Fiorio, *Qualcosa di vero*
Banana Yoshimoto, *Il lago*
Ottavia Casagrande, Raimonda Lanza di Trabia, *Mi toccherà ballare*. L'ultimo principe di Trabia
Alec Ross, *Il nostro futuro*. Come affrontare il mondo dei prossimi vent'anni
Mary Bond, *Equilibrare la postura*. Avere un corpo elastico in un mondo flessibile
Osho, *Il quarto elemento dell'amore*. Visioni, intuizioni e bagliori per crescere insieme
Giovanni Testori, *L'Arialda*
Eva Cantarella, *Perfino Catone scriveva ricette*. I greci, i romani e noi
Adele Corradi, *Non so se don Lorenzo*. Nuova edizione accresciuta
Marcella Danon, *Stop allo stress*. Guida pratica per gestire meglio tempo ed energia
Lawrence J. Cohen, *Le paure segrete dei bambini*. Come capire e aiutare i bambini ansiosi e agitati
Mimmo Franzinelli, *Il delitto Rosselli*. Anatomia di un omicidio politico
Daniel Pennac, *La saga dei Malaussène*
Andrea Canobbio, *Il naturale disordine delle cose*
Luce d'Eramo, *Deviazione*
Christoph Ransmayr, *Il morbo Kitahara*
John Foot, *La "Repubblica dei Matti"*. Franco Basaglia e la psichiatria radicale in Italia, 1961-1978
Takuan Soho, *Kendo*. Gli insegnamenti di spada di un maestro Zen Samurai
George D. Painter, *Marcel Proust*
Olga Chiaia, *Il bello di uscire dagli schemi*. Superare rigidità e trappole mentali, vivere flessibili e felici
Ángeles Doñate, *Il club delle lettere segrete*
Mahmud Darwish, *Una trilogia palestinese*
Michel Foucault, *Il filosofo militante*. Archivio Foucault 2. Interventi, colloqui, interviste. 1971-1977
Giuseppe Catozzella, *Il grande futuro*

Rolf Sellin, *I bambini sensibili hanno una marcia in più.* Comprenderli, rassicurarli e prepararli a una vita felice
Enrico Franceschini, *L'uomo della Città Vecchia*
Maurizio Maggiani, *Il Romanzo della Nazione*
Paolo Rumiz, *Il Ciclope*
Gabriele Romagnoli, *Solo bagaglio a mano*
Isabel Allende, *L'amante giapponese*
Chuang Tzu (Zhuangzi)
Marco Missiroli, *Senza coda*
José Saramago, *Storia dell'assedio di Lisbona*
Nicolas Barreau, *Parigi è sempre una buona idea*
Concita De Gregorio, *Mi sa che fuori è primavera*
Michele Serra, *Ognuno potrebbe*
Claudia Piñeiro, *Le vedove del giovedì*
Enzo Gianmaria Napolillo, *Le tartarughe tornano sempre*
Ermanno Rea, *Il sorriso di don Giovanni*
Louise Erdrich, *Il giorno dei colombi*
Karl Ove Knausgård, *L'isola dell'infanzia*
Laurent Mauvignier, *Degli uomini*
Eugenio Borgna, *Il tempo e la vita*
David van Reybrouck, *Congo*
Barbara Berckhan, *Piccolo manuale per persone vulnerabili.* Costruirsi una corazza personale e non perdere la serenità
Caroline Vermalle, *Due biglietti per la felicità*
Eli Zaretsky, *I misteri dell'anima.* Una storia sociale e culturale della psicoanalisi
Salvatore Natoli, *L'arte di meditare.* Parole della filosofia
Chiara Saraceno, *Coppie e famiglie.* Non è questione di natura
Giovanni De Luna, *La Resistenza perfetta*
Imre Kertész, *Liquidazione*
Banana Yoshimoto, *Il dolore, le ombre, la magia*
Stefano Benni, *Cari mostri*
Raquel Martos, *Alla fine andrà tutto bene* (e se non va bene... non è ancora la fine)
Alessandro Baricco, *La Sposa giovane*
Eva Cantarella, *Secondo natura.* La bisessualità nel mondo antico
J.G. Ballard, *Tutti i racconti.* Volume II. 1963-1968

Giorgio Candeloro, *Storia dell'Italia moderna*. Volume ottavo. La Prima guerra mondiale, il dopoguerra, l'avvento del fascismo. 1914-1922

Catia Trevisani, *Fiori di Bach*. Per adulti e bambini

Gianfranco Damico, *Il codice segreto delle relazioni*. Usare il cervello per arrivare al cuore

Zeruya Shalev, *Quel che resta della vita*

Kris Verburgh, *La clessidra alimentare*. Dalla ricerca biomedica più avanzata, il nuovo metodo per vivere più sani, più a lungo e più magri

Pino Cacucci, *Nessuno può portarti un fiore*

Piersandro Pallavicini, *Una commedia italiana*

Osho, *Il velo impalpabile*. Discorsi su *Il giardino cintato della verità* di Hakim Sanai

Saverio Tomasella, *L'amore non è mai per caso*. Riconoscere e superare ciò che davvero ci impedisce di trovare la felicità in amore

William McIlvanney, *Il caso Tony Veitch*. Le indagini di Laidlaw

Karl Ove Knausgård, *Un uomo innamorato*

Pallavi Aiyar, *L'incredibile storia di Soia e Tofu*

Richard Sennett, *Lo straniero*

Henry Miller, *Riflessioni sulla morte di Mishima*

Emilio Minelli, Fabrizia Berera, *La rivincita degli emotivi*. Come non farsi dominare dagli stati d'animo negativi

Enrico Ianniello, *La vita prodigiosa di Isidoro Sifflotin*

Vassilis Vassilikos, Z. L'orgia del potere

Davide Longo, *Il mangiatore di pietre*

Alberta Basaglia, *Le nuvole di Picasso*. Una bambina nella storia del manicomio liberato

Alessandro Leogrande, *Uomini e caporali*. Viaggio tra i nuovi schiavi nelle campagne del Sud

Massimo Recalcati, *Le mani della madre*. Desiderio, fantasmi ed eredità del materno

Stefano Valenti, *La fabbrica del panico*

Paolo Rumiz, *Come cavalli che dormono in piedi*

Susan Abulhawa, *Nel blu tra il cielo e il mare*

Mimmo Franzinelli, *L'amnistia Togliatti*. 1946. Colpo di spugna sui crimini fascisti. Postfazione di G. Neppi Modona

José Saramago, *Alabarde Alabarde*
Maylis de Kerangal, *Nascita di un ponte*
Maylis de Kerangal, *Riparare i viventi*
Etgar Keret, *All'improvviso bussano alla porta*
Etgar Keret, *Sette anni di felicità*
Sibilla Aleramo, *Amo dunque sono*
Stanislav Grof, *Quando accade l'impossibile*. Avventure in realtà non ordinarie
Paola Negri, *W la pappa!* Dall'introduzione dei cibi solidi all'alimentazione adulta. Educare i nostri figli, e noi stessi, a mangiare sano e bio
Marco Missiroli, *Atti osceni in luogo privato*
Howard Gardner, *La nuova scienza della mente*. Storia della rivoluzione cognitiva
Christina Berndt, *Il segreto della resistenza psichica*. Che cosa ci rende forti contro le piccole e grandi crisi della vita
Mathias Malzieu, *Il bacio più breve della storia*
Alejandro Jodorowsky, *Tre storie magiche*
Emilio Gentile, *Contro Cesare*. Cristianesimo e totalitarismo nell'epoca dei fascismi
Ryszard Kapuściński, *Stelle nere*
Eugenio Borgna, *Di armonia risuona e di follia*
Gian Antonio Stella, *Bolli, sempre bolli, fortissimamente bolli*. La guerra infinita alla burocrazia
Carlo Cottarelli, *La lista della spesa*. La verità sulla spesa pubblica italiana e su come si può tagliare
Lawrence J. Cohen, *Gioca con me*. L'Educazione Giocosa: un nuovo, entusiasmante modo di essere genitori
Michel Foucault, *Il coraggio della verità*. Il governo di sé e degli altri II. Corso al Collège de France (1984)
Marcela Serrano, *Adorata nemica mia*
René Girard, *Miti d'origine*. Persecuzioni e ordine culturale. A cura di P. Antonello e G. Fornari
Marina Panatero, Tea Pecunia, *Giochiamo a rilassarci*. La meditazione per calmare i bambini e renderli più attenti e creativi
Osho, *Lo specchio del cuore*
Piero Gobetti, *Avanti nella lotta, amore mio!* Scritture 1918-1926. A cura di P. Di Paolo

José Saramago, *La caverna*
Erri De Luca, *Sulla traccia di Nives*
Simon Levis Sullam, *I carnefici italiani*. Scene dal genocidio degli ebrei, 1943-1945
Bärbel Wardetzki, *Pronto soccorso per l'anima offesa*. Reagire agli affronti con filosofia e senza risentimenti
Mauro Corona, *La casa dei sette ponti*
Sergio Rizzo, *Da qui all'eternità*. L'Italia dei privilegi a vita
Pino Cacucci, *Mahahual*
Alessandro Baricco, *Smith&Wesson*
Banana Yoshimoto, *Andromeda Heights*. Il Regno 1
'Ala al-Aswani, *Cairo Automobile Club*
Claudia Piñeiro, *La crepa*
Amos Oz, *Giuda*
Amos Oz, Fania Oz-Salzberger, *Gli ebrei e le parole*. Alle radici dell'identità ebraica
Giorgio Candeloro, *Storia dell'Italia moderna*. Volume undicesimo. La fondazione della Repubblica e la ricostruzione. 1945-1950
Charles Bukowski, *Il canto dei folli*. Nuova traduzione di S. Viciani
Paolo Rumiz, *Morimondo*
Franco e Andrea Antonello, *Sono graditi visi sorridenti*
Federico Rampini, *Rete padrona*. Amazon, Apple, Google & co. Il volto oscuro della rivoluzione digitale
Caroline Vermalle, *La felicità delle piccole cose*
Giovanni Floris, *Il confine di Bonetti*
Stanley Coren, *I cani sanno far di conto?* (Quasi) tutto ciò che il vostro cane vorrebbe farvi sapere
José Saramago, *Il viaggio dell'elefante*
Becky A. Bailey, *Facili da amare, difficili da educare*. Crescere i figli con autocontrollo e sensibilità
Michelle Cohen Corasanti, *Come il vento tra i mandorli*
Karl Ove Knausgård, *La morte del padre*
Antonio Tabucchi, *Per Isabel*. Un mandala
Ermanno Rea, *Napoli Ferrovia*
Gabriella Cella Al-Chamali, *Yoga-Ratna. Il gioiello dello yoga*
Carlo Ginzburg, *Il filo e le tracce*. Vero falso finto
Erri De Luca, *Il peso della farfalla*

Made in United States
Troutdale, OR
11/03/2026

56847413R00142